AF549743

P. Markus Deckert

Anatomie der Sprache, Stimme und Atmung

Ein Arbeitsbuch für Studierende der Logopädie, Sprachheilpädagogik und Stimm- und Atemtherapie

Abbildungen von Paulus Nöfer und
P. Markus Deckert

4., überarbeitete und erweiterte Auflage

Bibliografische Informationen der Deutschen Bibliothek:
Die Deutsche Bibliothek verzeichnet diese Publikation in der deutschen Nationalbibliografie; detaillierte bibliografische Informationen sind im Internet unter: **<http://dnb.ddb.de>** abrufbar.

Umschlagabbildung: Frontalschnitt durch Nase und Nasennebenhöhlen am knöchernen Schädel mit eingezeichneten Schleimhäuten. Zeichnung nach Präparat der anatomischen Sammlung der Medizinischen Hochschule Hannover (MD).

Deckert, P. Markus
Anatomie der Sprache, Stimme und Atmung

4., überarbeitete und erweiterte Auflage 2007

1. Auflage 1994
2. Auflage 2001
3. Auflage 2003

2007, Lehmanns Media – LOB.de
ISBN 13: 978-3-86541-153-2

Druck: AZ Druck und Datentechnik, Kempten

Wichtiger Hinweis: Medizin und ihr verwandte Fächer befinden sich in ständiger Entwicklung und Veränderung. Soweit in diesem Skript Angaben über medizinische Verfahren und ihre Anwendungen gemacht werden, dürfen die Leser darauf vertrauen, dass sie mit größter Sorgfalt verfasst wurden. Dennoch kann vom Verfasser keine Garantie für die Richtigkeit der in diesem Werk gemachten Angaben übernommen werden.
Es wird ausdrücklich davor gewarnt, in diesem Werk erwähnte Behandlungen oder Verfahren ohne Anleitung durch in der jeweiligen Anwendung erfahrene und professionell ausgebildete Personen durchzuführen.

Gewidmet meinem
Lehrer und Mentor
Ulrich Thorns
† 26.12.2002

Inhalt

Leonardos Vogel und die Anatomie

Anatomie ist die Lehre von der Struktur und Gestalt des Körpers. Das Wort stammt vom griechischen *anatemnein*, was „aufschneiden" bedeutet. Durch das praktische Zerschneiden und Zergliedern des menschlichen Körpers wurde es erst möglich, Organe zu benennen, einander räumlich zuzuordnen und schließlich krankhafte Veränderungen an ihnen festzustellen. Damit ist die Anatomie eine der wesentlichen Grundlagen der modernen Medizin.
Zu Beginn des geistigen Aufbruchs der Renaissance, der Zeit Leonardo da Vincis, begann die erste Blütezeit der Anatomie. Leonardo betrieb umfangreiche anatomische Studien an geöffneten Leichen und bis heute lernen Medizinstudenten die Anatomie auf diesem Weg.

Die geistige Vorgehensweise entspricht der praktischen. Auch im übertragenen Sinn, als geistige Technik, geht die Anatomie zerteilend und zergliedernd vor - wie die Naturwissenschaften überhaupt. Anders als z.B. verschiedene fernöstliche Traditionen versucht das abendländische Denken, einen komplexen Gegenstand aus der Kenntnis seiner Bestandteile zu verstehen, es analysiert ihn, löst ihn geistig in seine einzelnen Strukturen und Formen auf, wie der Anatom es mit dem Messer praktisch tut.

Dabei geht es nicht um eine statische Beschreibung an sich, sondern darum, aus der Kenntnis der Strukturen Funktionszusammenhänge zu verstehen. Der ursprüngliche Antrieb unserer Wissenschaften ist die Neugier, die Natur und ihre Erscheinungen zu „begreifen" - und zu beherrschen, zum Beispiel in der Möglichkeit, Krankheiten zu behandeln.

Hinter dieser Vorgehensweise steht ein mechanistisches Weltbild. Wir stellen uns die Natur, den menschlichen Körper als einen Mechanismus vor, dessen Bestandteile verschiedene, aufeinander abgestimmte Funktionen haben wie die Teile einer Maschine. Durch das Zerlegen erkennen wir die Bestandteile und ihre Anordnung und entwickeln daraus eine Vorstellung von der Funktionsweise. Auf diese Weise aufgestellte Hypothesen können durch Experimente und weitere Beobachtungen bestätigt oder als falsch zurückgewiesen werden.
Von den anatomischen Studien Leonardo da Vincis im 15. Jahrhundert bis zu den molekularbiologischen Techniken unserer Zeit sind die Einsichten in die Funktionsweise der Maschine Mensch immer feiner und komplexer geworden - die grundlegende Herangehensweise ist dieselbe geblieben.

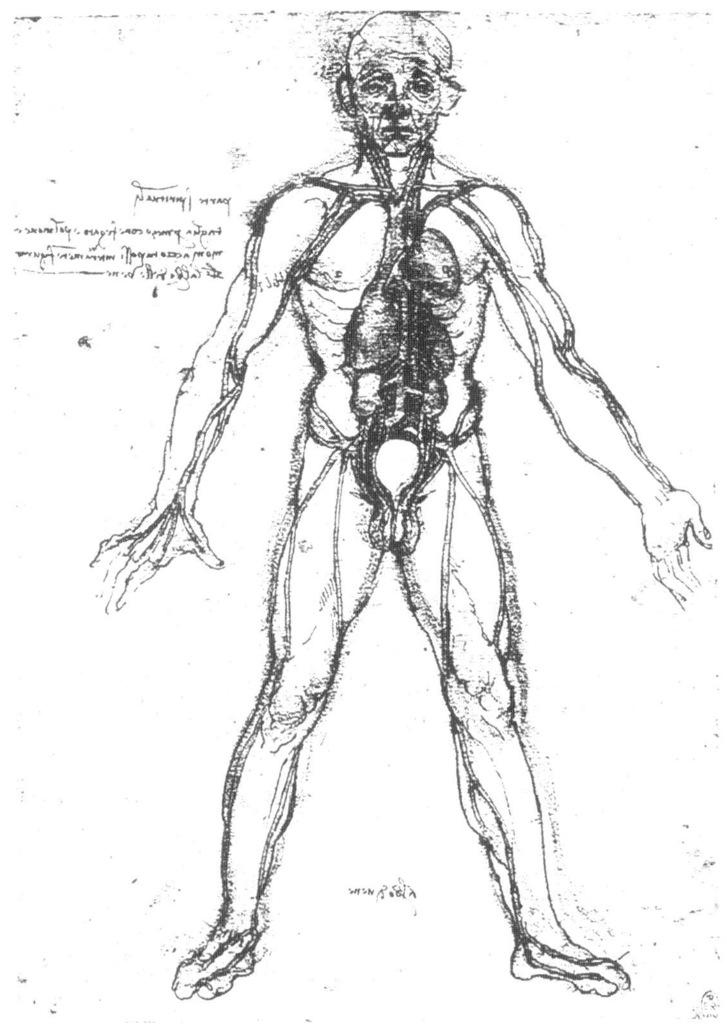

Leonardo da Vinci: Anatomische Skizze mit Herz, Leber und großen Blutgefäßen

Zwischen 1488 und 1490, Tusche über Kohlevorzeichnung, Royal Library, Windsor Castle. Aus: The Southbank Centre (Hg.), Leonardo da Vinci, London 1989.

Leonardo formulierte sie noch vor dem Philosophen Descartes (1596 bis 1650), dem Begründer des modernen kartesischen Rationalismus, als er im Hinblick auf seine Entwürfe für Flugmaschinen festhielt: „Ein Vogel ist ein Gerät, das entsprechend einem mathematischen Gesetz arbeitet. Es liegt in der Macht des Menschen, ein solches Gerät mit all seinen Bewegungen herzustellen..."

Die Renaissance war der Beginn einer neuzeitlichen, vorurteilsfrei nach Erkenntnis suchenden und experimentierenden Wissenschaft, die sich in der Bewegung der Aufklärung des 17. und 18. Jahrhunderts ausdrücklich als universal und unabhängig von Religion und Weltanschauung zu betrachten begann: In die Wissenschaft hielt das Prinzip des Empirismus Einzug, der nur die nachvollziehbare, idealerweise im Experiment wiederholbare

Erfahrung als Grundlage des Wissens gelten ließ und Spekulation und Dogma zurückwies.
Die Aufklärung brachte die Verheißung des technisch-wissenschaftlichen Fortschritts, der die Menschheit aus der Abhängigkeit und dem Ausgeliefertsein an die widrigen natürlichen Bedingungen befreien sollte. Die politische Befreiung war darin enthalten: Nicht mehr das Vorurteil und die Willkür der Machtverhältnisse, sondern rationale Maßstäbe sollten die Bedingungen menschlichen Lebens bestimmen.

Über Jahrhunderte schien Leonardo Recht behalten zu haben. Der wissenschaftliche Fortschritt brachte uns die Dampfmaschine, das Flugzeug, das Penicillin und den Solartaschenrechner. Doch schon Leonardo verkörperte den Zwiespalt, dass die Beherrschung der Natur immer auch der Herrschaft von Menschen über Menschen diente. Seine Entwürfe für Kriegsmaschinen gehören zu seinen technischen Meisterwerken. Und so brachte der Fortschritt des mechanistischen Weltbildes uns auch die Streckbank, das Schnellfeuergewehr, die Abhörwanze und die Atombombe.

Heute sehen wir nicht nur die Zweischneidigkeit, die den wissenschaftlichen Fortschritt schon immer begleitet hat. Heute sehen wir auch, dass seine technischen und wirtschaftlichen Erfolge sich verselbständigt und „den Fortschritt" zum Mythos seiner selbst gemacht haben. Er befreit die Menschheit nicht mehr nur vom Joch widriger natürlicher Bedingungen, sondern gefährdet gerade die natürlichen Voraussetzungen, die Leben erst ermöglichen, und seine Durchsetzung widerspricht häufig den politischen Voraussetzungen eines selbstbestimmten und verantwortungsbewussten Lebens.
Dies ist aber gerade nicht dem wissenschaftlichen Denken an sich anzulasten. Seine grundsätzliche Methode des vorurteilsfreien Sammelns, Ordnens und Interpretierens von Befunden steht im Gegenteil auch für die Lösung der Probleme bereit, die der Fortschritt der Menschheit erst geschaffen hat. Dazu bedarf es jedoch einer Denkweise, die in Kenntnis des Einzelnen das Ganze nicht aus dem Blick verliert und die sich nicht scheut, einen ethischen Standpunkt einzunehmen.

Und so sehen wir heute, dass Leonardo nicht Recht behalten hat. Ein Vogel ist kein Gerät. Ein Vogel ist ein Lebewesen.
Nicht einen einzigen Vogel in seiner Einmaligkeit werden Wissenschaft und Technik jemals nachbauen. Anatomie und Physiologie beschreiben Vogel wie Mensch als funktionierende Maschine, und es ist notwendig, diese Beschreibung zu kennen, zu verstehen und gewissenhaft für unsere Patienten anzuwenden. Nichts aber sollte uns daran hindern, den Vogel als Lebendiges zu sehen und wie Kinder darüber zu staunen, wie er fliegt.

Vorwort

Anatomie ist eine ganz pragmatische Wissenschaft. Medizinern ist sie eine Grundlage für ihr Handeln im Sinne ihrer Patienten. Dasselbe gilt für Sie als Angehörige der sprach-, stimm- und atemtherapeutischen Berufe, nur dass Sie nicht das ganze Spektrum der Anatomie benötigen. Sie werden deshalb zurecht auf ihre Fragen knappere Antworten erwarten.

Zur Arbeit mit diesem Buch deshalb einige Hinweise:

- Die erste und zweite Gliederungsebene entspricht der des Lernzielkatalogs für Logopäden, die Reihenfolge ist zum Teil umgestellt. Das Kapitel 0 und die dritte und vierte Gliederungsebene sind nicht im Lernzielkatalog enthalten.
- Drei Textelemente enthalten Zusatzinformationen, die das Verständnis wecken und erleichtern sollen, aber nicht als prüfungsrelevant gelten müssen:
    - Mit einem Stern versehene Kapitel und gekennzeichnete Exkurse behandeln Interessantes, das weder im Lernzielkatalog gefordert noch für dessen Verständnis notwendig ist;
    - kursiv gesetzte Abschnitte und Marginalien enthalten teils erklärende, teils weiterführende Hinweise.
    - Die Herkunft vieler Fremdworte aus dem Lateinischen und Griechischen wird in Fußnoten erklärt.
- Die Seiten haben einen breiten Rand, der für Anmerkungen, Ergänzungen, Skizzen etc. gedacht ist. Die Verknüpfung mit eigenen Erfahrungen, Parallelen und Eselsbrücken erleichtert das Lernen erheblich. An den Rand des Buchs geschrieben, sind sie mit dem Index leicht wieder auffindbar.

Ich danke allen, die am Zustandekommen dieses Buchs ihren Anteil hatten. Es entstand zuerst in den Jahren 1990 bis 1993 aus meinem eigenen Unterricht an der Logopädenlehranstalt der Medizinischen Hochschule Hannover. Meine damaligen Kursteilnehmer gaben den Anstoß zu dem Projekt und trieben es durch Fragen und Kritik voran. Erwin Prusiecki und Therese Wegener haben es als Leitende Lehrlogopäden unterstützt. Paulus Nöfer fertigte mit großem Geschick und Engagement eine Vielzahl hervorragender Illustrationen an.

Mit ihrer aller Hilfe entstand ein illustriertes Arbeitsbuch für einen Nischenmarkt, dem niemand eine kommerzielle Chance eingeräumt hätte – am wenigsten der Autor selbst. Es entwickelte sich dann aber doch eine stete Nachfrage, aus dem einfachen Grund, dass es für diese speziellen Bedürfnisse kein anderes Anatomiebuch gab. Seit kurzem gibt es jedoch ein weiteres, und dessen Konzept bestätigt das hier vorgelegte.

Dass nun überhaupt ein richtiges Buch daraus geworden ist, mit ISBN-Nummer und im Buchhandel erhältlich, das ist Volker Thurner von Lehmanns Fachbuchhandlung zu verdanken, der die Idee einer Neuausgabe enthusiastisch aufgegriffen und mit großem Engagement umgesetzt hat. In Arbeitsstunden womöglich noch mehr hat Frauke Budig investiert, die das gesamte Layout für das vorliegende Werk professionell überarbeitet und damit aus etwas Brauchbarem etwas wirklich Gelungenes gemacht hat.

Der einzige, der meinen Dank hier leider nicht mehr erfahren wird, ist derjenige, mit dem alles begann, was dieses Buch ausmacht. Dr. Ulrich Thorns, Akademischer Direktor an der Medizinischen Hochschule Hannover, war mein Anatomielehrer, und in seinem Anatomiesaal fertigte ich als Erstsemester heimlich Skizzen vom Originalpräparat. Heimlich, weil ich damit das Fotografierverbot zu umgehen trachtete. Natürlich erwischte er mich. Aber das Ergebnis war kein Verweis, sondern in seiner souverän humorvollen und gütigen Art eine Einladung, Zeichnungen für sein – heute vergriffenes – Buch „Kursus der Makroskopischen Anatomie“ anzufertigen. Mit seinem feinen Sinn für Ironie, der diejenigen auszeichnet, die gerade im Angesicht der Endlichkeit unseres Seins und Handelns menschliche Wärme entfalten, hat er nicht nur mein (und das vieler anderer Studenten) Herangehen an die Anatomie, sondern den Arztberuf an sich entscheidend geprägt.

Ihnen allen meinen herzlichen Dank, und den Lesern* beim Lernen viel Spaß und Erfolg!

Berlin, im Dezember 2006
P. Markus Deckert

* Liebe Leserinnen,
viele Versuche, neue Sprachformen zur Bezeichnung beider Geschlechter zu finden, haben die Sprache nicht schöner gemacht und die Welt nicht gerechter. Aber wir sollten darüberhin selbstbewusst genug geworden sein, mit allgemeinen Bezeichnungen beide Geschlechter gleichermaßen angesprochen zu finden. Darum keine „LeserInnen” mehr, und erst recht keine “Leser/inn/en”. Solange nichts anderes gesagt ist, sind stets beide Geschlechter gemeint.

0 Grundlagen

Der Lernzielkatalog sieht keine allgemeine Einführung in die Anatomie und ihre Begrifflichkeiten vor. Deshalb muss gleich zu Beginn von der Gliederung anhand des Lernzielkatalogs abgewichen werden. Für die Ziele der Ausbildung ist es völlig sinnvoll, nicht eigens anatomische Begriffe abzufragen. Für das Lernen selbst jedoch wird vieles einfacher, wenn man sich einmal die Zeit nimmt, sich mit einigen Grundbegriffen auseinanderzusetzen. Man verfügt dann gewissermaßen über einen begrifflichen Werkzeugkasten, mit dem sich das weitere schnell und eindeutig beschreiben lässt. Deshalb werden hier dem eigentlichen Lernstoff aus dem Lernzielkatalog einige Definitionen und anatomische Prinzipien vorangestellt in der Hoffnung, das weitere Lernen zu erleichtern.

0.1 Beschreibung und Gliederung des menschlichen Körpers

0.1.1 Gliederung

Die folgende Einteilung darf als bekannt vorausgesetzt werden. Die angegebenen lateinischen Namen sind Grundlage für eine Vielzahl weiterer Bezeichnungen.
Der Körper wird gegliedert in **Stamm** und **Gliedmaßen,** Arme und Beine.
Zum Stamm gehören weiter **Kopf** (*Caput* oder *Cranium*), **Hals** (*Collum* oder *Cervix*) und **Rumpf** (*Truncus*).
Der Rumpf wird wiederum in **Brustkorb** (*Thorax*), **Bauch** (*Abdomen*) und **Becken** (*Pelvis*) gegliedert.
Diese Gliederung ist sinnvoll und praktisch. Die Natur hält sich allerdings keineswegs an die dadurch im Geiste gezogenen Grenzen.

0.1.2 Symmetrie, Segmentierung und Polarität

Die Prinzipien von Symmetrie und segmentalem Aufbau durchziehen den gesamten Körper, zugleich sind sie aufgrund seiner hohen Entwicklung und Differenzierung in den Hintergrund getreten.

Die **Symmetrie** ist augenfällig - wir haben jeweils zwei Augen, Nasenflügel, Arme, Lungenflügel, Brustwarzen, Nieren, Hoden bzw. Schamlippen, Beine usw. Unpaare Organe wie Nase, Zunge, Luftröhre, Speiseröhre oder Harnblase liegen in der Mittelebene des Körpers.
Es gibt allerdings zahlreiche **anatomische Asymmetrien**, die im Laufe der Embryonalentwicklung auftreten. Dabei handelt es sich häufig um paarig angelegte Organe, die entweder miteinander verschmelzen oder von denen ein Teil zurückgebildet wird (Herz, Aortenbogen). Andere von vornherein unpaar in der Mitte angelegte Organe verlagern sich durch ihr Wachstum, so der Magen-Darm-Trakt.
Das bedeutendste Beispiel für **funktionelle Asymmetrien** ist die Händigkeit, die Bevorzugung der linken oder rechten Hand. Sie ist eng verknüpft mit der asymmetrischen Arbeitsteilung zwischen beiden Großhirnhälften.

Den **segmentalen Aufbau** aus **Metameren**, aufeinander folgenden, ursprünglich gleichartigen Segmenten, kann man besonders deutlich bei niederen Tieren wie Würmern und Insekten sehen, mit zunehmender Differenzierung des Organismus tritt er zurück. Dieser Vorgang der Evolution wird in der menschlichen Embryonalentwicklung in Grundzügen wiederholt. Auch der Mensch entwickelt sich in den ersten Wochen durchweg segmental, bis diese **Metamerie** zunächst durch die **Polarität** von Kopf und Rumpf und schließlich die Ausbildung der Extremitäten und inneren Organe zunehmend überlagert wird. An der Gliederung des Nervensystems, der Nervenversorgung der Haut, manchen Blutgefäßstämmen und der Wirbelsäule bleibt sie jedoch weiter erkennbar.

0.1.3 Achsen und Ebenen

Um den Körper und seine Organe räumlich möglichst exakt beschreiben zu können, sind definierte Lage- und Richtungsbezeichnungen notwendig. Die Achsen und Ebenen des Körpers folgen den drei Achsen des Koordinatensystems: senkrecht, waagerecht und in die Tiefe des Raumes.
Am besten denkt man sich dazu den Mensch als gegenüber vor einem stehend. So sind auch anatomische Abbildungen und Röntgenbilder angefertigt.

Die drei Achsen des Koordinatensystems werden in der Anatomie bezeichnet als:

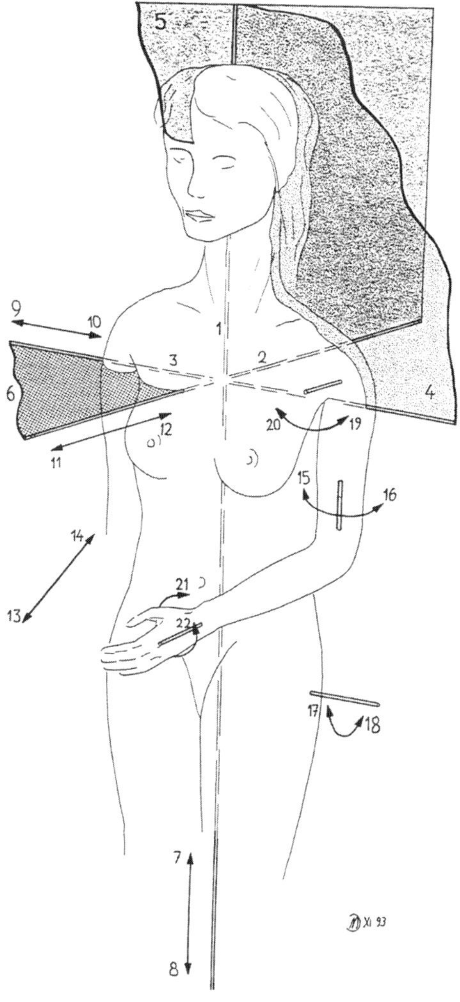

Abb. 0.1 Achsen und Ebenen des Körpers

Erklärung im Text (MD)

- **Longitudinalachse** (**1** in Abb. 0.1) bzw. Längsachse: Sie geht senkrecht von den Füßen zum Kopf,
- **Sagittalachse** oder Pfeilachse (**2**), die ihren Namen einem makabren Bild verdankt: Sagitta ist das lateinische Wort für Pfeil, und einen Krieger trifft der Pfeil von vorne (oder von hinten): Die Sagittalachse führt waagerecht von der Vorderseite zur Hinterseite des Körpers; und
- **Transversalachse** (**3**), die waagerecht von einer Körperseite zur anderen verläuft: transversus heißt quer.

Nur mit der Medianebene wird eine definierte Ebene des Körpers bezeichnet, alle übrigen Achsen und Ebenen lassen sich durch jeden beliebigen Punkt des Körpers legen.

Auf diesen Achsen lassen sich drei Ebenen errichten:

- Die **Frontalebene** (**4**) ist die Ebene, „die man von vorne sieht". Sie wird aus Longitudinal- und Transversalachse gebildet.

- Die **Sagittalebene** (**5**) entsteht aus Longitudinal- und Sagittalachse. Ein Sonderfall ist die Medianebene: Sie teilt den Körper in zwei symmetrische Hälften.
- Bleibt die **Transversalebene** (**6**) aus Sagittal- und Transversalachse. Sie ist (beim Stehenden) eine Parallele zur Fußbodenebene.

Es folgt eine Liste der Richtungen, in denen sich ein Punkt des Körpers im Verhältnis zu einem anderen befinden oder bewegen kann:

- **kranial (7)**: zum Kopf hin
- **kaudal (8)**: das Gegenteil: zum Schwanz (lat. cauda) hin
- **rostral**: beim Vierfüßer dasselbe wie kranial: zur Schnauze (lat. rostrum) hin; wichtig für Bezeichnungen innerhalb des Kopfes

Beachte: median - in der Medianebene - bezeichnet eine Lage, keine Richtung.

- **lateral (9)**: zur Seite hin (lat. latus - Seite, Flanke)
- **medial (10)**: zur Mitte (lat. media) hin

- **ventral (11)**: zum Bauch (lat. venter) hin
- **dorsal (12)**: zum Rücken (lat. dorsum) hin

- **peripher (13)**: von der Körpermitte weg, weiter weg als ...
- **proximal (14)**: zur Körpermitte hin

Zudem kann der Mensch sich auch noch bewegen. Im einfachsten Fall eines Scharniergelenks kommt man dazu mit den Bezeichnungen **Flexion** (Beugung) und **Extension** (Streckung) aus. Allgemein lassen sich die Bewegungen von Gelenken jedoch ebenfalls anhand der drei Hauptachsen beschreiben - auch wenn wir es praktisch meist mit kombinierten Drehungen um mehrere Achsen zu tun haben. Die Drehung um jede Achse kann zwei Richtungen haben, so dass sich insgesamt sechs Bewegungsrichtungen ergeben.

- **Innenrotation (15)** und
- **Außenrotation (16)** um die Longitudinalachse,

Bezogen auf ein Gelenk sind anstelle von Ante- und Retroversion die Bezeichnungen **Flexion** (Beugung) und **Extension** (Streckung) oft einfacher, aber weniger eindeutig. Die Beugung des Ellenbogengelenks führt z.B. nach vorne, die des Kniegelenks nach hinten.

- **Anteversion (17)** (nach vorne bewegen) und
- **Retroversion (18)** (nach hinten) um die Transversalachse sowie

- **Abduktion (19)** (Wegführen) und
- **Adduktion (20)** (Heranführen) um die Sagittalachse.

Hand und Fuß können dazu noch einen Sonderfall der Rotation um ihre Longitudinalachse vollführen: Die Handfläche kann (bei waagerecht gehaltenem Unterarm) nach oben oder nach unten zeigen. Dreht man die Hand - für den Fuß gilt sinngemäß dasselbe - so, dass man die Handfläche sehen kann, spricht man von
Supination (21), umgekehrt von **Pronation (22)**.

0.2 Bauprinzipien des menschlichen Körpers

0.2.1 Knochenverbindungen und Gelenke

Knochen können fest oder beweglich miteinander verbunden sein. Fest sind die **Synarthrosen**, beweglich die **Diarthrosen**, die Gelenke (grch. αρθρος - Verbindung, Gelenk, συν - mit etwas/miteinander, δια - zwischen).

0.2.1.1 Knochenverbindungen

Knochenhaften (*Synostosen*) bilden einige der Nähte (*Suturen*) des Schädels: Kurze Bindegewebsfasern verbinden aneinander grenzende Knochen während des Wachstums. Sie verknöchern im Lauf der Zeit und verlieren damit ihre (ohnehin geringe) Beweglichkeit.
Die **Bandhaft** (*Syndesmose*) ist die Verbindung zweier Knochen durch Bänder ohne weitere Kennzeichen eines Gelenks. Die meisten Schädelnähte bestehen zunächst als Bandhaften und verknöchern erst im Erwachsenenalter.
Knorpelhaften oder *Synchondrosen* bestehen aus einem Faserknorpelring mit einem weichen inneren Kern. Sie bilden die Zwischenwirbelscheiben oder Bandscheiben der Wirbelsäule und die Schambeinfuge (*Symphysis pubica*).
Bandhaften und Knorpelhaften bleiben auf Dauer elastisch, um Druck abzufedern und Bewegungen zu ermöglichen.

0.2.1.2 Gelenke

Drei Strukturen machen ein Gelenk aus: Die **Gelenkflächen** mit ihrem Knorpelüberzug, die **Gelenkkapsel**, die die Gelenkhöhle umschließt und die **Bänder**, die dem Gelenk Halt geben.

Der Gelenkknorpel hat die Aufgabe, den wenig reibungsfesten Knochen zu schützen und das Aufeinandergleiten der Gelenkflächen zu ermöglichen. Er erneuert sich nur sehr langsam, so dass einseitige und unphysiologische Belastung auf Dauer zur Abnutzung eines Gelenks führt.
Die Gelenkkapsel besteht aus einer derben äußeren und einer feinen inneren Schicht. Die innere Schicht produziert die Gelenkflüssigkeit, **Synovia**, als Schmier- und Gleitmittel.

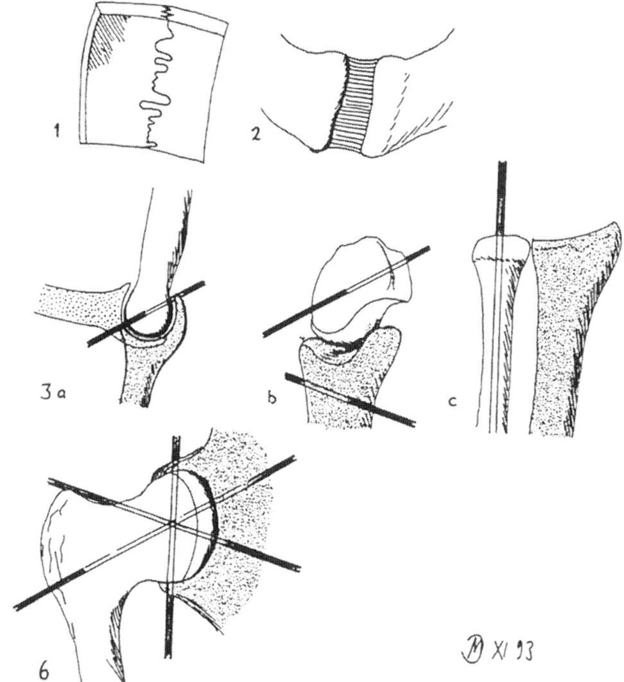

Abb. 0.2 Beispiele für Knochenverbindungen und Gelenke

1 Schädelnaht, **2** Bandhaft, **3** Scharniergelenk **a)** gebeugt, **b)** gestreckt, **4** Sattelgelenk, **5** Radgelenk, **6** Kugelgelenk (MD)

Gelenke können verschiedene Spezialeinrichtungen enthalten.

- **Schleimbeutel** bilden mit Synovia gefüllte „Wasserkissen" über Knochenvorsprüngen, die den Druck einer Sehne oder eines Muskels verteilen sollen.
- **Meniski** sind Faserringe im Kniegelenk, die den Druck auf den gegeneinander gewölbten Gelenkflächen verteilen.
- **Sesambeine** findet man da, wo eine Sehne auf der Streckseite über ein Gelenk läuft. Das bekannteste ist die **Kniescheibe** (*Patella*). Sie vergrößern den Ansatzhebel der Sehne, indem sie wie eine Umlenkrolle wirken.

Die Systematik der Gelenkformen wird lang, wenn man versucht, jedes Gelenk in ein Formprinzip einzuordnen. Drei Grundformen sollen hier reichen:

- **Das Kugelgelenk** besteht aus einem kugelförmigen Gelenkkopf, der in einer Hohlkugel, der Gelenkpfanne ruht - Beispiel: Hüftgelenk. Solange es nicht durch Bänder oder anderes gehindert wird, kann es sich um alle drei Achsen drehen. Eine Unterform ist das Eigelenk.
- Ein **Scharniergelenk** hat dagegen nur eine Achse. Der Gelenkkopf sieht eher walzenförmig aus, so beim Ellenbeugengelenk.
- Bei einem **planen Gelenk** dagegen stehen zwei ebene Flächen aufeinander, es gibt keine festgelegte Achse. Die Halswirbelsäule verdankt ihre große Beweglichkeit dieser Gelenkform.

- **Sattelgelenke** vereinen die Funktionen zweier senkrecht zueinander stehender Scharniergelenke, in den Bewegungsmöglichkeiten vergleichbar einem Kardangelenk - Beispiel: Daumengrundgelenk.

0.2.2 Seröse Höhlen

Die großen Körperhöhlen müssen zwei entgegengesetzte Aufgaben vereinen: Die in ihnen enthaltenen inneren Organe sollen sich einerseits bewegen und ihre Größe verändern können, andererseits brauchen sie eine gewisse Fixierung, um geschützt zu sein und nicht eingeklemmt zu werden.
Das Bauprinzip, durch das diese beiden Aufgaben erfüllt werden, ist das der serösen Höhlen. Ihre Wände werden von einem Epithel aus zwei Lagen oder **Blättern** gebildet, zwischen denen ein flüssigkeitsgefüllter Spaltraum ein reibungsarmes Gleiten ermöglicht. Die Flüssigkeit heißt wegen ihrer serumähnlichen Zusammensetzung **Serosa**, die Epithelblätter **seröse Häute**.
Eine andere Bezeichnung ist „Fell": Das **Lungenfell** (**Pleura**) überzieht die Lungen, das **Bauchfell** (oder **Peritoneum**) umhüllt Magen und Gedärme. Das Herz ist mit einigen Abwandlungen nach demselben Prinzip gelagert, seine serösen Häute bilden den **Herzbeutel** (**Perikard**).

Eine Kombination zweier Gelenktypen ist das Kniegelenk als größtes Gelenk des menschlichen Körpers, das sehr hohe Lasten auf einer kleinen Fläche aufnehmen muss. Die Prinzipien eines Scharniergelenks sind hier mit denen eines ebenen Gelenks verbunden: Die Gelenkfläche des Schienbeinkopfes gleitet um die des Oberschenkelknochens, wobei der beschriebene Bogen seinen Radius im Verlauf ändert. Durch Menisken wird die Kontaktfläche der Gelenkflächen vergrößert.

Die beiden Blätter einer serösen Höhle sind das **viszerale** (eingeweideseitige), das direkt die Oberfläche eines Organs überzieht, und das **parietale** (flankenseitige) Blatt, das der Innenseite der Körperwand anliegt. Da sie durch den Spaltraum gegeneinander verschieblich sind, sich aber nicht voneinander entfernen können (dazu müsste ein Unterdruck im Spaltraum entstehen), ermöglichen sie einerseits Bewegung und geben andererseits den Organen sicheren Halt.
Die Volumenschwankungen werden durch so genannte Reservefalten in den „Ecken" der Körperhöhlen ermöglicht. Hier schlägt das parietale Fell in einem engen Winkel um, so dass es gleichsam eine Tasche bildet, in der zwei Lagen dicht aneinander liegen. Je nach gefordertem Volumen beteiligt sich diese Reservetasche dann mehr oder weniger stark an der unmittelbaren Umhüllung des Organs.

0.2.2.1 Embryonale Entwicklung seröser Höhlen

Um das Prinzip der serösen Höhlen zu verstehen, ist es nötig, sich ihre embryonale Entwicklung modellhaft vorstellen zu können. Dies sei am Beispiel des Bauchfells erklärt, das sich etwas anschaulicher erklären lässt als die thematisch näherliegende Entwicklung des Lungenfells.

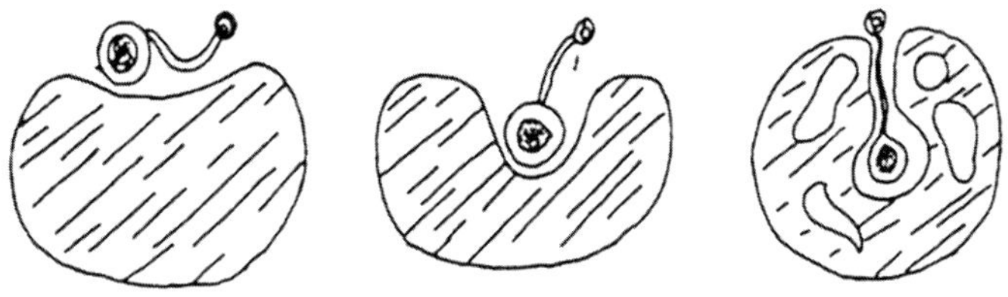

Abb. 0.3 Entstehung des Bauchfells (schematisch)

Erklärung im Text (PN)

Der Einfachheit halber stelle man sich die Bauchhöhle zunächst als leeren und von Bauchfell ausgekleideten Schlauch vor. Von hinten wölbt sich das zunächst ebenfalls schlauchförmig gerade Darmrohr längs in die Höhle vor und nimmt dabei seine von dorsal kommenden versorgenden Gefäße mit.

Dabei wölbt der Darm die Rückseite des Bauchfells solange vor, bis es an die Vorderseite anstößt - zwei Lagen Bauchfell liegen aufeinander, das spätere parietale und das spätere viszerale Blatt. Am Übergang ist eine Umschlagfalte entstanden. Der Darm wächst nun weiter, ebenso die Bauchhöhle. Dabei legt sich der Darm in die charakteristische Schlingenform, weil er deutlich mehr in die Länge wächst als in die Breite.

Die Umschlagfalte am „Eingang", durch den der Darm ursprünglich in die Bauchhöhle gelangt ist, wächst dagegen kaum, so dass sie nur einen schmalen Durchgang für die Blutgefäße freilässt, um den herum sich die vom Bauchfell überzogenen Darm ausgefüllte Bauchhöhle wölbt. Diesen Durchlass für die Blutgefäße nennt man im Darmtrakt **Gekröse** oder **Meso**, wobei an das Wort Meso meist die Bezeichnung des betreffenden Organs angehängt wird, also z.B. Mesogastrium für das Magengekröse (grch: γαστηρ [gaster] - Magen). Bei den Lungen spricht man vom Hilum oder (sprachlich nicht ganz korrekt) vom **Lungenhilus**.

1 Zelle und Gewebe

1.1 Zellen

Lebende Organismen bestehen aus Zellen, die „morphologisch und funktionell die kleinsten selbständigen, aus lebender Masse bestehenden Lebenseinheiten" (Waldeyer/Mayet) sind.
Einen Grenzfall zwischen primitivem Organismus und hochkomplexem biochemischem Molekül stellen Viren dar, die jedoch außerhalb von Wirtszellen nur begrenzt lebens- und nicht vermehrungsfähig sind.
Die einfachsten „echten" Lebewesen sind die Protisten wie z.B. Algen und Bakterien, die aus nur einer Zelle bestehen. Höhere Lebewesen, die *Metazoen* (grch.: μετα - nach, später, als; ζοον - Lebewesen) bestehen aus Zellverbänden, den **Geweben**, die abgrenzbare **Organe** bilden. Die Organe lassen sich zu verschiedenen **Systemen** zusammenfassen.
Jede Zelle ist von einer **Zellmembran** umschlossen. Pflanzliche Zellen haben zusätzlich eine verstärkende Zellwand. In der Zelle finden sich verschiedene Substrukturen, der **Zellkern** und die **Zellorganellen**.

1.1.1 Membranen

Membranen begrenzen die Zelle gegenüber ihrer Umgebung sowie Teile innerhalb der Zelle gegenüber dem *Zellplasma*, der Flüssigkeit, die das Zellinnere ausfüllt. Nur so ist das wohlgeordnete Nach-, Mit- und Nebeneinander biochemischer Reaktionen im Organismus möglich.
Membranen sind keineswegs fest. Sie bestehen aus einer Doppellage von Lipid-Molekülen, die jeweils aus einem wasserlöslichen „Kopf" und einem fettlöslichen „Schwanz" bestehen. Fett und Wasser sind bekanntlich nicht ineinander löslich. Das Hauptmedium des Körpers sowohl innerhalb der Zellen als auch außerhalb ist Wasser, so dass Fett sich bestens zum Abgrenzen und Isolieren eignet. Jeweils zwei Lipidmoleküle lagern sich mit ihren fettlöslichen „Schwänzen" aneinander, so dass die wasserlöslichen „Köpfe" sowohl die zellinnen- wie die außenseitige Oberfläche der Membran bilden.
Am besten lassen sich Membrane daher mit einer Wasserfläche vergleichen, die vollständig von kleinen Kugeln bedeckt ist (wobei jede Kugel einem Lipidmolekül-Paar entspricht). Diese Kugeln trennen zwar das Wasser von der Luft, können aber auseinander weichen und einen Durchgang freigeben.

Zum Transport von Partikeln durch die Membran entsteht allerdings nicht ein simples Loch, sondern ein Bläschen aus dem Material der Membran, das sich abschnürt und die Partikel durch die Membran schleust. Darüber hinaus gibt es eine Vielzahl verschiedener Proteine, die beweglich in der Membran schwimmen und auf den gezielten Transport bestimmter Substanzen wie zum Beispiel Kalium-, Natrium- oder Kalzium-Ionen spezialisiert sind.

1.1.2 Zellkern

Das Abschreiben der Erbinformation von DNA auf RNA wird als Transskription bezeichnet, ihre Übersetzung in Proteine als Translation.

Der Zellkern enthält den Träger der Erbinformation, die DNA[1]. Der Lebenszyklus einer Zelle lässt sich im Wesentlichen in die **Arbeitsphase** und die verschiedenen **Teilungsphasen** unterteilen. Zu Beginn der Zellteilung knäult sich die DNA auf und wird in Form einzelner **Chromosomen** mikroskopisch sichtbar (Näheres dazu im Abschnitt 2.1).
Während der Arbeitsphase liegt sie dagegen als lose geknäueltes **Chromatin** vor. Von ihm fertigen spezielle Enzyme DNA-Abschriften an, die RNA (Ribonukleinsäure), die aus dem Zellkern herausgeschleust und zu verschiedenen Organellen transportiert wird. Dort wird die Information von anderen Enzymen abgelesen und in die Produktion von Aminosäureketten, den Proteinen, umgesetzt. Dieser Vorgang der **Proteinbiosynthese** ist die materielle Realisierung der Erbinformation.

Proteine können grundsätzlich

- **Strukturbestandteile** von Zellen sein,
- als **Botenstoffe** Signale übertragen, zum Beispiel als Hormone, Neurotransmitter oder Zytokine, spezielle Botenstoffe des Immunsystems, und
- als **Enzyme** chemische Reaktionen steuern, durch die andere Stoffe, wie Zucker und Mineralien, in Zellen und Gewebe eingebaut werden. Erst durch sie kann der Körper außer Proteinen völlig andere chemische Stoffe produzieren, zum Beispiel Steroidhormone wie Cortison, Testosteron oder Östrogen. Für derartige Stoffe gibt es also gleichsam keine unmittelbare Erbinformation, sondern nur eine indirekte für die entsprechenden Enzyme als Werkzeuge.

1 Deutsch auch DNS. DNA für engl. Desoxyribonucleic Acid (Acid - Säure).

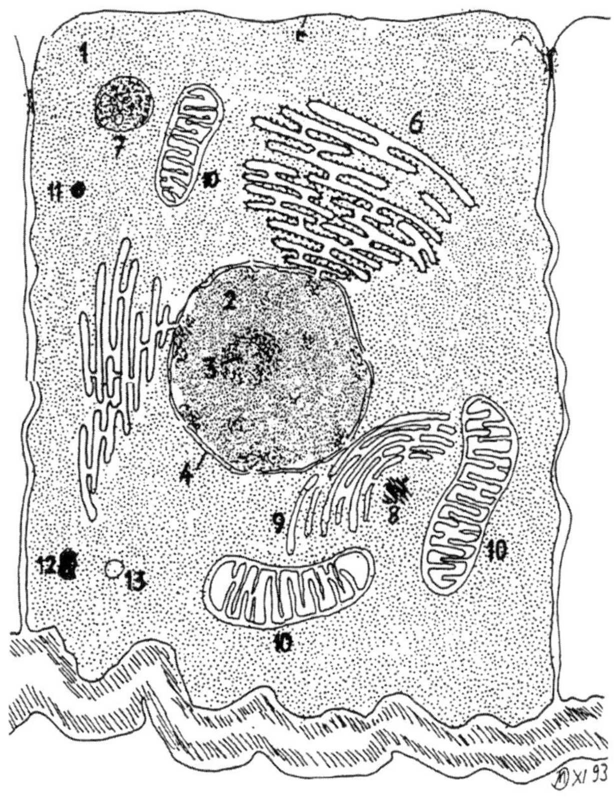

Abb. 1.1 Schematischer Aufbau einer Zelle nach elektronenmikroskopischen Befunden

1 Zellplasma, **2** Zellkern mit **3** Kernkörperchen und **4** Kernmembran, **5** Zellmembran, **6** raues endoplasmatisches Retikulum, **7** Lysosom (Einschlusskörperchen zum Abbau fremder oder zelleigener schädlicher Produkte), **8** Zentriol, **9** Mitochondrium, **10** Golgi-Apparat, **11** bis **13**: Einschlusskörperchen (MD)

1.1.3 Zellorganellen

Mitochondrien sind längliche Körper, die von einer äußeren und einer inneren Membran umschlossen werden. Die innere Membran bildet faltenartige Einstülpungen. Mitochondrien werden gerne als die „Kraftwerke der Zelle" bezeichnet: in ihnen läuft die so genannte innere Atmung oder biologische Oxidation ab, durch die sie den Energielieferanten Adenosintriphosphat (ATP) produzieren.

Endoplasmatisches Retikulum (ER): Das ER taucht in mehreren Ausführungen auf, z.B. als glattes und als raues ER. Bei beiden handelt es sich um ein Transportsystem aus verzweigten Membranschläuchen. Es hat Verbindung zum Zellkern und zeitweise auch zum Raum außerhalb der Zelle.

Das raue ER heißt so nach seinem Erscheinungsbild im Lichtmikroskop. Das Elektronenmikroskop zeigt, dass auf ihm kugelförmige Ribosomen sitzen. Sie enthalten RNA, eine Art Arbeitskopie der DNA. RNA ist die unmittelbare Matrix, von der aus die Übersetzung der Erbinformation in Proteine (Translation) erfolgt.

Golgi-Apparat: Den Golgi-Apparat kann man sich räumlich wie einen Stapel aus Tellern vorstellen, die nach oben hin immer kleiner werden. Diese „Teller" sind allerdings hohl und erhalten ihre Form durch Membranen. Wenn die Mitochondrien die Kraftwerke und das Endoplasmatische Retikulum die Chemiefabrik der Zelle sein sollen, dann ist der Golgi-Apparat ihre Verfeinerungs- und Verpackungsfabrik: Zellprodukte, wie z.B.

Enzyme, werden auf der konvexen Seite in kleinen membranumhüllten Tropfen aufgenommen, weiterverarbeitet und auf der konkaven Seite abgegeben. Der Golgi-Apparat ist auch an der Herstellung und Erneuerung der Zellmembran beteiligt. Vor allem in Zellen, die Sekrete produzieren, hat er eine große Bedeutung.

1.2 Zwischensubstanzen

Zellen können Stoffe produzieren und in die Zellzwischenräume abgeben, die die Gestalt des Körpers und seiner Organe wesentlich mitbestimmen. Letztlich lassen sich - abgesehen von Flüssigkeiten in Hohlorganen - alle körpereigenen Stoffe, die sich außerhalb einer Zellmembran befinden, in diesem Sinne als Zwischensubstanzen bezeichnen.
Von Bedeutung sind hier vor allem die Substanzen, die eigentlich die Eigenschaften der Binde- und Stützgewebe ausmachen. Das Binde- und Stützgewebe besteht aus Zellen und den von ihnen produzierten Zwischenzell- oder **Interzellulärsubstanzen**. Diese sind zu unterteilen in Fasern (s.u.) und die so genannte **amorphe Grundsubstanz**[2]. Die amorphe Grundsubstanz besteht aus Mukopolysacchariden, das sind Ketten aus aneinander gehängten Zuckermolekülen. Sie kann mehr oder weniger flüssig sein und erfüllt Funktionen des Nährstofftransports vor allem da, wo Bindegewebszellen nicht mehr von Blutgefäßen erreicht werden, zum Beispiel im Knorpelgewebe.

1.3 Fasern

Die andere Form von Zwischenzellsubstanz sind die Fasern, die von spezialisierten Bindegewebszellen, den *Fibrozyten* (lat. fiber - Faser) produziert werden. Sie können Zwischenräume zwischen Organen mehr oder weniger locker ausfüllen und ihnen damit Halt und Schutz geben oder als Bänder und Sehnen eigene Gestalt annehmen. Die verschiedenen Arten von Binde- und Stützgeweben werden unter 1.4.2 ausführlich besprochen.

2 Amorph - ungeformt von grch: μορφη - Form, Gestalt, vgl. Morphologie - Lehre von Form und Gestalt.

1.4 Gewebe

Differenzierung ist ein Organisationsprinzip des Lebendigen. Die ursprünglich identischen, aus elterlicher Samen- und Eizelle entstandenen Zellen des Körpers differenzieren sich während der Embryonalentwicklung zu verschiedenen Zellarten. Sie bilden zunächst Verbände aus gleichartigen Nachbarzellen, aus denen dann Gewebe entstehen. Die Gewebe der inneren Organe sind soweit spezialisiert, dass sich an ihnen unter dem Mikroskop das Herkunftsorgan bestimmen lässt. Letztlich ist aber jedes Gewebe auf eine der vier Grundformen **Epithelgewebe, Binde- und Stützgewebe, Muskelgewebe** und **Nervengewebe** zurückzuführen.

Zellen haben in Geweben zum Teil einen festen Platz, zum Teil können sie sich bewegen. Den einen Extremfall stellen Gewebe dar, die sich langsam oder gar nicht regenerieren, wie Nervengewebe oder Lebergewebe, den anderen das Blut, in dem die Zellen frei im flüssigen Anteil, dem Plasma, zirkulieren und sich ständig erneuern.

Zellen des Immunsystems, die weißen Blutzellen oder Leukozyten, können z.B. mit dem Blut in ein Organ wandern und sich dort für längere Zeit niederlassen, um sich später wieder fortzubegeben.

Andere Gewebe sind dagegen auf mechanische Beanspruchung ausgelegt oder sollen eine dichte Barriere gegen die Umgebung bilden, ihre Zellen haften deshalb durch verschiedene Formen von Verbindungen aneinander.

1.4.1 Epithelgewebe

Zusammenfassend kann man sagen, dass Epithelien den Stoffaustausch mit der Umgebung regulieren. Sie überziehen die gesamte Körperfläche, ob als verhornte und pigmentierte Haut oder als lichtdurchlässige Hornhaut des Auges; sie kleiden den Darm, die Harnblase, die Gebärmutter, die Atemwege und alle anderen Hohlräume und -organe aus und bilden als **Endothel**[3] die Innenfläche der Blutgefäße. Sie grenzen also grundsätzlich Räume voneinander ab. Wie bereits bei der Bedeutung der Zellmembran gesehen, wird erst durch diese Abgrenzung ein regulierter Stoffaustausch ermöglicht: Die Haut nimmt Feuchtigkeit auf und gibt sie ab, der Darm resorbiert Nährstoffe, die Lunge tauscht Gase aus dem Blut aus und durch die Wände der Blutgefäße gelangen Sauerstoff und Nährstoffe in die umgebenden Gewebe und Stoffwechsel- und Abfallprodukte aus ihnen heraus.

1.4.1.1 Epithelformen

Drei Bautypen von Epithelien können unterschieden werden:

3 Die Worte Epithel und Endothel stammen beide von grch.: ϑελη - Kleid, επι - auf etwas, oberhalb; ενδο - innerhalb.

- **Plattenepithel** besteht aus an der Oberfläche flachen Zellen. Sie liegen in einer Lage nebeneinander oder sind in mehreren Lagen geschichtet.
  - **Einschichtiges** Plattenepithel findet sich da, wo keine großen mechanischen Belastungen auftreten und Stoffaustausch stattfindet: als Auskleidung von Lungenalveolen, Körperhöhlen (**Mesothel**), Gelenkflächen und Gefäßen (**Endothel**).
  - **Geschichtetes** Plattenepithel ist an mechanisch belasteten Orten zu finden. Es kann **verhornt** sein, so bildet es den größten Teil der äußeren Haut, oder **unverhornt**, das sind die zarteren Partien unserer Körperoberfläche: Lippen und Mundhöhle, auch die Speiseröhre zählt dazu, die Hornhaut des Auges und Teile des Genitales: Schamlippen, Scheide, der äußere (oder untere) Abschnitt der Harnröhre, Eichel und Innenseite der Vorhaut.
- **Zylinderepithel** hat seinen Namen daher, dass die einzelne Zelle höher als breiter ist, also der üblichen Vorstellung von einem Zylinder entspricht (ganz korrekt ist das allerdings nicht: In der Geometrie kann ein Zylinder beliebig flach sein). Zylinderepithel kommt im Darm, in der Gebärmutter und in den Atemwegen vor.
- **Übergangsepithel** kommt dort vor, wo in Hohlräumen besondere Anpassung an schwankende Füllungszustände nötig ist, und das ist im gesamten Harntrakt vom Nierenbecken bis zum Blasenausgang der Fall. Es besteht aus Zellen, die je nach Dehnung der Oberfläche im Querschnitt wie Plattenepithel oder wie Zylinderepithel aussehen können. Dabei erscheinen im mikroskopischen Schnitt die Zellkerne in mehreren Etagen, in Wirklichkeit fußen aber alle Zellen auf der Epithelbasis, es ist also kein geschichtetes Epithel. Ein solches Epithel wird auch **mehrreihig** genannt. Es kommt außer als Übergangsepithel des Harntrakts auch noch in vielen Drüsen vor.

Epithelien erneuern sich von unten zur Oberfläche hin. In der untersten Zellschicht finden die Zellteilungen statt. Die entstandenen Zellen wandern dann langsam zur Oberfläche, wo sie absterben und eventuell zunächst verhornen, wie auf der Haut, oder sofort abgeschilfert werden. Die unterste Zellschicht ruht auf einer zellosen *Basalmembran.* Blutgefäße reichen nur bis zur Basalmembran herauf, im Epithel selbst gibt es keine Blutgefäße. Die jeweiligen Untergewebe, wie z.B. das Unterhautfettgewebe, sind dagegen meistens sehr reich an Blutgefäßen, was sich aus ihrer Aufgabe des Stoff- oder Temperaturaustauschs erklärt.

1.4.1.2 Oberflächendifferenzierungen

Epithelzellen können an ihrer Oberfläche unterschiedlich ausgestattet sein. Zwei wichtige Beispiele sind Mikrovilli und Flimmerhärchen.

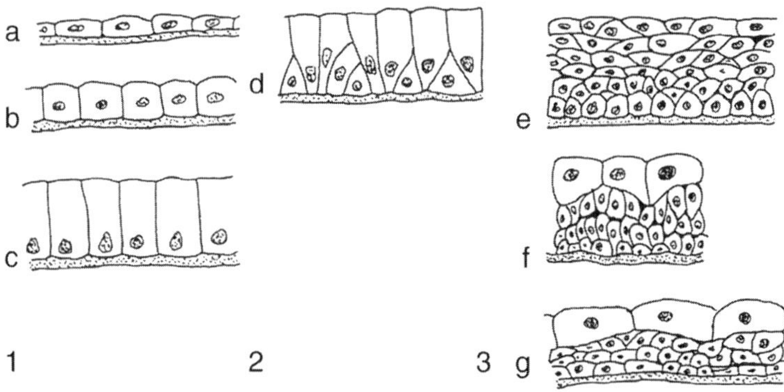

Abb. 1.2 Klassifizierung der Epithelformen

1 Einschichtig: **a** Plattenepithel, **b** kubisches Epithel, **c** Zylinderepithel.
2 mehrreihig: Alle Zellen fußen auf der Basalmembran, nicht alle erreichen die Oberfläche: **d** zweireihiges Epithel.
3 Mehrschichtiges Epithel: **e** mehrschichtiges Plattenepithel, **f** Übergangsepithel der Blase und Harnwege bei leerer, **g** bei gefüllter Blase. (MD)

Mikrovilli finden sich im Darmtrakt. Sie sind dicht beieinander stehende Ausstülpungen auf der Oberfläche, die zum Darmlumen hinzeigt. Durch sie wird die Resorptionsfläche für Nahrungsstoffe um ein Vielfaches vergrößert.

Dieses Prinzip der Oberflächenvergrößerung wird auf Gewebeebene wiederholt: Die Darmwand bildet in das Lumen hineinragende Zotten und Vertiefungen. Sie geben der Darmoberfläche ein samtiges Aussehen. Die gesamte Resorptionsfläche des Darms wird dadurch von 0,5 m² auf eine Größenordnung von 100 m² vervielfacht.

Flimmerhärchen befinden sich auf den Wänden der Atemwege. Sie schlagen rhythmisch in eine Richtung und erzeugen so einen ständigen Strom zum Mund hin, durch den kleine Schmutzteilchen aus den Atemwegen entfernt werden.

Im Zigarettenrauch enthaltene Stoffe greifen diese Zellen besonders stark an. Wer sich mehrere Jahre regelmäßig und in ausreichender Menge Zigarettenrauch aussetzt, bewirkt auf Dauer eine Umwandlung des zylindrigen Flimmerepithels zu einem Plattenepithel ohne Flimmerhaare. In der Folge sammeln sich sämtliche Schwebstoffe in den Atemwegen und müssen abgehustet werden, was vor allem morgens nach der Nachtruhe in Erscheinung tritt. Dieser Raucherhusten führt auf lange Sicht fast unumgänglich zu einer chronischen Bronchitis.
Diese Umwandlung des Gewebetyps (Metaplasie) ist durch Stoppen des schädigenden Reizes noch umkehrbar. Sie stellt jedoch bereits eine fakultative Vorstufe eines Karzinoms dar, d.h. aus ihr kann jederzeit ein Karzinom entstehen, muss es aber nicht.

1.4.1.3 Anhangsgebilde

Epithelien können eine Vielzahl von Anhangsgebilden hervorbringen wie Haare und Nägel, Schweiß-, Duft- und Talgdrüsen der Haut, Drüsen des Magen-Darm-Traktes und des Atmungstraktes.

Drüsen bestehen zunächst einfach aus Epithelzellen, die sich darauf spezialisiert haben, ein Sekret abzugeben. Die wichtigste Unterscheidung dieser Sekrete ist die in **muköse**, d.h. schleimige, und **seröse,** d.h. dünnflüssige Sekrete. Entsprechend gibt es muköse und seröse Drüsen. In den Schleimhäuten von Atem-, Verdauungs- und Geschlechtsorganen sind meist beide Drüsenzellarten in unterschiedlicher Verteilung vertreten.

Auf der Grundform der Drüsenzelle aufbauend, können mehrere solcher Zellen sich von der Epitheloberfläche aus in Richtung auf die Basalmembran hin ausbreiten. Die Oberfläche stülpt sich dabei in Form eines Schlauches ein. Dieser Schlauch ist der Ausführungsgang der entstandenen Drüse.
Der Effekt ist klar: Eine vielfache Sekretmenge kann unter Ausnutzung eines kleinen Stückes der für den Stoffaustausch kostbaren Epithelfläche produziert werden.

Dieses Prinzip kann noch einmal gesteigert werden: Die Drüse mit ihrem Ausführungsgang kann über die Ebene der Basalmembran hinaus wachsen und die eigentliche Epithelschicht - zum Körperinnern hin - weit verlassen. Die Ausführungsgänge können sich dabei vielfach verzweigen, die Drüse bekommt eine eigene Form und wird ein selbständiges Organ mit z.T. hochspezialisierten Funktionen. Beispiele sind die Mundspeicheldrüsen und die Tränendrüsen sowie die Bauchspeicheldrüse und sogar die Leber, die ebenfalls ursprünglich nur eine Drüse des Darmepithels war. Außerdem können Drüsen sich ganz von der Epitheloberfläche entfernen und ihr Sekret an das Blut abgeben. Diese im Gegensatz zu den *exokrinen* Drüsen innersekretorischen oder **endokrinen Drüsen** produzieren Hormone. Die Bauchspeicheldrüse enthält zum Beispiel zwischen ihren exokrinen Anteilen endokrine Inseln, nach denen das Hormon *Insulin* benannt ist.

Haare sind Anhangsgebilde der äußeren Haut. Sie lassen sich nach ihrem zeitlichen Auftreten in drei Arten teilen: Die flaumige **Lanugobehaarung** findet sich an der gesamten Haut des Neugeborenen außer an Hand- und Fußflächen. Sie wird bis zur Pubertät größtenteils durch die **Sekundärbehaarung** ersetzt, wie man sie z.B. an der Handrückenseite des Unterarms findet. Mit der Pubertät tritt schließlich als **Terminalbehaarung** das geschlechtstypische Muster der Achsel- und Schambehaarung auf, außerdem zählt beim Mann das Barthaar dazu.
Haare entstehen aus einer ähnlichen Epitheleinstülpung wie die Drüsen. Von der Oberfläche führt die **Wurzelscheide** in die Tiefe und verbreitert sich an ihrem Ende sackförmig. In diesem Sack bildet die **Haarzwiebel** das Haar, das als **Haarwurzel** entlang der Wurzelscheide zur Oberfläche wächst und dort als **Haarschaft** das freie Haar bildet. Seitlich geht von der Wurzelscheide der Ausführungsgang der **Talgdrüse** ab.
Außerdem setzt an ihr ein Muskel an, der im Unterhautfettgewebe entspringt, der Haaraufrichter, der macht, dass uns „die Haare zu Berge stehen" können.

Sein Sinn besteht eigentlich darin, das Fell so aufzurichten, dass sich mehr wärmeisolierende Luft darin hält - ein Phänomen, das wir ohne diesen wärmenden Effekt als „Gänsehaut" kennen. Im Tierreich hat sich diese Fähigkeit jedoch auch bewährt, um den sichtbaren Körperquerschnitt zum Zwecke des Drohens und Imponierens zu vergrößern.

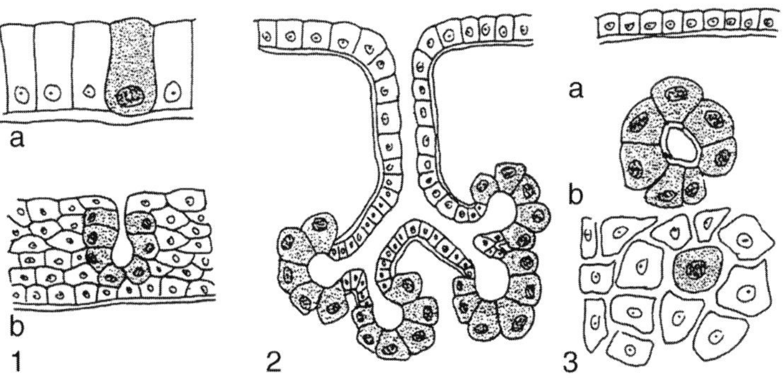

Abb. 1.3 Schematische Einteilung der Drüsen

1a Einzelne Drüsenzelle im Epithel, **1b** Drüse mit Ausführungsgang, **2** verzweigte Drüse, **3** Endokrine Drüse **a** mit und **b** ohne Follikelbildung (MD)

Nägel entstehen ähnlich wie Haare. Sie bestehen ebenfalls aus Horn, das von Hautzellen produziert wird. Unsere Zehen- und Fingernägel entsprechen den Hufen oder Krallen der Tiere. Bei Menschen und Affen bilden sie flache Platten auf der Rückseite von Zehen und Fingern. Damit erfüllen sie immer noch ihre ursprüngliche Aufgabe, einen halbwegs verschleißfesten und schmerzunempfindlichen Halt zu geben, gleichzeitig lassen sie aber die Fingerbeeren frei, die sich zu hochsensiblen Tastorganen entwickelt haben, und dienen ihnen als Widerlager.

Die **Nagelplatte** liegt entsprechend der Verhornungsschicht der übrigen Haut den Epithelzellen des **Nagelbett**s auf. Von der proximal unter der Haut liegenden **Nagelwurzel** mit ihrer halbmondförmigen Aufhellung, der *Lunula* (lat. *Luna* - Mond) aus wächst der Nagel auf den **freien Rand** zu, wo er beim technisiert lebenden Menschen mangels natürlichem Verschleiß meist regelmäßig gekürzt werden muss. Der **Nagelwall** begrenzt den Nagel seitlich und proximal.

1.4.2 Binde- und Stützgewebe

Hierzu zählen Bindegewebe, Fettgewebe, Knorpelgewebe und Knochengewebe.

Das **Bindegewebe** wird von den **Fibrozyten** gebildet. Sie produzieren die Fasern, aus denen Bindegewebe hauptsächlich besteht. Zu den Zellen des Bindegewebes zählen außerdem verschiedene Zellen mit Abwehrfunktionen wie Fresszellen (Makrophagen), die Fremdkörper vernichten, Mastzellen, die für allergische Reaktionen mitverantwortlich sind, und Plasmazellen, deren Aufgabe die Produktion von Antikörpern ist. Diese Abwehrzellen sind eng verwandt mit den Leukozyten des Blutes und gehören zum Immunsystem.

Die mechanische Funktion des Bindegewebes wird durch die Bindegewebsfasern wahrgenommen. Es werden zugfeste **kollagene** Fasern und **elastische Fasern** unterschieden.

Je nach Zusammensetzung und Anordnung werden im Wesentlichen aus diesen beiden Faserarten die verschiedenen Formen von Bindegewebe gebildet.

Lockeres Bindegewebe bildet das „Füllmaterial" zwischen den Organen.
Parallelfaseriges Bindegewebe wird in Faserrichtung auf Zug beansprucht, z.B. in Sehnen und Bändern.
Sehnen und Bänder dienen grundsätzlich der Stabilisierung und Führung im Bewegungsapparat, jedoch mit ganz unterschiedlichen Aufgaben:
Bänder dienen der passiven Stabilisierung der Gelenke, wie unter 0.2 gesehen.
Sehnen übertragen die Kraft der Muskeln auf deren Ansatzpunkte am Skelett. Manche Muskeln setzen direkt am Knochen an, so dass keine Sehne sichtbar ist. Andere verfügen über mehr oder weniger lange, seilartige Sehnen. Die dritte Möglichkeit ist der flächenhafte Ansatz über eine breite Sehnenplatte, eine *Aponeurose*.
Sehnenscheiden finden sich dort, wo Sehnen festgehalten werden müssen, damit sie sich bei bestimmten Bewegungen nicht abheben und aus ihrer anatomischen Lage gebracht werden. Das ist zum Beispiel an der Hand der Fall: bis zu den Fingern wird sie von Muskeln des Unterarms bewegt. Bei der Beugung würden die Sehnen ohne ihre Scheiden wie ein Seil an einem Kranarm die kürzeste Verbindung zwischen Unterarm und Fingern herstellen und sich vom Knochen abheben. Damit dies nicht geschieht, werden sie ihrerseits durch eine kräftige querverlaufende Sehnenplatte festgehalten, die jedoch durch Sehnenscheiden vor den Bewegungen der Muskelsehnen geschützt werden muss, um nicht durchzuscheuern.

Fettgewebe besteht aus großen, fettgefüllten Zellen, die von Bindegewebe-Fasern zu Fettläppchen zusammengefasst werden. Fett ist bei Körpertemperatur flüssig.
Zwei Formen von Fettgewebe müssen unterschieden werden: **Depotfett**, das wegen des hohen Brennwerts von Fett als Energiespeicher angelegt wird und schadlos abgebaut werden kann (und hierzulande Anlass zu Schlankheitskuren und dergleichen lästigen Maßnahmen gibt) und **Baufett**, z.B. an Handfläche und Fußsohle, hinter dem Augapfel oder im Wangenfettpropf des Neugeborenen, das mechanische Funktionen erfüllt und dessen Abbau ein Anzeichen für Unterernährung ist.

Knorpelgewebe wird von knorpelbildenden Zellen, den Chondroblasten hergestellt. Nach der Geburt wird Knorpel nur noch durch Diffusion ernährt, er hat keine eigenen Blutgefäße mehr. Dadurch ist seine Regenerationsfähigkeit gering, was erklärt, warum sich Verschleißerkrankungen der Gelenke schlecht behandeln und nicht heilen lassen.

Hyaliner Knorpel ist gewissermaßen die Standardausführung. Außer Knorpelmasse enthält er kollagene Fasern und ist recht druckelastisch, aber nicht sehr zugfest. Er bildet den Gelenkknorpel und kommt in der Nase und als Verstärkung von Luftröhre und Bronchien sowie als Rippenknorpel vor. Außerdem bildet er das Skelett, bis es verknöchert (s.u.).

Elastischer Knorpel findet sich vor allem an Ohrmuschel und Kehldeckel, **Faserknorpel** ist besonders zugfest und bildet z.B. die Faserringe der Schambeinfuge und die Zwischenwirbelscheiben.
Knochengewebe kann auf zwei Wegen entstehen:
Die meisten Knochen werden zunächst als hyaliner Knorpel angelegt und beginnen im zweiten Schwangerschaftsmonat zu verknöchern. Das ist die **indirekte oder chondrale Ossifikation**[4]. Verschiedene Knochen des Schädels und das Schlüsselbein werden dagegen direkt als Knochen angelegt (direkte oder **desmale Ossifikation)**.

Knochengewebe besteht aus vier Schichten:

- dem **Periost**, der außen aufgelagerten, sehr schmerzempfindlichen Knochenhaut,
- der **Kompakta**, einer harten, dichten Außenschicht, die in
- die **Spongiosa** übergeht, eine schwammartig lockere Innenschicht. Auf diese folgt
- das **Knochenmark** als innerste Schicht.

Im Gegensatz zu dem harten, unbeweglichen Eindruck, den ein Knochen macht, ist er ein durchaus lebendes Gewebe, das sich in ständiger Erneuerung befindet und eine reichliche Versorgung mit Blutgefäßen hat. Darauf beruht die (bei ausreichender Ruhigstellung) gute Heilung von Knochenbrüchen.
Zwei Grundbestandteile und zwei Zellarten müssen im Knochen unterschieden werden. Die Bestandteile sind einerseits der **organische Anteil**: Knochenzellen und faseriges Bindegewebe, und der **anorganische Anteil**, der Knochenkalk - eingelagerte Mineralstoffe, vor allem Kalzium.
Die Zellarten sind die **Osteoklasten** und **Osteoblasten**. Die einen pflegen immerfort Knochensubstanz abzubauen, die anderen eilen ihnen entlang der feinen Havers´ Kanäle nach und bauen neues Gewebe auf (Merke: Klasten klauen und Blasten bauen).
In der Mitte der Spongiosa findet sich in unterschiedlicher Ausprägung das Knochenmark. Röhrenknochen enthalten überwiegend sog. gelbes oder **Fettmark**. An den platten Knochen der Beckenschaufeln, des Schädels, des Brustbeins und der Rippen befindet sich dagegen **rotes Knochenmark**. Das rote Mark ist der Ort der Blutbildung und damit Gegenstand der Knochenmarktransplantation.

4 Grch.: χονδρων - Knorpel; lat.: Os - Knochen: Ossifikation – Verknöcherung.

Abb. 1.4 Aufbau des Knochens (schematisch)

1 Knochenbälkchen (Spongiosa), **2** Kompakta, **3** Periost, **4** Blutgefäße und Nerven. (MD)

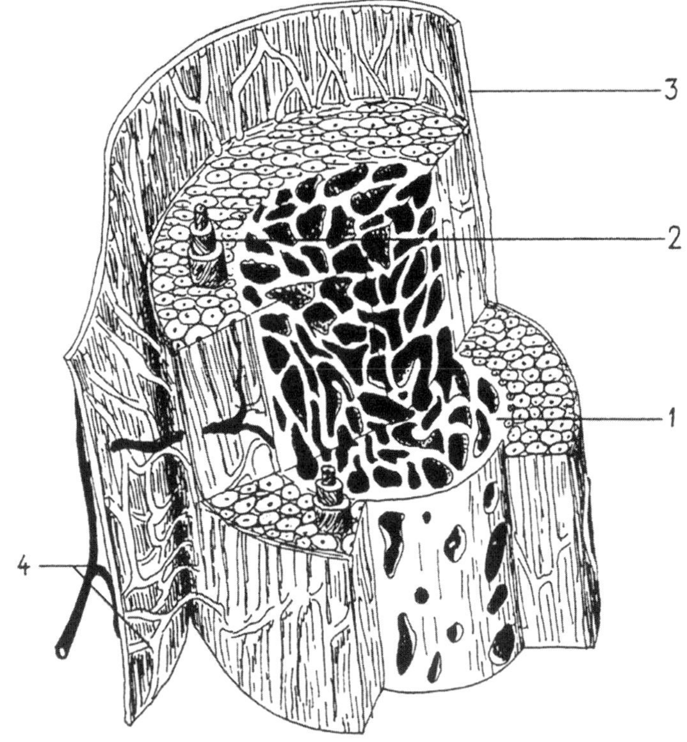

Der Länge nach lässt sich der Röhrenknochen in drei Abschnitte unterteilen: den Schaft, die **Diaphyse**, in der sich das Mark befindet, die Gelenkenden, **Epiphysen**, und jeweils im Übergang zwischen Dia- und Epiphyse die **Metaphysen.**

Die Epiphyse verknöchert als letztes. Sie bildet die Wachstums- oder **Epiphysenfuge**, in der auf knorpeliger Grundlage das Längenwachstum stattfindet. Nach dem **Epiphysenschluss** wächst ein Knochen nicht mehr. Er tritt bei den großen Röhrenknochen zwischen der Pubertät und dem frühen Erwachsenenalter ein.

1.4.3 Muskelgewebe

Das Zytoplasma der Muskelzellen heißt Sarkoplasma, von grch: σαρκος - das Fleisch. Der Wortteil Myo- bedeutet nichts anderes als Muskel.

Muskelzellen sind Zellen, die auf die Fähigkeit, sich zusammenzuziehen (**Kontraktionsfähigkeit**) spezialisiert sind. Es lassen sich drei Arten von Muskelgeweben unterscheiden: glatte Muskulatur, quergestreifte Skelett- und quergestreifte Herzmuskulatur.

Allen Muskeln gemeinsam ist das Grundprinzip der Kontraktionsfähigkeit: Im Zellplasma liegen parallel angeordnete, mit bestimmten Färbungen noch lichtmikroskopisch erkennbare Längsfasern, die **Myofibrillen**. Sie bestehen aus Myofilamenten, die sich längsseits gegeneinander verschieben und dadurch die Faser aktiv verkürzen können.

1.4.3.1 Glatte Muskulatur

Glatte Muskulatur ist die vom Willen unabhängige Muskulatur der inneren Organe und Gefäße. Sie findet sich in den tiefen Atemwegen, vom mittleren Drittel der Speiseröhre an in der Wand des gesamten Verdauungstrakts, in der Gallenblase, den Harnwegen und den Geschlechtsorganen. In der Wand der Blutgefäße sind sie entscheidend für die Regulierung von Durchblutung und Blutdruck.
Glatte Muskelzellen können durch Nerven direkt erregt werden, allerdings nur durch Nerven des vegetativen Nervensystems, also nicht bewusst und willentlich. Sie können aber auch innerhalb eines Gewebeverbands Erregung untereinander weiterleiten. Außerdem können sie auf Reize wie Dehnung unmittelbar reagieren.

1.4.3.2 Quergestreifte Skelettmuskulatur

Sie ist das, was man sich allgemein unter „den Muskeln" vorstellt, also die willentlich gesteuerte Muskulatur, die - wie der Name sagt - auf das Skelett wirkt. Ein Skelettmuskel hat einen Ursprung und einen Ansatz, jeweils an einem Knochen, und überbrückt dazwischen ein oder mehrere Gelenke. Abhängig von der jeweiligen Gelenkstellung nähert er bei der Kontraktion diese Knochenteile einander an.

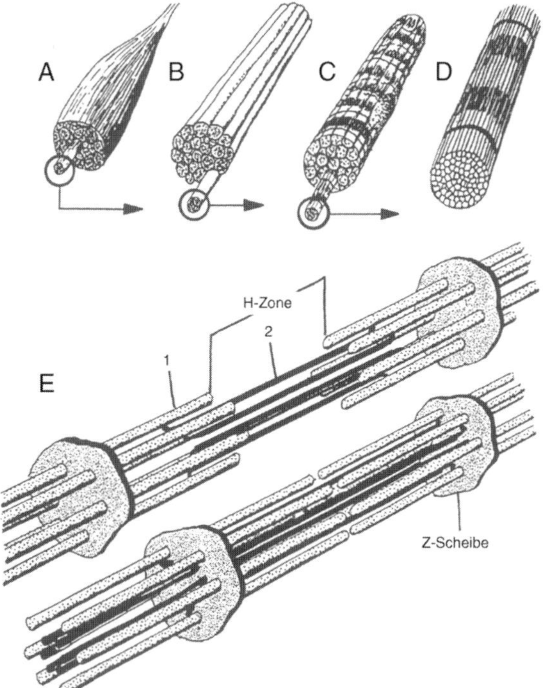

Abb. 1.5 Aufbau der quergestreiften Muskulatur

A Muskel, **B** Faserbündel, **C** Muskelfaser, **D** Myofibrille, **E** Myofilamente, **a** entspannt, **b** kontrahiert: **1** Aktinfilament, **2** Myosinfilament (MD)

Die Skelettmuskelfasern sind parallel ausgerichtet und dicht gepackt. Quergestreift heißen sie, weil man unter dem Mikroskop feine, quer zur Faserrichtung verlaufende Streifen in den Myofibrillen erkennen kann.
Im Elektronenmikroskop zeigt sich, dass diese Querstreifung durch den Aufbau der Myofibrillen aus **Myofilamenten** zustandekommt. Es gibt dickere **Myosinfilamente** und dünnere **Aktinfilamente**. Sie sind parallel angeordnet, und zwar so, dass die nebeneinander liegenden Aktinfilamente in die ebenfalls nebeneinander liegenden Myosinfilamente greifen, etwa wie zwei Bürsten, die man mit den Borsten ineinander steckt. Durch die sich abwechselnd überlappenden Filamente kommt die Streifung zustande. Im entspannten Zustand greifen sie nur über kurze Strecken ineinander. Erst wenn der Muskel sich anspannen soll, gleiten Aktin- und Myosinfilamente unter Energieverbrauch weiter ineinander.

Das Prinzip gilt für alle Muskelgewebe - lediglich die Streifung kommt aufgrund einer anderen Anordnung der Filamente bei glatten Muskelzellen nicht zustande.
Mit den verschiedenen Längselementen des Muskelgewebes kann man leicht durcheinander kommen, es ist aber ganz einfach:

- **Muskelfaser:** Muskelzelle,
- **Myofibrille**: Lichtmikroskopisch erkennbare Kontraktionseinheit, aus der die Faser aufgebaut ist. Fibrille heißt „Fäserchen".
- **Myofilamente**: Elektronenmikroskopisch erkennbare Bestandteile der Fibrillen. Filament heißt „Haargebilde".

Der Skelettmuskel verfügt über **Dehnungsrezeptoren**, die der Eigenwahrnehmung dienen: Sie registrieren Geschwindigkeit und Kraft einer Dehnung der Muskelfasern oder deren Dehnungszustand. Zusammen mit ähnlichen Rezeptoren an den Sehnen und Gelenken vermitteln sie uns so unsere Körperempfindung, das Gefühl für Stellung, Körperhaltung, Belastung und Gewicht. Außerdem sind sie an den unwillkürlichen Reflexen wie dem Kniesehnenreflex beteiligt (s. 4.15.4: Reflexbogen).

1.4.3.3 Quergestreifte Herzmuskulatur

Herzmuskelzellen sind sehr ähnlich aufgebaut wie die der Skelettmuskulatur, haben aber auch einige mikroskopische Merkmale der glatten Muskelzelle. Ein deutlicher Unterschied gegenüber dem Skelettmuskel ist die weniger dichte, verzweigte Anordnung.
Ein Unterschied zu beiden anderen Muskelarten ist die Innervation: Der Herzschlag lässt sich bekanntlich nicht willentlich steuern. Die Nerven, die das Herz beeinflussen, gehören wie die der glatten Muskelzellen zum vegetativen Nervensystem.
Anders als die Skelettmuskulatur verfügt das Herz über ein eigenes Erregungsleitungssystem. Jede Herzmuskelzelle hat die Fähigkeit, spontan zu

kontrahieren und Erregung weiterzugeben. Zugleich gibt es ein System von spezialisierten Muskelzellen, die nicht selbst arbeiten, sondern nur noch für die Erregungsbildung und deren Weiterleitung zuständig sind. Sie bilden Fasern und Knoten, deren genaue Anordnung unter 3.6 besprochen wird. Das Ergebnis ist, dass das Herz unabhängig vom Nervensystem funktioniert: Seine Muskelfasern erregen sich mit einem eigenen Rhythmus selbst und gegenseitig in einem koordinierten Ablauf. Der Einfluss des Nervensystems dient allein dazu, den konstanten Grundrhythmus den aktuellen Bedürfnissen anzupassen.

1.4.4 Nervengewebe

Wie Muskelzellen sind Nervenzellen durch die Fähigkeit der Erregbarkeit gekennzeichnet. Anders als diese bewerkstelligen sie „nur" die Reizaufnahme und -verarbeitung sowie die Aktivierung von Muskeln - mithin die komplexeste Aufgabe im ganzen Organismus. Nervengewebe ist durch die Verbindung von Nervenzellen untereinander durch **Synapsen** gekennzeichnet. Sie ermöglichen nicht nur die Weitergabe von Erregungen, sondern auch deren „Verrechnung". Erst dadurch erhalten Reize den Charakter von Information im engeren Sinne.

Der evolutionären Entwicklung folgend kann man drei Erscheinungsformen von Nervengewebe unterscheiden:

- Die **einzelne Nervenzelle**, die unmittelbar eine reizaufnehmende Zelle mit einer Muskelzelle verknüpft. Diese Form kommt bei primitiven Lebewesen vor.
- **Ganglien**, die mehrere Nervenzellen enthalten und über ihre Fortsätze ein diffuses Netz mit benachbarten Ganglien bilden. Die Organisation in Ganglienketten kennzeichnet z.B. das Nervensystem der Insekten. Auch beim Menschen sind im peripheren Nervensystem die Zellkörper in Ganglien zusammengefasst.
- **Komplexe Neuronennetzwerke**, wie sie in Gehirn und Rückenmark der Wirbeltiere realisiert sind. Sie enthalten nach Ergebnissen der neueren Gehirnforschung teilweise, so in der Großhirnrinde, synaptische Verknüpfungen, die erst nach der Geburt entstehen. Dies könnte ein Schlüssel zu den Bedingungen von Intelligenz und Gedächtnis sein.

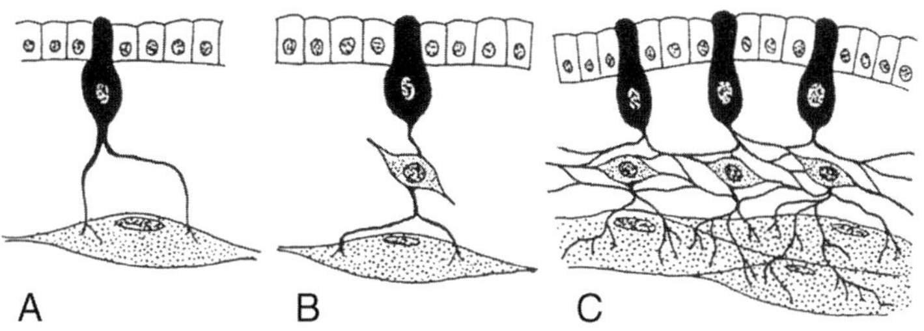

Abb. 1.6 Primitive Nervensysteme

A Direkte Verbindung zwischen Sinneszelle und Muskelzelle, **B** zwischengeschaltete Nervenzelle, **C** diffuses Netzwerk. (MD)

Das Nervengewebe hat ein eigenes Stützgewebe, das die Isolation der Nervenfasern und die Ernährung der Zellen übernimmt. Die Eigenschaften von Nerven- und Stützzellen werden im Abschnitt 4.12 ausführlich behandelt.

1.4.5 Blut

Eine Sonderstellung unter den Geweben nimmt das Blut ein. Zunächst erscheint es verwunderlich, das Blut überhaupt als Gewebe anzusehen. Tatsächlich hat sich jedoch die Ansicht durchgesetzt, dass Blut ein flüssiges Gewebe ist, da es alle wesentlichen Charakteristika eines Gewebes vereint: Verschiedene Arten von Zellen mit einander ergänzenden Funktionen und gemeinsamem Ursprung bilden eine räumlich zusammenhängende Funktionseinheit. Die Matrix bildet jedoch kein Binde- und Stützgewebe sondern das flüssige Blutplasma.

Unter den Blutzellen lassen sich rote Blutkörperchen, die Erythrozyten, von weißen Blutzellen, den Leukozyten, unterscheiden (griech: ερυς - rot; λευκος - weiß). Die weißen Blutzellen werden in weitere Unterarten eingeteilt.

1.4.5.1 Funktionen des Blutes

Will man die Aufgaben des Blutes mit einem Wort zusammenfassen, trifft der Begriff Transportfunktion es wahrscheinlich am besten. Tatsächlich ist eine solche Zusammenfassung jedoch wenig hilfreich und auch kaum zutreffend, da das Blut eine Vielzahl hochspezialiserter Aufgaben erfüllt:

- Träger des **Gastransports** sind die **Erythrozyten** (roten Blutkörperchen). Ihr Sauerstoff bindendes Hämoglobin gibt dem Blut seine rote Farbe. Erythrozyten haben eine charakteristische eingedellte Scheibenform, die ihnen im Gegensatz zu einer Kugel eine große Verformbarkeit für den Weg durch die kleinsten Blutgefäße, die Kapillaren, gibt. Nur ihre Vorläuferzellen sind „richtige" Zellen, Erythrozyten selbst haben keinen Zellkern mehr. Ihre Lebensdauer beträgt etwa vier Monate.

- Die **Leukozyten** sind ein bedeutender Bestandteil des **Immunsystems**. Es gibt im Wesentlichen drei Arten von Leukozyten:
- **Granulozyten** sind mit der Abwehr von akuten Infektionen beschäftigt. Sie reagieren unspezifisch auf (fast) jede Art von Fremdkörpern und werden zuweilen (zusammen mit den vernichteten Eindringlingen) als Eiter sichtbar.
    - **Lymphozyten** erkennen ganz bestimmte Fremdkörper, vor allem Krankheitserreger wie Viren oder Bakterien. Spezifisch heißt dabei,

dass eine Zelle gegen eine bestimmte Art von Erregern, also z.B. gegen Masernviren[5], gerichtet ist. Ein Teil von ihnen bleibt nach einer überstandenen Infektion jahre- bis jahrzehntelang als „immunologisches Gedächtnis" im Körper erhalten - die Grundlage der Immunität nach überstandenen Infektionskrankheiten oder Schutzimpfungen. Zwei Lymphozyten-Arten werden unterschieden: T-Lymphozyten setzen sich mit Krankheitserregern und infizierten Zellen direkt auseinander, B-Lymphozyten tun dies durch die Produktion von Antikörpern.
  - **Makrophagen** oder Fresszellen schließlich werden sowohl spontan als auch nach Aktivierung durch die anderen beiden Zellarten aktiv. Sie nehmen Krankheitserreger ins Zellinnere auf und zerstören sie. Teile der zerstörten Erreger präsentieren sie an ihrer Oberfläche, wodurch sie ihrerseits Lymphozyten aktivieren.

- **Blutstillung und Gerinnung**: Es gibt zwei Systeme im Blut, die dafür sorgen, dass wir z.B. nach einem Schnitt in den Finger nicht verbluten. Zum einen sind da die **Thrombozyten** oder Blutplättchen. Eigentlich handelt es sich dabei nur noch um die Überreste von Vorläuferzellen. Allerdings haben erst diese Überreste die Fähigkeit, auf bestimmte Reize hin wie den Kontakt mit bestimmten Oberflächen, aneinander zu Haufen zusammenzulagern. Auf diese Weise verstopfen sie recht schnell Verletzungen der Gefäßwand.
  Eleganter, aber etwas langsamer ist das Gerinnungssystem. Es besteht aus einer Vielzahl biochemischer Stoffe, den **Gerinnungsfaktoren**, die einander in einer festen Reihenfolge aktivieren, sobald bestimmte Stoffe aus der Gefäßwand freigesetzt werden. Das Ergebnis ist ein feines Fasernetzwerk, das ebenfalls den Gefäßdefekt verschließt. Zwischen seinen Maschen können sich Zellen aktiv hindurchbewegen und die Grundlage für den Neuaufbau eines Ersatzgewebes bilden. Der bekannteste Gerinnungsfaktor ist der Faktor VIII. Er fehlt bei Hämophilen (Blutern), so dass die Blutgerinnung nicht zustandekommt.

1.4.5.2 Blutplasma

Plasma ist der flüssige Anteil des Blutes, also Blut ohne Zellen. Entzieht man dem Blutplasma die Gerinnungsfaktoren, erhält man **Serum**.

---

5 Dieses Konzept der immunologischen Spezifität ist ungenau. Tatsächlich erkennt das Immunsystem Molekülstrukturen auf der Oberfläche von Zellen oder Krankheitserregern (Antigene). Damit kann eine Zelle, die „Masernvirus" erkennt, u. U. durchaus mit anderen Erregern „kreuzreagieren", die gleiche oder sehr ähnliche Oberflächenmoleküle tragen. Nur aufgrund solcher Kreuzreaktionen kann z.B. mit einem gezüchteten Bakterienstamm (namens BCG) gegen Tuberkulose geimpft werden.

Im Plasma wird annähernd alles transportiert, für das sich keine Zellen spezialisiert haben: Nährstoffe, Abfallstoffe, Botenstoffe (Hormone) und Abwehrstoffe, die Antikörper.

Antikörper, relativ große Eiweißmoleküle, werden von aktivierten B-Lymphozyten (s.o.) hergestellt, die dann Plasmazellen genannt werden. Sie setzen sich auf so genannte **Antigene**, Oberflächenmoleküle von freien Viruspartikeln oder Parasitenzellen, aber auch eigenen Zellen, die durch Infektion oder eine Krebserkrankung verändert sind. Dadurch lösen sie einen Angriff des übrigen Immunsystems auf die so markierte Zelle aus. Wie die Lymphozyten, die sie herstellen, sind auch Antikörper spezifisch für jeweils ein Antigen. Antikörper gegen fremde rote Blutkörperchen sind der Grund dafür, dass Bluttransfusionen nur bei Übereinstimmung der Blutgruppen möglich sind.

1.5 Organe und Systeme

Der Begriff Organ ist allgemein geläufig. Hirn, Lunge, Herz, Leber, Niere und einige mehr fallen einem spontan ein. Anatomisch-biologisch ist ein Organ dadurch gekennzeichnet, dass sich räumlich von der Umgebung abgrenzbar Gewebe zur Erfüllung spezieller Aufgaben differenziert hat.
Dabei sind meist Gewebe unterschiedlicher Herkunft beteiligt, wobei aber eine Gewebeart für das Organ und seine Funktion kennzeichnend ist. So handelt es sich bei der Leber zum Beispiel um eine - extrem komplexe - Drüse. Wie unter 1.4.1.3 zu erfahren war, sind Drüsen Differenzierungsformen des Epithelgewebes. Das funktionell entscheidende Gewebe der Leber ist demnach epithelialer Herkunft, zugleich finden sich dort jedoch auch Bindegewebsanteile. Am Herzen ist das Muskelgewebe dasjenige, das die Funktion bestimmt, es besteht jedoch außerdem aus einer epithelialen Innenauskleidung und zwei Außenblättern, und außerhalb der Muskelmasse enthält es Nervenfasern.

Das eigentliche Organgewebe wird in Abgrenzung von den übrigen Anteilen als **Parenchym** (grch. ενξυμα - das Hineingegossene) bezeichnet. Allerdings ist diese Bezeichnung nur für innere Organe wie Leber, Bauchspeicheldrüse, Milz, Lymphknoten, Niere und Keimdrüsen gebräuchlich, nicht so sehr dagegen für Gehirn oder Muskeln.
Damit lassen sich die inneren Organe der großen Körperhöhlen in zwei Gruppen unterteilen: *parenchymatöse Organe* wie die oben genannten und *Hohlorgane* wie Magen und Därme und die ableitenden Harnwege mit der Harnblase.

Gemeinsame embryonale Herkunft des Parenchymgewebes und enger funktioneller Zusammenhang verschiedener Organe führten zu dem

Begriff des Organsystems. Ein System ist durch die koordinierte Zusammenarbeit verschiedener Organe gekennzeichnet, die dadurch gemeinsam übergeordnete oder komplexe Funktionen erfüllen. Am Wirbeltier lassen sich die Organsysteme in drei Gruppen zusammenfassen (Lippert 1982): Der Bewegungsapparat, der dem Körper seine charakteristische Gestalt und seine Bewegungsmöglichkeiten gibt, die inneren Organe, die die lebenswichtigen Funktionen der Energiegewinnung und der Fortpflanzung erfüllen, und die Organe, die dem Kontakt und der Auseinandersetzung mit der Umwelt bzw. der Abgrenzung von ihr dienen.

Zum **Bewegungsapparat** zählen Knochen, Bänder, Gelenke, Sehnen und Muskeln. Der Begriff „Apparat" steht hier parallel neben „System".

Zu den inneren Organen zählen die Atemorgane als **respiratorisches System**, der Verdauungstrakt (oder **gastrointestinales System**) mit seinen großen Drüsen Pankreas (Bauchspeicheldrüse) und Leber, das **Kreislaufsystem** und die Harn- und Geschlechtsorgane, das **Urogenitalsystem**. Hinzu kommen zwei Systeme, die sich nicht durch den unmittelbaren räumlichen Zusammenhang ergeben wie die eben genannten, sondern durch das Zusammenspiel zum Teil weit entfernter Organe über den Blutkreislauf, das innersekretorische oder **endokrine System** (Hormonsystem) und das bereits mit dem Blut angesprochene **Immunsystem**.
Die Systeme der „Umweltorgane" sind die **Haut**, die man auch als einheitliches Organ auffassen kann, das **Nervensystem** und die **Sinnesorgane**.

2 Fortpflanzung, Wachstum, Reifung

2.1 Grundlagen der Zellteilung

Alles Lebendige besteht durch Zellteilung fort. Dabei entstehen im einfachsten Fall aus einer Zelle zwei identische Tochterzellen mit derselben Erbinformation. Da die Erbinformation der Zelle ausreicht, um alle übrigen Eigenschaften der Mutterzelle wiederherzustellen, ist ihre Weitergabe der entscheidende Vorgang der Zellteilung. Die Aufteilung anderer Zellbestandteile spielt dagegen eine Nebenrolle.

Der einfachste Fall der Zellteilung ist die Mitose. Bei ihr wird vollständige und identische Erbinformation an die Tochterzellen weitergegeben. Aus einer Ursprungszelle geht auf diese Weise eine Vielzahl identischer Tochterzellen hervor, man spricht von einem Klon.

Für das einzelne Lebewesen ist es sehr sinnvoll, aus einem Klon identischer Zellen hervorzugehen, die sich zu verschiedenen Organen differenzieren, aber alle dieselbe Erbinformation enthalten und so dem Individuum eine genetische Identität geben.
Für das Überleben einer Art aber ist es im Selektionsprozess der Evolution sehr viel besser, wenn ihre Individuen untereinander gerade nicht genetisch identisch sind, sondern durch den Austausch von Genen bei der Vermehrung eine Vielfalt immer neuer Ausprägungen der artspezifischen Eigenschaften erzeugen. Auf diese Weise kann die Spezies immer wieder Individuen hervorbringen, die besser an sich wandelnde Lebensbedingungen angepasst sind und damit das Fortbestehen der Art sichern. Wären alle Individuen identisch, könnte jede Veränderung der Lebensbedingungen sofort die ganze Spezies dahinraffen. Vielfalt ist ein biologisches Überlebensprinzip.

Bei den höheren Lebewesen ist der Austausch von Erbinformation an die Vermehrung gekoppelt. Dies ist das Prinzip der geschlechtlichen Fortpflanzung[6]. Dafür ist eine Form der Zellteilung vonnöten, die den Aus-

6 Die Notwendigkeit zum Austausch von Erbinformation besteht für alle Lebewesen, also auch für primitive Lebensformen. Bei ihnen ist diese Funktion jedoch nicht wie bei der sexuellen Fortpflanzung mit der Vermehrung

tausch von Informationsinhalten ermöglicht, ohne dass dabei Informationen verloren gehen. Die Farbe der Haare (Informationsinhalt) soll sich wandeln können, aber die Information, überhaupt Farbpigmente herzustellen, muss gesichert sein[7].
Diese Art der Zellteilung ist die *Meiose*, eine Erweiterung der einfachen ungeschlechtlichen Zellteilung, der *Mitose*.

2.1.1 Mitose

Um die Vorgänge der Zellteilung zu verstehen, sind einige Kenntnisse der Eigenschaften von *Chromosomen* und der Bedeutung von haploidem und diploidem Chromosomensatz nötig. Wer den Eindruck hat, die im Folgenden beschriebenen Zellteilungsvorgänge mangels Vorkenntnissen nicht zu verstehen, sollte deshalb zunächst den Abschnitt 2.2 lesen, um anschließend zu diesem Abschnitt zurückzukehren.

---

verbunden: Sie vermehren sich durch Zellteilung und verfügen über Mechanismen zum direkten Genaustausch.

7 Dieser Unterschied wird in der Genetik durch die Begriffe Gen und Allel ausgedrückt. Ein Gen ist informationstheoretisch ein Platzhalter, der zur Ausbildung verschiedener Eigenschaften eines bestimmten Merkmals unterschiedliche Informationsinhalte (Allele) annehmen kann. Gene lassen sich auf den Chromosomen tatsächlich räumlich lokalisieren. Ein Beispiel wäre ein fiktives Gen für die Haarfarbe. Das Gen „Haarfarbe" könnte nun eines der Allele „blond", „rot", „braun", „schwarz" usw. tragen. Mischfarben könnte unser fiktives Gen vielleicht dadurch erzeugen, dass der väterliche und der mütterliche Anteil mit unterschiedlichen Allelen besetzt sind, von denen keines über das andere dominant ist (Kodominanz). Ist dagegen eines dominant, das andere rezessiv, wird nur das dominante Allel ausgebildet, rezessive Allele müssen reinerbig (homozygot) also auf mütterlichem und väterlichem Chromosom vorhanden sein, um zur Ausbildung ihres Genprodukts zu führen.

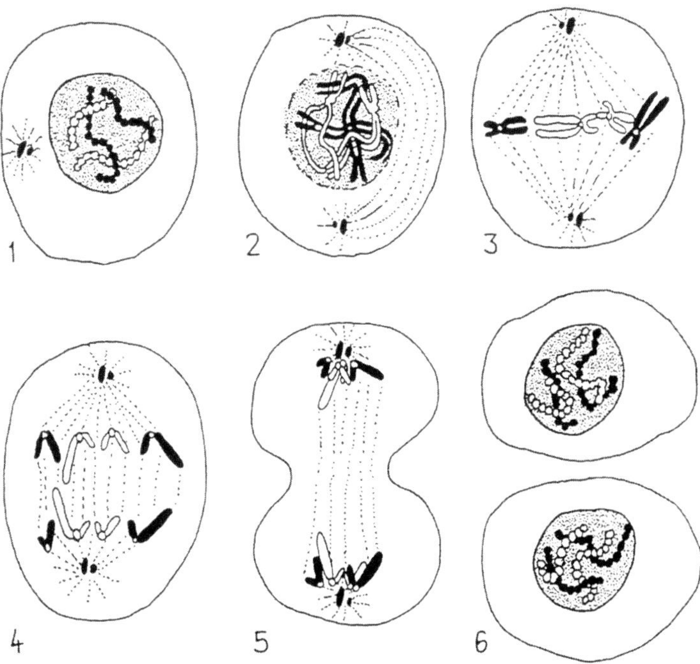

Abb. 2.1 Schematischer Ablauf der Mitose

1 Frühe, **2** späte Prophase; **3** Metaphase; **4** Anaphase; **5** Telophase; **6** Tochterzellen (MD)

Im mitotischen Teilungszyklus lassen sich fünf Phasen unterscheiden:

- Die **Interphase** ist die Arbeitsphase der Zelle. In ihr geht die Zelle ihrer normalen Stoffwechselaktivität und ihren speziellen Aufgaben im Organismus nach. Ihre Dauer kann einige Stunden oder Jahre bis zu Jahrzehnten betragen.
- In der **Prophase** trifft die Zelle die letzten Vorbereitungen zur Teilung. Das *Chromatin* spiralisiert sich zu den lichtmikroskopisch sichtbaren *Chromosomen*, die Kernmembran löst sich auf und die *Polstrahlung* entsteht zwischen den zu den Zellpolen gewanderten *Centriolen*.
- In der **Metaphase** sind die Vorbereitungen abgeschlossen und die eigentliche Aufteilung der DNA findet statt, indem sich die *Chromosomen* ihrer Länge nach in je zwei *Chromatiden* mit identischer Erbinformation teilen. Die Fasern der Polspindeln setzen an den Zentromeren der Chromatiden an und ordnen sie in der Äquatorialebene der Zelle. Dieser Vorgang entscheidet über die korrekte Weitergabe der Erbinformation.
- Die **Anaphase** führt zur räumlichen Aufteilung der *Chromatiden* auf die beiden Zellhälften, indem sie durch den *Spindelapparat* polwärts gezogen werden.
- In der **Telophase** schließlich wird die Teilung durch die Durchschnürung des Zellleibs abgeschlossen.

  In der folgenden *Interphase* stellt die Zelle die Kernmembran wieder her und vervollständigt die Chromatiden durch identische Abschriften wieder zu kompletten Chromosomen, bevor die nächste Teilung beginnen kann.

Der Vorgang vom Beginn der *Prophase* bis zum Ende der *Telophase* läuft mit großer Variationsbreite in einer zeitlichen Größenordnung von mehreren Stunden ab.

Beachte: In der Mitose wird ein kompletter, diploider Satz halbierter Chromosomen weitergegeben. Bei Lebewesen, die sich geschlechtlich vermehren, erhalten also beide Tochterzellen die gesamte von Vater und Mutter stammende Erbinformation der Ausgangszelle. Die Bedeutung dieser Tatsache wird am Gegenstück, der Meiose oder Reifeteilung, deutlich.

2.1.2 Meiose

Die Mitose ist der übliche Weg der Zellteilung im Organismus. Lediglich die Keimzellen, also Eizellen und Samenzellen, müssen einen anderen Weg nehmen, denn sie dürfen nur über einen einfachen, haploiden Chromosomensatz verfügen, damit durch die Verschmelzung von Ei- und Samenzelle bei der Befruchtung wieder eine „normale" Zelle mit diploidem Satz entsteht.
Da anders als bei der Mitose bei der Bildung der Keimzellen der normale doppelte Chromosomensatz halbiert wird, spricht man bei der Meiose auch von Reduktionsteilungen. Das Ergebnis ist die Reifung gewöhnlicher Körperzellen zu Geschlechtszellen, so dass sie außerdem auch als Reifungsteilungen bezeichnet werden.

Der Ablauf der Meiose wirkt im Detail recht kompliziert, obwohl er zum größten Teil aus Versatzstücken zweier nacheinander ablaufender Mitosen besteht.
Das Prinzip wird jedoch durchschaubar, wenn man sich die Zusammensetzung des Chromosomensatzes vor Augen hält. Angenommen, wir hätten es mit einem Lebewesen zu tun, dessen haploider Chromosomensatz aus nur einem Chromosom besteht. In diesem Fall besteht der diploide Satz aus einem väterlichen und einem mütterlichen Chromosom, die jeweils aus zwei Chromatiden bestehen. Insgesamt enthält der diploide Chromosomensatz also vier Chromatiden, auf denen jeweils dieselben Gene liegen - in zwei verschiedenen Allelen, der väterlichen und der mütterlichen Variante.

Der wesentliche Unterschied zur Mitose besteht nun darin, dass sich in der Prophase alle vier Chromatiden voneinander trennen, während in der Mitose ja jeweils ein väterliches und ein mütterliches Chromatid ein Paar bilden, das gemeinsam weitergereicht wird. Damit allein ist dafür gesorgt, dass **aus einer Zelle mit diploidem Chromosomensatz vier Zellen mit reduziertem (halbiertem) haploidem Chromosomensatz** werden.

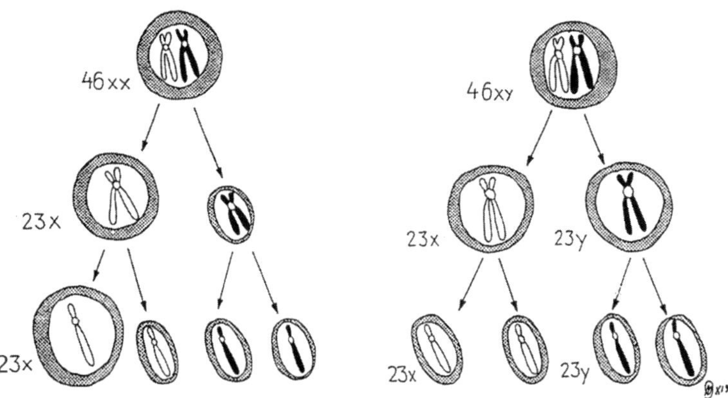

Abb. 2.2 Schematischer Ablauf der Meiose

A: Weibliche Keimzellen bilden eine reife Eizelle und insgesamt drei Polkörperchen.
B: Männliche Keimzellen bilden vier vollständige Spermien. (MD)

Während der **Prophase** lagern sich die insgesamt vier Chromatiden je zweier homologer Chromosomen parallel aneinander, und zwar so, dass jeweils die beiden väterlichen und die mütterlichen Chromatiden nebeneinander liegen. Dabei besteht die Möglichkeit des **Crossing over**: Während sich die vier Chromatiden eigentlich bereits wieder trennen, können einzelne Abschnitte des unmittelbar aneinander liegenden väterlichen und mütterlichen Chromatids aneinander haften bleiben. Dabei kommt es zu einem Bruch, der beide Chromatiden an derselben Stelle trifft. Die Chromatiden können an dieser Stelle mit dem Bruchstück des jeweils anderen wieder zusammenwachsen. Dies ist im Ablauf der Meiose die erste Gelegenheit zum Austausch von Erbinformation. Sie stellt allerdings eher einen glücklichen Zufall dar, der nebenbei auch ungünstig ausgehen und zu Translokationen von Chromosomenabschnitten auf andere Chromosomen führen kann.

In der **1. Reifungsteilung** laufen **Metaphase** und **Anaphase** ähnlich der Mitose ab. Die Chromatiden werden wiederum in einer Äquatorialebene angeordnet und paarweise zu den Zellpolen gezogen. Der häufigste Fall ist dabei der, dass die beiden Chromatiden eines Paares im Gegensatz zum Ablauf der Mitose ursprünglich auch ein Chromosom bildeten, so dass die Reduktion des Chromosomensatzes bereits in der 1. Reifungsteilung erreicht wird. Einzelne Chromosomen können aber auch dem mitotischen Schema folgen, so dass je ein väterliches und mütterliches Chromatid als Paar zusammenbleiben. In diesem Fall haben nach der **Telophase** beide Tochterzellen noch immer den diploiden Chromosomensatz.

Die **2. Reifungsteilung** schließt sich an die erste an, ohne dass die beiden Zellteile in der Zwischenzeit einen Ruhekern bilden. Sie treten wieder in die **Prophase** ein, und die beiden in jeder Tochterzelle verbliebenen Chromatiden werden ebenfalls in der **Metaphase** durch einen Spindelapparat getrennt und in der **Anaphase** auf die Tochterzellen verteilt. Falls die Tochterzellen noch den diploiden Chromosomensatz hatten, besteht dabei die Möglichkeit, dass die langen und kurzen Enden der beiden verschiedenen Chromatiden ausgetauscht werden. Dies ist die zweite Möglichkeit, väterliches und mütterliches Erbgut neu zu kombinieren. Sie soll angeblich nur selten alle Chromosomen gleichzeitig erfassen, jedoch regelmäßig bei einzelnen Chromosomen auftreten. Die **Telophase** der 2. Reifungsteilung führt beim Mann zu vier gleichgroßen Samenzellen, die sich in der Interphase zu reifen Spermien differenzieren. Bei der Frau entsteht dagegen nur eine Eizelle, weil sich in beiden Reifungsteilungen jeweils einer der entstehenden Kerne als so genanntes Polkörperchen von der späteren Eizelle abschnürt.

Die Tatsache, dass die Eizellen von Geburt an in Warteposition verharren, erklärt, warum das Risiko von numerischen Chromosomen-aberrationen, wie sie z.B. dem Down-Syndrom zugrundeliegen (s. 2.2.2), mit dem Alter der Mutter steigt: Wird eine Frau im 40. Lebensjahr schwanger, ist die befruchtete Eizelle bis dahin schon 40 Jahre lang schädigenden Umwelteinflüssen ausgesetzt gewesen.

Die eigentlichen Teilungsvorgänge bei der Meiose dauern wohl ähnlich lange wie bei der Mitose. Die Prophase der Meiose allerdings kann über Wochen bis Monate dauern. Interessant ist, dass die meiotische Reifung der Geschlechtszellen bei beiden Geschlechtern zu unterschiedlichen Zeitpunkten abläuft.
Beim Mann laufen von der Pubertät an beide Reifeteilungen ständig ab, so dass bis ins hohe Alter fortwährend Spermatogonien zu befruchtungsfähigen Spermatozoen reifen. Die Gesamtdauer dieses Reifungsprozesses beträgt jeweils 2 bis 3 Monate.
Bei der Frau dagegen beginnt die erste Reifeteilung noch in der Fetalzeit (5. Monat). Bei der Geburt enthalten ihre Eierstöcke mehrere Hunderttausend Eizellen, die sich nach abgeschlossener Prophase in Warteposition befinden. Von der Menarche an, dem Beginn der Menstruation in der Pubertät, tritt mit jedem Ovulationszyklus eine Eizelle mit dem sie umgebenden Follikel wieder in die Reifung ein. 400 bis 500 Eizellen gelangen so bis zur Menopause zum Eisprung und damit zur Befruchtungsreife. Erst durch die Befruchtung der Eizelle wird ihre zweite Reifeteilung ausgelöst.

2.2 Diploider und haploider Chromosomensatz und mögliche Anomalien seiner Zahl

2.2.1 Der menschliche Chromosomensatz

Die unmittelbare Trägerin der Erbinformation ist die Doppelhelix der DNA (engl. desoxyribonucleic acid, Desoxyribonukleinsäure). Sie alleine

ist jedoch ein sehr filigranes Gebilde, das ohne eine Art Schutzhülle schnell zerstört würde. Deshalb ist die DNA mehrfach verpackt. Im Zellkern liegt sie während der Arbeitsphase als **Chromatin** vor, das außer der DNA selbst aus sie umgebenden schützenden Proteinen besteht.
Außerdem ist die Erbinformation nicht auf einem einzigen langen Strang untergebracht, sondern in einzelne Portionen unterteilt.

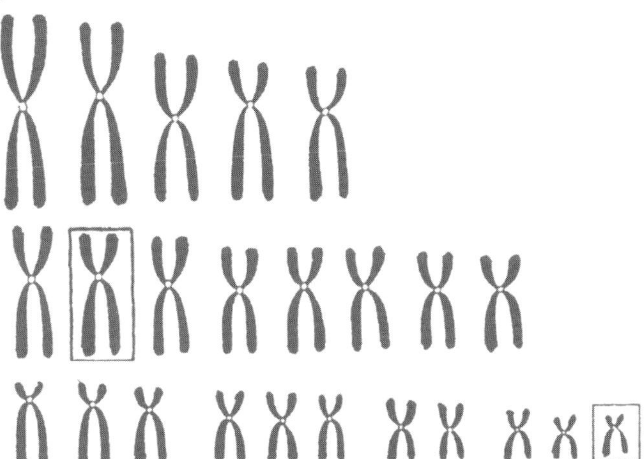

Abb. 2.3 Haploider Chromosomensatz nach dem Denver-Schema

Erst wenn die DNA außerhalb des schützenden Zellkerns transportiert werden muss, wie es bei der Zellteilung der Fall ist, wird sie gewissermaßen transportfertig verpackt. Diese Verpackung sind die Chromosomen.
Chromosomen bestehen aus zwei unterschiedlich langen Armen und einem Gelenk in der Mitte, dem *Zentromer*. Photographiert man den Zellkern einer menschlichen Zelle durchs Mikroskop, während die Chromosomen sichtbar sind, also vorzugsweise in der frühen Metaphase der Mitose, so kann man auf dem Abzug alle Chromosomen dieser Zelle sehen - und ausschneiden. Die ausgeschnittenen Chromosomenbilder lassen sich nun der Größe nach sortieren, wobei die kurzen Arme nach oben und die langen nach unten angeordnet werden. Dabei wird man, sofern es sich nicht um eine Ei- oder Samenzelle handelt, feststellen, dass je zwei Chromosomen gleich aussehen, also ein Paar bilden. Ist dies der Fall, handelt es sich um eine Zelle mit einem **diploiden Chromosomensatz**: Je eines von zwei gleich aussehenden Chromosomen stammt vom Vater, das andere von der Mutter. Dass sich auf diese Weise verschiedene Chromosomen identifizieren lassen, die bei verschiedenen Menschen identisch aussehen und außerdem jeweils von den beiden Eltern stammen, führt zu dem Schluss, dass die Verteilung der menschlichen DNA auf die Chromosomen einheitlich erfolgen muss: Ein bestimmtes **Gen**, das ist der Informationscode für eine bestimmte Eigenschaft wie z.B. ein Blutgruppenmerkmal, muss bei allen Menschen an derselben Stelle auf demselben Chromosom zu finden sein. Dies ist unabhängig davon, wie dieses Merkmal ausgebildet ist, im Beispiel also: um welche Blutgruppe es sich handelt.

Beim Menschen besteht der **diploide Chromosomensatz** aus 23 Chromosomenpaaren, also insgesamt 46 Chromosomen. Er ist die „Normalausgabe" des Chromosomensatzes, die man in allen Körperzellen antrifft. Von ihnen unterscheiden sich die Geschlechtszellen, also Ei- und Samenzellen, genetisch dadurch, dass sie nur einen einfachen, **haploiden Chromosomensatz** enthalten. Bei der Verschmelzung von Ei- und Samenzelle in der Befruchtung entsteht aus ihnen wieder eine Zelle mit diploidem Chromosomensatz.

Die Paare des diploiden Chromosomensatzes werden bei Chromosomenanalysen von 1 bis 22 numeriert - die **Autosomen**. Das 23. Paar bilden die Geschlechtschromosomen X und Y, **Heterosomen** genannt (grch.: ´ετερος - verschieden). Sie bestimmen das genetische Geschlecht: Frauen haben zwei X-Chromosomen, Männer ein X- und ein Y-Chromosom.

Es gibt Erbkrankheiten, für die das verursachende Gen auf dem X-Chromosom liegt. Man spricht dann von x-chromosomaler Vererbung. Ist das Gen für die Krankheit dabei schwächer in seiner Umsetzung als das gesunde Gegenstück, nennt man es rezessiv. Die häufigste Form der Bluterkrankheit, die Hämophilie A, bei der es an Blutgerinnungsfaktor VIII mangelt, ist ein Beispiel dafür. Eine solche Krankheit betrifft fast ausschließlich Männer: Haben sie ein „krankes" X-Chromosom, gibt es bei ihnen kein gesundes Gegenstück, denn das Gegenstück zu ihrem X-Chromosom ist ja das Y-Chromosom. Die Krankheit wird voll ausgebildet. Erbt dagegen eine Frau ein „krankes" X-Chromosom, wird das zweite, „gesunde" die Krankheit am Ausbruch hindern oder erheblich abschwächen. Sie sind selbst gesund, können die Krankheit aber als so genannte Konduktorinnen ihren Kindern, vorzugsweise den Söhnen, weitervererben. Echte Bluterinnen können nur aus der Ehe einer Konduktorin mit einem Bluter hervorgehen, wenn eine Tochter neben dem X-Chromosom des Vaters auch noch das kranke von den beiden X-Chromosom der Mutter erbt. Eine Frage dazu: Kann der Sohn eines bluterkranken Vaters ebenfalls Bluter sein? Wenn ja: wie?

In jedem Chromosom befinden sich wiederum zwei DNA-Stränge mit identischen Informationen. Sie können im Rahmen der Zellteilung ebenfalls getrennt werden. Dies entspricht einer Längsteilung des Chromosoms in zwei identische Hälften, die ebenfalls über zwei Arme und ein Zentromer verfügen. Eine solche Chromosomenhälfte ist ein **Chromatid**. Der diploide Chromosomensatz besteht also für jedes Chromosomenpaar aus vier Chromatiden, zwei väterlichen und zwei mütterlichen.

2.2.2 Numerische Chromosomenaberrationen

Bei der Meiose kann es passieren, dass zwei der in der Prophase aneinander gelagerten Chromatiden sich nicht wieder trennen (**non-disjunction**). Auf diese Weise können überzählige Chromosomen in Ei- oder Samenzellen gelangen, die gleichzeitig in einer anderen Tochterzelle aus derselben

Teilung fehlen. Gelangt eine solche Geschlechtszelle zur Befruchtung, haben alle daraus entstehenden Zellen ebenfalls ein Chromosom zuviel bzw. zuwenig. Haben sie ein Chromosom zuviel, also in dreifacher Ausfertigung, spricht man von **Trisomie** des entsprechenden Chromosoms, im anderen Fall von **Monosomie**.

Die weitaus meisten numerischen Chromosomenaberrationen führen zum Spontanabort, also zum Abstoßen des Embryos oder Fetus durch den Geburtsweg weit vor der Geburtsreife. Das gilt vor allem für autosomale Aberationen, also für solche, die nicht die Geschlechtschromosomen betreffen. Außerdem gilt das für sämtliche Monosomien mit Ausnahme der Monosomie des X-Chromosoms, die zum Ullrich-Turner-Syndrom führt.

2.2.2.1 Down-Syndrom

Es gibt eigentlich nur eine autosomale Trisomie, die mit einer Lebenserwartung über das erste Jahr hinaus verbunden ist, die **Trisomie 21**, auch bekannt als Down-Syndrom. Die Bezeichnung „Mongoloidismus" taucht auch heute noch in Lehrbüchern auf. Für den Geschmack des Autors hat sie einen unzeitgemäßen und rassistischen Beiklang, auch wenn „Mongölchen" die Lieblingskinder jeder Neugeborenen- oder Kleinkinderstation sind. Das Risiko für eine Trisomie 21 wächst mit dem Alter der Mutter, ab dem 50. Lebensjahr auch mit dem des Vaters. Für 35-jährige Mütter beträgt die Häufigkeit 1:500, für 40-jährige 1:100, für 45-jährige 1:33.
Äußerlich kennzeichnend für das Down-Syndrom sind unter anderem die nach außen oben verlaufende Lidspalte, eine sichelförmige Hautfalte zwischen Auge und Nase, eine kleine Nase und verdickte Zunge, eine durchgehende Vierfingerfurche des Handballens und ein vergrößerter Abstand zwischen großem und zweitem Zeh (die sog. Sandalenlücke) sowie Minderwuchs.
Die Kinder sind in ihrer geistigen und motorischen Entwicklung stark verlangsamt, ohne geduldige und liebevolle Förderung sinkt ihr Intelligenzquotient immer weiter hinter das Ausgangsniveau von 50 im Kleinkindalter zurück (Niessen 1989).
Hinzu kommen häufige körperliche Missbildungen wie Herzfehler, Missbildungen der Verdauungsorgane und charakteristische Veränderungen des Beckenskeletts. Die Lebenserwartung ist stark eingeschränkt, sie beträgt heute etwa die Hälfte des Durchschnitts der Gesunden, was einen gewissen Fortschritt gegenüber früheren Zeiten bedeutet und auf die verbesserten Behandlungsmöglichkeiten der Herzfehler zurückzuführen sein dürfte. Eine Therapie des Syndroms selbst gibt es nicht.

2.2.2.2 Numerische Aberrationen der Geschlechtschromosomen

Unter den numerischen Aberrationen der Geschlechtschromosomen gibt es zwei, die zu lebensfähigen Kindern führen und zudem relativ häufig sind. Das **Klinefelter-Syndrom** hat die Chromosomenkonstellation XXY oder XXXY. Es tritt mit einer Häufigkeit von 1/700 Lebendgeborenen ebenso häufig auf wie das Down-Syndrom. Trotz der Überzahl von X- Chromosomen sind die betroffenen Kinder vom Phänotyp her männlich. Die Entwicklung sekundärer Geschlechtsmerkmale in der Pubertät ist jedoch sehr eingeschränkt, die Hoden bleiben kindlich klein und produzieren keinen Samen.

Das **Ulrich-Turner-Syndrom** ist mit einer Häufigkeit von 1:2000 eher selten. Sein Karyotyp ist X0, der Phänotyp[8] weiblich. Es ist damit die einzige Monosomie, die mit dem Leben vereinbar ist. Zu einer Fehlbildung der Geschlechtsorgane, die bei den Frauen zu Fehlen der Menstruation und Sterilität führt, kommen vielfältige andere Fehlbildungen. Neben Minderwuchs und einem allgemein kindlichen Habitus zählen dazu ein breit in die Schultern auslaufender Hals, tiefstehende Ohren und Herzmissbildungen.

Es sei an dieser Stelle noch auf den Unterschied zwischen Erbkrankheiten und angeborenen Krankheiten hingewiesen. Keine der in diesem Abschnitt besprochenen Krankheiten ist eine Erbkrankheit. Eine angeborene Krankheit kann auf drei Wegen entstehen:

- im Erbgut angelegt und damit in der Familie vererbbar. Dies trifft zum Beispiel auf die unter 2.2.1 angesprochene Bluterkrankheit zu.
- durch Veränderung des Erbguts im Individuum entstanden. Das ist der Fall bei den hier besprochenen Chromosomenschädigungen, die durch einen einmaligen Fehler in der Keimzellreifung ohne irgendeine im Erbgut der Eltern angelegte Ursache entstehen, und
- durch Schädigung des Individuums erworben, zum Beispiel durch Einwirkung von Giften auf den Embryo oder Fetus über den mütterlichen Stoffwechsel oder durch Sauerstoffmangel während der Geburt.

8 Karyotyp von grch.: καρυς - Kern (gemeint ist der Zellkern und die darin enthaltene Erbanlage), Phänotyp von grch.: φαινειν - erscheinen, (vgl. Phänomen - Erscheinung). Der Phänotyp eines Merkmals ist die schließlich tatsächlich ausgeprägte Eigenschaft, der Karyotyp die zugrundeliegende Erbanlage.

2.3 Entwicklungs- und Wachstumsstufen vom Embryo bis zum Greisenalter

Leben ist Bewegung. Die beschreibende Vorgehensweise der Anatomie erweckt leicht den Eindruck, wir hätten es mit konstanten, festgefügten Strukturen zu tun. Das Gegenteil ist der Fall: Das einzig Beständige ist der Wandel.
In der Entwicklung des Menschen von der Zeugung über das intrauterine Leben, Geburt, Reifung, Fortpflanzungsfähigkeit und Alter bis zum Sterben lassen sich Abschnitte unterscheiden, in denen besonders charakteristische Veränderungen geschehen.

2.3.1 Grundzüge der intrauterinen Entwicklung

Die Schwangerschaft beginnt mit der Befruchtung der reifen Eizelle durch eine Samenzelle und endet mit der Geburt des Kindes. Sie dauert im Normalfall 38 Wochen von der Empfängnis an gerechnet, also 40 Wochen von der letzten Regelblutung an.

Für die Praxis ist die zweite Betrachtungsweise sinnvoll, da sich eine Schwangerschaft zuerst durch das Ausbleiben der folgenden Monatsblutung bemerkbar macht. Als fester Zeitpunkt bleibt dann die letzte stattgefundene Regel, da der Zeitpunkt eines ausbleibenden Ereignisses sich schlechter benennen lässt als der eines stattgefundenden. Geburtstermine innerhalb von zwei Wochen vor oder nach dem errechneten Termin sind ebenfalls normal, so dass die Dauer der normalen Schwangerschaft mit 38 bis 42 Wochen post menstruationem angegeben werden kann.
Tatsächlich beginnt die Entwicklung der Frucht exakt mit dem Zeitpunkt der Befruchtung, so dass Zeitangaben in der Embryologie sich allein auf dieses Datum beziehen. Die zweite Entwicklungswoche des Embryos ist also die zweite Schwangerschaftswoche post conceptionem (lat.: conceptio - Empfängnis, vgl. Kontrazeptiva - Empfängnisverhütungsmittel).

Die Entwicklung der Frucht wird in drei Phasen eingeteilt. Die **Blastogenese** umfasst den Zeitraum von der Befruchtung bis zur Einnistung in der Gebärmutterwand um den 7. Tag *post conceptionem.* Die **Embryonalperiode** dauert bis zum Ende des 3. Monats. Sie umfasst den Zeitraum bis zur Vollendung der Organanlage[9], der *Organogenese.* In der restlichen Zeit,

9 Diese Angabe ist in sich widersprüchlich, und das sind hier auch die Lehrbücher. Charakteristikum der Embryonalzeit ist die Organogenese. Diese aber ist gegen Ende der 8. Woche abgeschlossen, so dass einige Autoren hier die Grenze zwischen Embryonal- und Fetalzeit ziehen. Das ist logisch konsequent. Die Grenze am Ende des 3. EM ist dennoch nicht nur traditionell bedingt:

der **Fetalperiode**, reifen die Organe bis zur Lebensfähigkeit außerhalb der Gebärmutter.

Das Ende der Embryonalperiode stellt die Grenze dar, bis zu der das bundesdeutsche Strafrecht einen Schwangerschaftsabbruch[10] aus einer medizinisch-sozialen oder ethischen Notlagenindikation als straffrei toleriert. Lediglich bei dem dringenden Verdacht einer „nicht behebbaren Schädigung" des Kindes ist eine Abtreibung bis zur 22. Woche *post conceptionem* straffrei. Danach ist eine Abtreibung nur noch zur Abwendung von Gefahren für Leib und Leben der Mutter zulässig.

Als Frühgeborene gelten alle Neugeborenen, die vor der 38. Woche *post menstruationem* zur Welt kommen. Der früheste Geburtszeitpunkt, ab dem ein Überleben möglich ist, wird in den westlichen Ländern gegenwärtig durch intensivmedizinische Maßnahmen und Medikamente, die Teile des natürlichen Reifungsprozesses der Lungen überbrücken können, immer weiter vor die 30. Woche verschoben und nähert sich damit dem Zeitpunkt an, bis zu dem in manchen Ländern ein Schwangerschaftsabbruch legal ist.

2.3.1.1 Befruchtung und Einnistung

Etwa am 14. Tag nach der Regelblutung[11] verlässt mit dem Eisprung ein befruchtungsreifes Ei seinen Eierstockfollikel und wird von dem Fimbrientrichter des Eileiters durch aktive Bewegungen aufgefangen. In einer Erweiterung des Eileiters, der Ampulle, bleibt es etwa 24 Stunden lang befruchtungsfähig. Kommt es nicht zur Befruchtung, stirbt es danach ab. Die beim Geschlechtsakt in die Vagina gelangten Spermien brauchen etwa 5 bis 10 Minuten, um durch die Gebärmutter zur Eileiterampulle zu gelangen. Während dieser Zeit geschehen mit den reifen Spermien noch Veränderungen, die sie erst befruchtungsfähig machen (Kapazitation). Von der Vielzahl der Spermien gelingt es nur einem, in die Eizelle einzudringen, indem ihre Zellmembranen verschmelzen. Durch eine schlag-

Missbildungen während der ersten drei Monate führen zu charakteristischen Missbildungen an Organen, die trotz vollendeter Anlage weiterhin kritische Entwicklungsphasen durchlaufen.

10 Unabhängig von der persönlichen Einstellung zur Frage der Abtreibung und ihrer rechtlichen Bewertung ist das gern verwendete Wort Unterbrechung sachlich falsch, da es bei einem zeitlichen Ablauf die grundsätzliche Möglichkeit einer späteren Fortsetzung beinhaltet. Die aber ist bei der Abtreibung nicht gegeben.

11 Diese Angaben gelten für einen 28-tägigen Zyklus. Tatsächlich ist die Zeit von der Regelblutung bis zum nächsten Eisprung individuell verschieden. Die Regelblutung durch das Ausbleiben der Befruchtung des Eis setzt jedoch recht genau 14 Tage **nach** dem vorangegangenen Eisprung ein. Um also den Tag des Eisprungs zu bestimmen, muss vom mutmaßlichen Zeitpunkt der kommenden Regelblutung aus 14 Tage zurückgerechnet werden.

artige Änderung der chemischen Bedingungen an der Zellmembran wird das Eindringen weiterer Spermien unmöglich.

Mit der Befruchtung beginnt die zweite Reifeteilung der Eizelle (s. 1.1.2). Nach ihrem Abschluss verschmelzen die jetzt als *Vorkerne* bezeichneten, den haploiden Chromosomensatz enthaltenden Zellkerne zur **Zygote**, die dadurch einen kompletten diploiden Chromosomensatz erhält. Sie teilt sich in den folgenden 3 bis 4 Tagen in schneller Folge mitotisch. Während dieser *Furchungsteilungen* wandert sie den Eileiter hinunter.
Sie erreicht die Gebärmutterhöhle als **Morula**, die bereits aus zwei Zellarten besteht: Aus den Trophoblastzellen (grch. τροφειν - ernähren, βλαστειν - bilden, formen) geht die Plazenta (Mutterkuchen) hervor, aus den Embryoblastzellen die Frucht selbst. Aus der Morula entsteht durch Flüssigkeitsansammlung ein blasenförmiges Gebilde, die **Blastozyste**, die sich zwei bis drei Tage frei in der Gebärmutterhöhle aufhält.

2.3.1.2 Embryonalperiode

Um den 7. Tag herum beginnt die Einnistung oder **Nidation** der Blastozyste in die Gebärmutterwand. Ihr Gewebe befindet sich zu diesem Zeitpunkt in der *Sekretionsphase* des normalen Menstruationszyklus. Es ist durch Flüssigkeitseinlagerung aufgelockert und so für die Aufnahme der Frucht vorbereitet.

Kommt es nicht zur Nidation, wird der Ovulationszyklus fortgesetzt und tritt in die Menstruationsphase. Eine Schicht der Gebärmutterschleimhaut wird abgestoßen, wobei es durch kleinere Gefäßverletzungen zur Monatsblutung kommt. Anschließend regeneriert sich die Schleimhaut und tritt bis zum nächsten Eisprung wieder in eine Phase verstärkten Wachstums, die Proliferationsphase.

Organentwicklung (Angaben in Tagen)	Befruchtung	Nidation (Tag 7)	Gonaden (37-46) Extremitäten (ab 24) Augen (ab 24) Herz, Hirn (ab 18)	Geschlechtswege männl: Tag 45-100 weibl: Tag 50-150	
Tage		1 7	14 28	42	84 105
Wochen		1 2	3 4 5 6	6 --------- 12	13 ----- 40
Entwicklungsphasen	Gametogenese	Blastogenese	Organogenese	Fetogenese	
Teratogene	Gametopathie	Blastopathie	Embryopathie		Fetopathie
Wirkungen	Sterilität	Abort	Multiple Missbildungen	Missbildungen	Funktionelle Missbindungen

Abb. 2.4 Determinationsperioden der Organentwicklung

Nach Hüter 1974 (MD)

Die Einnistung erfolgt, indem Trophoblastzellen eiweißspaltende Enzyme freisetzen und so in die Gebärmutterschleimhaut eindringen. Dabei wölbt sich der Trophoblast um den Embryoblast. Am 9. Tag ist der Keim als kugeliges Gebilde fast völlig in der Schleimhaut verschwunden, die sich über ihm durch eine Art Schorf und eine nachwachsende Epithelschicht, die Dezidua, schließt.

Sowohl Trophoblast wie Embryoblast bestehen jetzt aus je zwei Zellarten. Der Embryoblast ist dadurch zur **zweiblättrigen Keimscheibe**, bestehend aus **Ektoderm** und **Entoderm**, geworden. Das Ektoderm schließt sich dabei um einen neuentstandenen Flüssigkeitsraum, die **Amnionhöhle**, während der ursprüngliche Flüssigkeitsraum der Blastozyste der **Dottersack** ist.
In der zweiten Woche bilden sich außerdem eine Longitudinalachse und eine entsprechende Richtungsorientierung aus. Nach kaudal verlängert sich die Keimscheibe und bildet dabei eine Ektodermrinne, den Primitivstreifen. An dessen kranialem Ende entsteht der Primitivknoten.

In der dritten Woche drängen die zum Primitivstreifen eingestülpten Ektodermzellen zwischen Ekto- und Entoderm nach lateral. Sie bilden so das **Mesoderm** der nunmehr **dreiblättrigen Keimscheibe**.
Im kranialen Abschnitt verwachsen Ekto- und Endoderm dagegen zu Prächordalplatte, aus der der Kopf hervorgeht. Während der Primitivknoten weiter wächst, erhält der Keim so eine längsovale Form mit verdickten Enden.

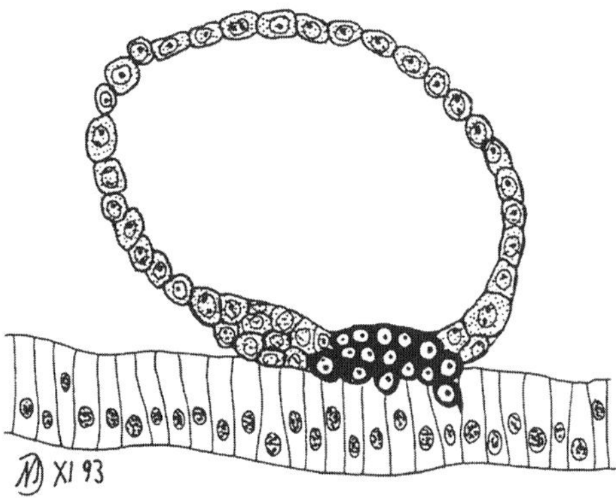

Abb. 2.5 Einnistung der Blastozyste (Nidation)

Weiß: Zellen der Gebärmutterschleimhaut, grau: Embryoblast, schwarz: Trophoblast. Durch Freisetzung eiweißspaltender Enzyme dringen die Trophoblastzellen in die Gebärmutterschleimhaut ein (um den 8. Tag). (MD)

In der vierten bis achten Woche entstehen aus den drei Keimblättern die spezifischen Organanlagen.

Das **Ektoderm** senkt sich dorsal zur längs verlaufenden Neuralrinne ein, die sich zum Neuralrohr verschließt. Aus ihm geht deshalb neben der äußeren Haut das gesamte Nervensystem hervor. Im Kopfbereich wölben sich beiderseits verdickte Ektodermplatten vor, die Ohr, die Riech- und die Linsenplakode, aus denen die spezialisierten Sinnesepithelien von Nase und Ohr und der optische Apparat des Auges entstehen (dessen Sinnesepithel direkt aus der Gehirnanlage hervorgeht).

Das **Mesoderm** bildet beidseits der Neuralrinne zwei symmetrische Verdickungen, die sich in einzelne Segmente teilen, die **Somiten**. Bis zur vierten Woche haben sich 42 bis 44 solcher Segmente gebildet. Sie geben der Entwicklungsperiode von der 4. bis zur 8. Embryonalwoche den Namen *Somitenstadium*.

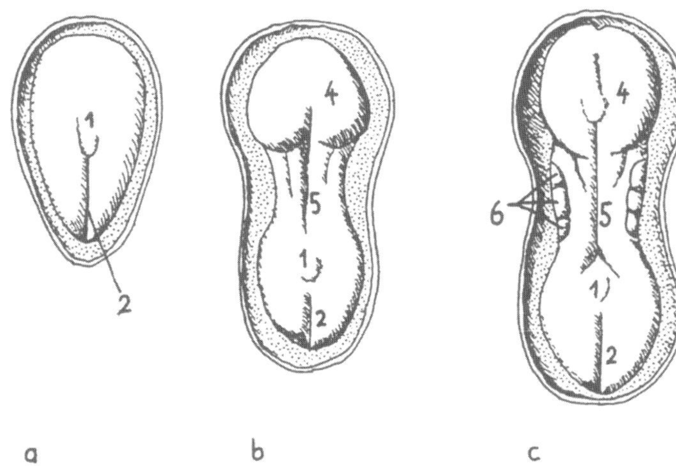

Abb. 2.6 Stadien der frühembryonalen Entwicklung bis zum Somitenstadium, Dorsalansicht

a Keimscheibe mit **1** Primitivknoten und **2** Primitivstreifen, 2. Woche;
b 2. bis 3. Woche,
c 3. bis 4. Woche, Somitenstadium. **4** Neuralplatte, **5** Neuralrinne, **6** Somiten. (MD)

Jeder Somit besteht aus drei Anteilen, aus denen bestimmte Gewebe entstehen:

- Die **Sklerotome** bilden die Wirbel,
- die **Myotome** differenzieren sich zur segmentalen Skelettmuskulatur und
- die **Dermatome** werden zum Bindegewebe der Haut.

Aus den Anteilen des Mesoderms, die nicht an der Somitenbildung beteiligt sind, gehen folgende Gewebe und Strukturen hervor:

- alle übrigen Knochen, Bindegewebe und Muskeln einschließlich der glatten Eingeweidemuskulatur
- Blut- und Lymphzellen
- Herz- und Gefäßwände
- folgende innere Organe: Nieren, Keimdrüsen, Nebennierenrinde und Milz.

Das **Entoderm** wölbt sich durch die Krümmung des Keimes um den Dottersack und bildet so die Epithelauskleidung des primitiven Darmes, der sich in Vorderdarm, Mitteldarm und Kloake gliedert. Aus ihm entstehen neben dem Verdauungstrakt der Respirationstrakt und ein Teil der Harnorgane. Das Entoderm bildet so im Einzelnen:

- die Epithelauskleidung des Verdauungstraktes,
- des Respirationstraktes einschließlich Paukenhöhle und Ohrtrompete und
- der Harnblase und der Harnröhre. Außerdem
- das Parenchym von Leber, Pankreas, Thymus, Mandeln, Schilddrüse und Nebenschilddrüse.

Für den Kopf selbst gilt diese Zuordnung, die *Keimblattlehre*, allerdings nicht streng. Ein großer Teil seines Bindegewebes stammt aus Abkömmlingen des Ektoderms wie Neuralrohr und Sinnesplakoden oder von der Prächordalplatte ekto- und endodermalen Ursprungs.

Am Ende der Embryonalperiode hat der Keim seine grundlegende dreidimensionale Gestalt erreicht, der Körper ist gegenüber der Amnionhöhle abgeschlossen, und alle Organe sind in ihren Grundzügen angelegt.

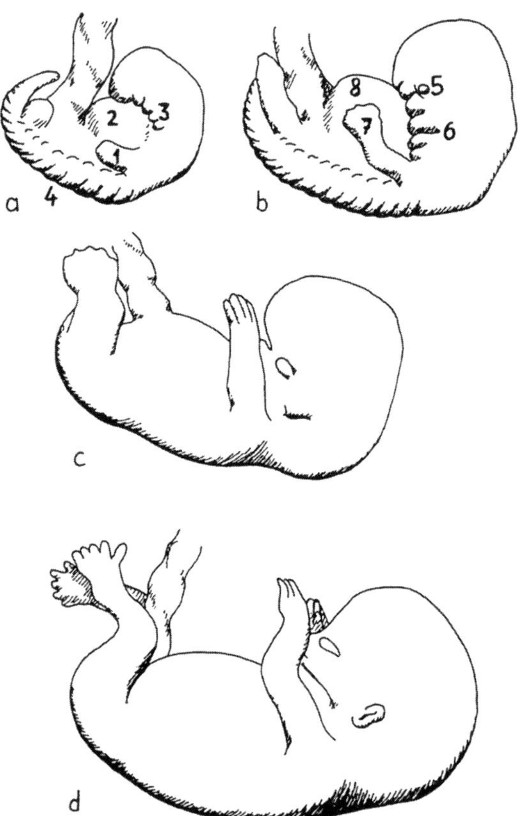

Abb. 2.7 Embryonalentwicklung von der 4. bis zur 8. Woche

a 5. Woche, **b** 6. Woche, **c** um 7. Woche, **d** 8. Woche. **1** Extremitätenknospe, **2** Herzbuckel, **3** Kiemenbögen, **4** Somiten, **5** Auge, **6** äußerer Gehörgang, **7** Hand, **8** Herz-Leber-Buckel. (MD)

Klinischer Exkurs: Embryopathien

Die Bedeutung der Vorgänge während der Organogenese legt nahe, dass Schädigungen der Frucht während dieser Zeit besonders fatale Auswirkungen haben. Die Fähigkeit des Keims zur Aufnahme schädigender Stoffe ist in den verschiedenen Abschnitten der Blasto- und Organogenese sehr unterschiedlich. Durch Diffusion können bestimmte Stoffe jedoch bereits die befruchtete Eizelle vor der Einnistung erreichen. Dadurch wird die Einnistung verhindert und es kommt zum Frühabort. Dieses Prinzip wird bei der „Pille am Morgen danach" ausgenutzt, deren Anwendung rechtlich nicht als Schwangerschaftsabbruch gewertet wird [12].

12 Dieser Nidationshemmer wirkt im Prinzip ähnlich wie die normale „Pille", erzwingt aber durch hohe Hormonzufuhr mit entsprechenden Nebenwirkungen wie Übelkeit und Erbrechen unmittelbar eine Menstruationsblutung. Er ist nicht zu verwechseln mit der so genannten Abtreibungspille RU486, die beispielsweise in französischen Krankenhäusern angewandt wird, in der Bundesrepublik Deutschland jedoch verboten ist.

Bis zum Ende der 6. Woche haben die embryonalen Zellen alle Stofftransportmechanismen entwickelt, so dass spätestens dann alle chemischen Stoffe aus dem mütterlichen Blut aufgenommen werden können. Die Wirkung schädigender Stoffe ebenso wie ionisierender Strahlen besteht bis zur 12. Woche in zum Teil schwersten Missbildungen. Welche Organsysteme betroffen sind, hängt vom Zeitpunkt ihrer Entwicklung ab. So beginnt die Entwicklung der Extremitäten am 24. Tag. Vorherige Einwirkungen werden sie daher mit geringer Wahrscheinlichkeit schädigen. Ihre Anlage ist am 34. Tag vorhanden, jedoch erst um den 50. Tag vollständig abgeschlossen.
Entsprechende schädliche Einwirkungen haben in dieser Zeit ihre gefährlichste Wirkung. Dies war zum Beispiel bei dem Schmerzmittel Thalidomid der Fall, das in den frühen sechziger Jahren unter dem Handelsnamen Contergan zu trauriger Berühmtheit gelangte. Neben der bekannten Störung der Entwicklung der Extremitäten wirkte es sich auch auf Herz und Sinnesorgane aus, die zu dieser Zeit in einer ähnlichen Entwicklungsphase sind.
Da die Entwicklung von Geschlechtsorganen, Augen und Gehirn weit in die Fetalzeit hinein andauert, sind bei ihnen auch nach dem dritten Monat noch Schädigungen vom Ausmaß der Embryopathien möglich.

2.3.1.3 Fetalperiode

Wesentliches Charakteristikum der Fetalperiode ist das Größenwachstum der Frucht. Zwischen der 16. und der 27. Woche findet ein beachtliches Längenwachstum statt, während in der folgenden Zeit die Bedeutung der Gewichtszunahme überwiegt.
Mit dem Wachstum ändern sich auch die Proportionen. Im dritten Monat macht der Kopf die Hälfte der Scheitel-Steiß-Länge aus, am liegenden Neugeborenen beträgt sein Längenanteil nur noch ein Viertel der Scheitel-Fersen-Länge.
Ab dem Ende des **dritten Monats** hat das Gesicht des Fetus die vertraute menschliche Gestalt und die Geschlechtsteile sind weit genug entwickelt, um mittels Ultraschall das Geschlecht zu bestimmen.
Im **fünften Monat** ist die Körperoberfläche von Lanugobehaarung bedeckt, die bis zur Geburt wieder weitestgehend verschwindet. Die Mutter spürt jetzt deutliche Kindsbewegungen.
Im **letzten Trimenon** (Dreimonatsabschnitt) lagert der Fetus Unterhautfettgewebe ein. Zentralnervensystem und Lungen sind jetzt der limitierende Faktor der Lebensfähigkeit. Sie haben sich bis zur **28. Woche** soweit entwickelt, dass Frühgeborene überleben können.

Das reife Neugeborene hat keine oder nur wenig Lanugobehaarung, die Haut ist mit einer dünnen, fettigen weißlichen Substanz überzogen (dem Produkt der Talgdrüsen) und die Geschlechtsmerkmale sind voll ausgebildet. Der Kopf bildet den größten Durchmesser des Körpers. Bei der normalen Geburt dehnt er mit dem Scheitel voran die Geburtswege. Seine

Längsachse steht dabei zu Beginn der Geburt quer im Beckeneingang, das Kind blickt quasi zu Seite. Im Becken dreht er sich, so dass er den Geburtskanal mit dem Hinterhaupt nach vorne bzw. oben verlässt.

2.3.2 Kindheit

In der Kindheit setzen sich Wachstum und Reifung des intrauterinen Lebens fort. Menschen sind im Tierreich „Nesthocker". Ihre Kinder sind nach der Geburt noch längst nicht selbst lebensfähig, sondern für lange Zeit auf die Betreuung durch die Eltern angewiesen. Das gilt für die psychische Entwicklung nicht weniger als für die physische und deren Voraussetzungen wie Ernährung und Hygiene. Die Geschwindigkeit der Entwicklungsvorgänge nimmt mit dem Alter ab. Säuglinge wachsen am schnellsten, im ersten Vierteljahr um etwa 2 cm im Monat, ein absoluter Längenzuwachs, für den ein zehnjähriger Junge etwa drei Monate braucht. Das Neugeborene legt dabei aber um 4 Prozent der Ausgangslänge zu, der Zehnjährige in derselben Zeit nur noch um etwas mehr als ein Zehntel dessen.

Dasselbe gilt für die mentale Entwicklung. Während die grundlegende Fähigkeit zum Sprechen innerhalb der ersten zwei Jahre erworben wird, brauchen wir später mindestens ebensolange, um diese Fähigkeit auf eine weitere Sprache - mit grundsätzlich ähnlicher Struktur – auszudehnen. Die typischen Entwicklungsvorgänge der späteren Entwicklungsstufen lassen sich daher ungleich kürzer beschreiben als die der frühesten Kindheit.

2.3.2.1 Neugeborenenperiode

Mit der Geburt muss sich der Organismus abrupt innerhalb weniger Minuten vom intrauterinen auf das extrauterine Leben umstellen. Bis dahin wurde er durch die Nabelvene mit sauerstoffreichem Blut versorgt und gab das sauerstoffarme über die Nabelarterien wieder ab. Dabei wurde durch zwei Kurzschlüsse im Kreislauf ein großer Teil des Blutes an den noch funktionslosen Lungen vorbeigeleitet.

Nach dem Unterbinden der Nabelschnur sinkt die Sauerstoffkonzentration, das Atemzentrum des Gehirns wird stimuliert. Mit dem ersten Atemzug entfalten sich die Lungen. Dadurch ändern sich schlagartig die Druckverhältnisse im Kreislauf, die Öffnung in der Wand zwischen beiden Herzvorhöfen (das Foramen ovale) verschließt sich zunächst passiv, der Gang zwischen Aorta und Lungenarterie (*Ductus arteriosus* Botalli) führt durch die veränderten Druckverhältnisse ebenfalls kaum noch Blut. Der selbständige, extrauterine Kreislauf ist hergestellt. In den folgenden Wochen und Monaten verschließen sich diese Kurzschlüsse im Normalfall endgültig.

Während die Nieren schon intrauterin voll funktioniert haben, muss sich in den folgenden Stunden auch das Verdauungssystem auf seine neuen

Aufgaben einstellen. Durch ein- oder zweimaligen Abgang von Mekoniumstuhl, einer zäh-klebrigen Masse, die von der Darmschleimhaut gebildet wurde, zeigt sich, dass der Darm funktioniert und der Organismus jetzt bereit ist, seine Nahrung als Muttermilch oral zu sich zu nehmen.

Eine weitere wichtige Umstellung findet in den nächsten Tagen statt. Die fetalen roten Blutkörperchen enthalten einen etwas anders zusammengesetzten roten Blutfarbstoff als die „normalen". Außerdem enthält das Blut Neugeborener sehr viel mehr roten Blutfarbstoff. Es kommt deshalb jetzt zu einem verstärkten Abbau von rotem Blutfarbstoff. Er wird in der Leber zu Bilirubin umgesetzt, das im Blut zirkuliert und zu einer gelblichen Verfärbung der Haut führt - besonders gut an den Skleren, dem Weiß im Auge, erkennbar. Dieser physiologische *Neugeborenenikterus* muss von dem sehr viel stärkeren krankhaften Ikterus etwa bei Blutgruppenunverträglichkeit unterschieden werden[13].

Alle diese Prozesse der Umstellung sind sehr energieaufwendig. Bevor das gesunde Neugeborene deshalb anfängt, Gewicht zuzulegen, verliert es erstmal welches. Um die 200 g Gewichtsverlust in den ersten Tagen sind normal. Erst am zehnten Tag erreicht es wieder sein Geburtsgewicht, um dann täglich etwa 25 g zuzunehmen.
Die ersten vier Lebenswochen werden als Neugeborenenperiode definiert. Danach beginnt das Säuglingsalter, das bis zum Ende des ersten Lebensjahres dauert.

2.3.2.2 Säuglingsalter

Auch im Säuglingsalter ist - wie in der ganzen Kindheit - das **Körperwachstum** das augenfälligste Entwicklungszeichen. Als Faustregel gilt, dass ein Kind sein Geburtsgewicht mit 4 bis 5 Monaten verdoppelt, mit

Zur exakteren Beurteilung des Längenwachstums und der Gewichtszunahme wurden aus Messungen an einer großen Zahl gesunder Kinder Perzentilenkurven erarbeitet, die den altersabhängigen Verlauf des jeweiligen Durchschnittswertes zeigen sowie die Ober- und Untergrenzen, innerhalb derer 96 % der Messwerte liegen. Eine Perzentile gibt dabei an, wieviel Prozent der Kinder kleiner oder gleich groß (bzw. schwer) sind wie angegeben. Kinder unterhalb der 3er-Perzentile gelten als minderwüchsig bzw. untergewichtig, über der 97er-Perzentile als hochwüchsig bzw. übergewichtig. Die 50er-Perzentile ist der Medianwert, s. S. 68 und 70.

13 Zur **Rhesus-Blutgruppenunverträglichkeit** kommt es, wenn das Kind einer Rhesus-Faktor-negativen Mutter (deren Blutkörperchen das sog. Rhesus-Antigen nicht tragen, Abk.: **rh**-negativ) vom Vater das Merkmal **Rh**-positiv vererbt bekommt. Während der ersten Schwangerschaft ergeben sich daraus im Normalfall keine Probleme, denn Zellen können die Plazenta nicht passieren, so dass fetale Blutzellen nicht mit mütterlichen in Berührung kommen. Dies geschieht erst bei der Geburt durch Zerreißen von Plazentargefäßen. Kindliche Rh-positive Erythrozyten lösen dann im mütterlichen Blut eine Immunreaktion gegen das „fremde", auf den eigenen Zellen der Mutter unbekannte Antigen aus. In einer zweiten Schwangerschaft gelangen diese anti-Rhesus-Antikörper durch die Plazenta ins fetale Blut, so dass Erythrozyten des Fetus und des Neugeborenen vernichtet werden. Das Gefährliche an dieser Situation ist nicht der Verlust an roten Blutkörperchen, sondern die hirnschädigende Wirkung großer Mengen des Bilirubins als Abbauprodukt des roten Blutfarbstoffs Hämoglobin. Eine Austauschtransfusion, bei der alle Antikörper aus dem Blut des Neugeborenen entfernt werden, ist bei schweren Fällen zur Rettung des Neugeborenen notwendig.

einem Jahr verdreifacht, mit sechs Jahren versechsfacht und mit 12 Jahren verzwölffacht hat. Dabei verlangsamt sich das Wachstum zunächst bis zum dritten Lebensjahr, um dann bis zur Pubertät wieder anzusteigen. Gleichzeitig verändern sich auch die Körperproportionen erheblich. Ein gutes Maß dafür ist das Körper-Kopf-Längenverhältnis. Beim Neugeborenen macht der Kopf etwa ein Viertel der Gesamtlänge aus, beim Erwachsenen nur noch ein Achtel. Die relative Übergröße des kindlichen Kopfes geht im Wesentlichen auf das Konto des Hirnschädels. Da das Gehirn ein hochspezialisiertes Gewebe ist, dessen Größe von seinen Funktionen und nicht von der Körpergröße abhängt, wächst der Hirnschädel relativ am wenigsten.

Darüber hinaus ändern sich in der Neugeborenenperiode die Reflex- und Bewegungsmuster des Kindes. Primitive, vom extrapyramidal-motorischen System gesteuerte Reflexmuster (s. 4.9) werden mit der postnatalen Entwicklung des Zentralen Nervensystems durch die Kontrolle höherer Zentren verdrängt. Eine ganze Reihe solcher Reflexe und ihr Auftreten bzw. Verschwinden kann bei der ärztlichen Untersuchung helfen, Entwicklungsverzögerungen zu erkennen.
Damit eng verbunden ist die Entwicklung der **motorischen Kontrolle**. In den ersten zwei Monaten lernt der Säugling, in Bauchlage den Kopf zur Seite zu drehen, etwa im dritten Lebensmonat kann er ihn in Bauchlage selbständig heben, und nach einem halben Jahr kann er meistens schon mit Hilfe aufrecht sitzen und hat in jeder Körperlage den Kopf unter Kontrolle. Um diese Zeit beginnt allmählich die Explorationsphase, in der das Kind sich selbständig fortbewegt und seine Umwelt zu erkunden beginnt. Am Ende der Säuglingsphase können manche Kinder schon laufen, die meisten allerdings sind noch stolz, dass sie sich an Gegenständen zum Stand hochziehen können.

Spiel-, Sozial- und **Sprachverhalten** lassen sich natürlich weder untereinander noch von der motorischen Entwicklung des Kindes getrennt betrachten. Sie stellen lediglich halbwegs sinnvolle Kategorien dar, um die Entwicklung eines Kindes im Hinblick auf mögliche krankhafte Verzögerungen beurteilen zu können. Der individuelle Entwicklungsablauf hängt von einer Vielzahl von Faktoren ab. Neben vererbten Begabungsmustern spielen dabei auch die aufgenommenen Reize und Schwerpunkte der Beeinflussung durch die Eltern eine Rolle. Kinder, die erst mit drei Jahren sicher laufen, aber schon mit einem Jahr sprechen konnten, oder umgekehrt mit drei Jahren bereits auf einem Bein hüpfen konnten, aber sich immer noch mit Dreiwortsätzen beholfen haben, sind gewiss Extrembeispiele und Ausnahmen. Solange das Gesamtmuster ihrer Entwicklung keinen Anhalt für eine krankhafte Entwicklungsverzögerung bietet, kann eine so große Variationsbreite jedoch durchaus noch normal sein.

Altersangaben in diesem Zusammenhang sind deshalb keine festen Daten, sondern sollen lediglich eine Vorstellung vom zeitlichen Ablauf der mentalen Kindesentwicklung geben.

In den **ersten zwei Monaten** reagieren Säuglinge noch überwiegend passiv auf ihre Umgebung. Sie fixieren Gegenstände mit den Augen, wenn diese sich in ihrem Gesichtsfeld bewegen, und lächeln zurück, wenn sie angelächelt werden. Sättigung und Zufriedenheit werden mit entsprechenden Lauten wie Seufzen und Stöhnen quittiert.
Das **drei Monate** alte Kind äußert sich spontan durch Vokalisieren und Lächeln, mit einem halben Jahr antwortet es vokalisierend auf Ansprache und freut sich über Zuwendung. Gleichzeitig beginnt es, Gegenstände in die Hand zu nehmen und mit ihnen zu spielen, indem es sie von einer Hand in die andere bewegt.
Das **zweite Lebenshalbjahr** ist von der beginnenden Exploration geprägt. Zunächst wird jeder Gegenstand intensiv betrachtet, betastet und in den Mund genommen (Hand-Augen-Mund-Exploration). Mit zunehmender *Lokomotion*, der Fähigkeit, sich fortzubewegen, vergrößern sich Aktionsradius und motorische Fähigkeiten. Nachdem die Hand bis dahin nur als Ganzes zum Greifen benutzt wurde, können jetzt Gegenstände zwischen Daumen und Zeigefinger im Scherengriff gehalten und manipuliert werden, wobei der Aktionsradius sich zusätzlich durch die beginnende Fähigkeit vergrößert, mit Gegenständen zu werfen.
In dieser Zeit beginnt der Säugling zu **fremdeln**, er kann Personen unterscheiden und reagiert auf fremde Personen mit Angst, Rückzug oder Abwendung. In der Kommunikation wird er dagegen vertrauten Personen gegenüber zunehmend initiativ, indem er durch Bildung von Silbenketten auf sich aufmerksam macht. Gegen Ende des ersten Lebensjahres können die meisten Kinder einfache Anweisungen verstehen und beginnen, Doppelsilben wie „mamam" oder „papap" mit inhaltlichen Bedeutungen zu versehen. Beim Spielen imitieren sie Sprachlaute und Satzmelodien. Diese *Pseudosprache* hört sich schon ziemlich echt an, ist allerdings unverständlich. Sie bleibt im Kleinkindalter neben der kommunikativ zunehmend genutzten „richtigen" Sprache einige Zeit erhalten, so dass Zwei- oder Dreijährige ihre Eltern darüber unterrichten können, dass sie gerade spielen, sich wie die Erwachsenen zu unterhalten. Ähnlich imitieren später auch manche Grundschulkinder z.B. im Radio gehörte Fremdsprachen. (Das Sprechverhalten nicht weniger Erwachsener lässt den Verdacht zu, dass die Pseudosprache nie wirklich abgelegt wird.)

2.3.2.3 Kleinkindalter

Spätestens mit dem Erwerb der Fähigkeit, freihändig aufrecht zu gehen, beenden die meisten Kinder während der ersten Hälfte des zweiten Lebensjahres jede Beschaulichkeit im Elternglück. Von nun an wird alles

irgendwie Erreichbare genauestens und erstaunlich beharrlich hinsichtlich Beweglichkeit, Standsicherheit und Funktion überprüft. Alles nur Erdenkliche wird geöffnet, geschlossen, ausgeräumt, nach den höheren Prinzipien kindlicher Logik geordnet, wieder eingeräumt, umgekippt und von innen und außen in Augenschein genommen.
Die Erwachsenenwelt wird ansatzweise im Spiel angeeignet, indem häufig gesehene Handlungsweisen nachgeahmt und von lebhafter Pseudosprache begleitet werden. Die Zweisilbenworte werden jetzt zu Symbolworten nach demselben Schema wie „Mama" und „Papa", so „Wauwau" für Hund, „Töfftöff" für Auto, „Aua-aua" für alle Arten gesundheitlicher Molesten.

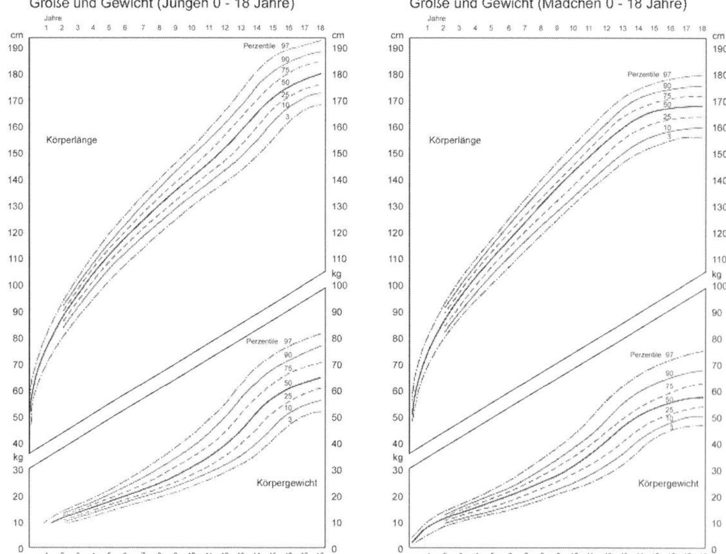

Abb. 2.8 Perzentilenkurven: Länge und Gewicht 0- bis 18-jähriger Jungen (links) und Mädchen (rechts)

Die regelmäßige Eintragung der Daten des Kindes erlaubt die Beurteilung der individuellen Wachstumsentwicklung. Dazu ist der absolute Perzentilenrang weniger entscheidend als dass das Kind annähernd auf „seiner" Perzentile wächst. Ein Perzentilenwechsel zeigt Abweichungen vom normalen Wachstumsverlauf an (nach Reinken, L. und van Oost, G., Klinische Pädiatrie 1992)

Gegen **Ende des zweiten Lebensjahres** verfügen Kinder über einen Wortschatz von hundert Worten oder mehr, den sie zumindest in einfachen Zwei-Wort-Sätzen anzuwenden verstehen. Die Umgangssprache verstehen sie, vorgelesene Kindergeschichten beginnen, verstanden und interessant zu werden.
Im **zweiten und dritten Lebensjahr** wird ein Rollenspielverhalten aufgenommen, das zunehmend auch andere einbezieht bzw. unter mehreren Kindern stattfindet. Gleichzeitig beginnt mit der so genannten **Trotzphase** die Zeit, in der die Kinder sich gegenüber anderen durchzusetzen lernen. Spielzeug wird jetzt erbittert verteidigt, Aufmerksamkeit bis an die Schmerzgrenze der Mitmenschen erzwungen. In der Sprache beherrschen die Kinder jetzt einfachere grammatische Regeln wie die Anpassung von Verb- und Substantivformen an Singular und Plural. Sie können außerdem zwischen phantasierter und echter Realität unterscheiden und sich weiterhin intensivem Rollenspiel hingeben, aber gleichzeitig erklären, dass ein Gegenstand jetzt „im Spiel" oder „zum Spaß" dieses oder jenes

verkörpere, mit anderen Worten: mehr oder minder bewusst und gezielt eine Spielsituation inszenieren.

Wie durchlässig die Grenze zwischen äußerer und innerer Realität ist, wurde in jüngster Zeit in der Öffentlichkeit mit der Diskussion über Misshandlung und sexuellen Missbrauch von Kindern und deren starke Suggestibilität bei wohlmeinenden Befragungen und bei polizeilichen Vernehmungen deutlich. Die professionelle, einfühlsame Befragung eines Kindes kann wertvolle, einen Beschuldigten be- oder entlastende Beweise sichern helfen, suggestive und unsensible Vernehmung durch noch so wohlmeinende Laien dagegen diese Informationsquelle ein für allemal verschütten und zugleich für das Kind die psychischen Folgen eventueller Verbrechen lebenslang werden lassen. Dies gilt in unterschiedlicher Ausprägung für Kinder jeden Alters. Im Fall des begründeten Verdachts, dass ein Kind Opfer oder Zeuge eines Verbrechens geworden ist, sind deshalb immer kinderpsychologisch geschulte Experten, z.B. durch den Kinderschutzbund oder eine spezialisierte Kommission der Kriminalpolizei, hinzuzuziehen.

Außerdem lernen Kinder in der Phase bis zum fünften Lebensjahr komplizierte motorische Abläufe wie das Umgehen mit Spielgeräten und Bällen. Vierjährige Kinder können freihändig Treppen steigen, wobei beide Beine abwechselnd eingesetzt werden, und sind ganztägig „trocken". Gelegentliches Bettnässen kann allerdings noch lange vorkommen und ist meist ein Zeichen emotionaler Anspannung oder psychischer Überforderung, das, gleichgültig in welcher Altersgruppe, durch repressive Erziehungsmaßnahmen oder Vorhaltungen ausnahmslos verstärkt wird.

Das interaktive Rollenspiel wird in der Vor-Kindergartenzeit weiter differenziert, es werden zunehmend aus der Erwachsenenwelt und deren Medien inspirierte Handlungsfäden aufgenommen und reale Erlebnisse im Spiel verarbeitet. Außerdem entwickeln Kinder in dieser Zeit das konstruktive Spiel, bei dem sie beginnen, mittels Werkzeugen und Werkstoffen, etwa Bauklötzen oder technischen Baukastensystemen, gestalterische Ziele ausdauernd zu verfolgen und Erfolg oder Misserfolg bewusst zu erleben. Damit beginnt die Motivation, Dinge jetzt möglichst gut machen zu wollen, auch im Vergleich zu anderen Kindern, und für Leistungen anerkannt zu werden.

Für **Vier- bis Fünfjährige** werden allmählich Spiele attraktiv, bei denen sie sich an bestimmte Regeln halten müssen. Stand mit der Trotzphase das Durchsetzen eigener Bedürfnisse im Vordergrund, so entsteht jetzt langsam die Fähigkeit, die Befriedigung von Bedürfnissen aufzuschieben oder zurückzustellen, die Bedürfnisse anderer wahrzunehmen, auf sie Rücksicht zu nehmen und sich in eine Gruppe einzufügen.

2.3.2.4 Schulkindalter

Mit der Sprachentwicklung eng verknüpft ist die Entwicklung der intellektuellen Fähigkeiten des Kindes. An sie werden mit Beginn der Vorschul- und der Schulzeit zunehmende Anforderungen gestellt.

Um das fünfte Lebensjahr beherrschen Kinder ihren Körper motorisch vollständig und sind zu komplexen Bewegungsabläufen in der Lage. Sie können sich sprachlich differenziert äußern und zum Beispiel Erlebnisse erzählen oder Geschichten wiedergeben. Mit der intellektuellen Fähigkeit, Sachzusammenhänge analytisch zu erkennen, geht einher, sie logisch durchschauen und sprachlich erklären zu können.

Ausdauer und die willentliche Kontrolle des Antriebs sind soweit entwickelt, dass eine kontinuierliche Arbeit an von außen gestellten Aufgaben möglich wird.

Entscheidend für den Schulbesuch ist darüber hinaus die Fähigkeit, die vermittelten Lerninhalte einzuordnen und sich zu merken.

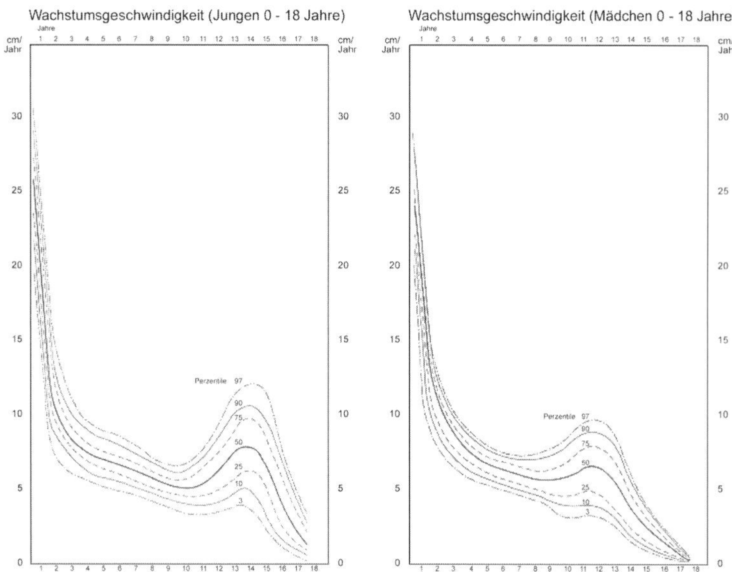

Abb. 2.9 Perzentilenkurven der Wachstumsgeschwindigkeit von 2- bis 18-Jährigen in cm/Jahr

Beachte, dass Jugendliche während des Pubertätswachstumsschubs wieder in etwa die Wachstumsgeschwindigkeit der Zeit um das Einschulungsalter erreichen (nach Reinken, L. und van Oost, G., Klinische Pädiatrie 1992)

2.3.3 Pubertät und Adoleszenz

Etwa mit 12 Jahren beginnt bei Mädchen eine grundlegende Umstellung des Hormonhaushalts, die zur Geschlechtsreife führt. Jungen sind damit durchschnittlich zwei Jahre später an der Reihe. Was genau diese Umstellung auslöst, ist bisher nicht bekannt. Fest steht nur, dass sie von der **Skelettreife** abhängig ist. Diese zeigt sich einerseits, vor allem im Kindesalter, am Auftreten bestimmter Knochenkerne im Röntgenbild, also dem

Beginn der Kalkeinlagerung in die vorgegebenen Gewebsstrukturen. Das nächste Kriterium ist der Schluss der Epiphysenfugen. Dies sind Zonen in den Epihysen an den Enden der langen Knochen, von denen das Längenwachstum ausgeht. Verknöchern sie selbst, so endet das Längenwachstum des Knochens.
Das Auftreten bestimmter Knochenkerne oder der Schluss bestimmter Epiphysenfugen gehen normalerweise mit einem bestimmten Lebensalter einher. Skelettalter und Lebensalter können jedoch bei krankhaften Prozessen voneinander abweichen.
Das Skelettalter lässt sich besonders gut am Handskelett ablesen. Es stellt deshalb auch den Indikator für die Skelettreife dar, mit der die Pubertät beginnt, das Auftreten von Sesambeinen, kleiner Knochen auf der Beugeseite der Fingergelenke.

Mit dem Beginn der Pubertät geht der letzte große Wachstumsschub einher. Danach kommt das Längenwachstum zum Stillstand. Allerdings ist der Körper noch darüber hinaus bis in das Heranwachsendenalter, die Adoleszenz, damit beschäftigt, die geschlechtstypischen Körperproportionen herzustellen.

Der biologische Ablauf der Pubertät setzt ein, indem durch wie auch immer ausgelöste Veränderungen in der Hirnanhangsdrüse vermehrt Geschlechtshormone sowie zeitweilig Wachstumshormon freigesetzt (s. 4.10) werden. Die Geschlechtshormone bewirken, dass die inneren Sexualorgane ihre Arbeit aufnehmen und außerdem sekundäre Geschlechtsmerkmale ausgebildet werden.
Beim Mädchen beginnt als erstes die Brustdrüse, sich zu entwickeln. Dieser Zeitpunkt wird **Thelarche** genannt (grch: Θελη - Brustwarze, αρχη - Anfang). Die Brustwarze wölbt sich vor, und der sie umgebende Warzenhof wird ebenso wie der Drüsenkörper größer, wobei Brustwarze und Warzenhof sich zunächst absetzen, bis der vollentwickelte Drüsenkörper kontinuierlich in den Warzenhof übergeht. Etwa ein halbes Jahr nach der Thelarche beginnt mit der **Pubarche** die Entwicklung der Scham- und Achselbehaarung (lat.: pubis - Scham). Die **Menarche**, das Einsetzen des zu Anfang meist recht unregelmäßigen Menstruationszyklus, bildet den biologischen Höhepunkt der Pubertät. Mit ihr ist die Fortpflanzungsfähigkeit erreicht, was nicht bedeutet, dass die übrige Pubertätsentwicklung damit abgeschlossen wäre.

Für die Pubertätsentwicklung des Jungen gibt es keine so schönen Wörter, die auf -arche enden. Hier wird simpel die Vergrößerung des Hodens als erster Befund erhoben, dem die Größenzunahme des Penis zusammen mit der Ausbildung der Scham- und Achselbehaarung folgt. Die wenig schmeichelhafte Bezeichnung **Pollution** (lat.: polluere - beflecken, vgl. engl.: pollution - [Umwelt-] Verschmutzung) wurde für den ersten, meist unbemerkt und von schönen Träumen begleitet, nachts stattfindenden Samenerguss geprägt, der die Geschlechtsreife des Mannes markiert.

Die Schambehaarung unterscheidet sich in ihrem Muster bei Mann und Frau. Bei der Frau bildet sie ein nach oben hin scharf begrenztes Dreieck, während sie sich beim Mann nach oben bis auf die Bauchhaut ausdehnt. Als tertiäre Geschlechtsmerkmale kommen beim Mann außerdem Bartwuchs und die (fakultative) Behaarung der Brustpartie und der Extremitäten hinzu.

Dass die Pubertät zugleich eine meist krisenhaft erlebte Zeit der psychischen und sozialen Verunsicherung und Neuorientierung ist, in der ein wesentlicher Konflikt darin besteht, die kindlichen Verhaltensmuster und die Bindung an das Elternhaus ablegen zu müssen, ohne bereits über die erwachsenen Verhaltensmöglichkeiten zu verfügen und in der Erwachsenenwelt eine gesicherte Rolle einnehmen zu können, dürfte der Mehrzahl der Leser und Leserinnen noch aus eigener Erinnerung geläufig sein.
Der Zeitraum sowohl der körperlichen wie der psychosozialen Wandlungen der Pubertät ist individuell sehr verschieden.

An die Pubertät schließen sich die Jahre der **Adoleszenz** an. Diese Phase ist biologisch lediglich dadurch definiert, dass immer noch körperliche und psychische Reifungsprozesse stattfinden. Marksteine irgendeiner Art lassen sich nicht festmachen. Das Strafrecht immerhin legt zwischen Jugendstrafrecht (zuständig bis vollendetem 18. Lebensjahr) und der uneingeschränkten Gültigkeit des Strafrechts eine Schonfrist bis zum vollendeten 21. Lebensjahr, in der je nach der „sittlichen Reife" des Betreffenden vor der Jugendstraf- oder der Strafkammer verhandelt wird.
Im Allgemeinen ist die Adoleszenz durch die Integration in das Erwachsenenleben, das Übernehmen und Akzeptieren der eigenen Rolle gekennzeichnet, die durch ihre zunehmende Festigung zugleich erlaubt, die in der Pubertät notwendige Rebellion gegen die Eltern einer vernünftigen Abgrenzung weichen zu lassen, in der ein familiäres Miteinander auf der Basis gegenseitiger Anerkennung als Erwachsene möglich wird.

Angesichts der Komplexität des menschlichen Zusammenlebens geben derartige Standarddarstellungen der psychosozialen Entwicklung und Individuation eher ein allgemeines Idealbild wieder als eine statistisch normale oder in der Mehrzahl der Fälle anzutreffende Realität. Während die Vorgänge der Kindheit und Pubertät noch bis in die geschilderten psychosozialen Entwicklungsstufen zu einem großen Teil einen - individuell freilich ganz unterschiedlich gestalteten - regelmäßigen Prozess auf der Grundlage biologischer Entwicklungsvorgänge darstellen, ist der Begriff der Adoleszenz vielleicht am besten so unscharf zu belassen, wie er hier erscheinen mag: als wie auch immer anzusehende Übergangszeit zwischen Pubertät und Erwachsenenalter, die in Gestalt und Dauer erheblich stärker von sozialen als von biologischen Bedingungen geprägt ist.

2.3.4 Erwachsenenalter und das Altern

Das Erwachsenenalter erscheint auf den ersten Blick als eine Zeit minimaler biologischer Veränderungen. Während sich der soziale Status unter Umständen dramatisch ändert, sind die psychische und die körperliche Entwicklung weitgehend abgeschlossen. Die Persönlichkeit ändert sich ebenso wie die Körpergestalt in der Regel nur langsam.

Tatsächlich ist das Erwachsenenalter bereits vom Abbau geprägt. Um das 25. Lebensjahr herum ist der Prozess der körperlichen Entwicklung zum Abschluss gekommen. Von da an verlangsamen sich die Wachstumsvorgänge, die eben nicht mehr dem Wachstum, sondern lediglich der Erhaltung dienen. Körperliche Leistungsfähigkeit und Funktionen lassen, wenn auch unmerklich, nach. Die Vielzahl der körperlichen Symptome des Alterns reicht von der zunehmenden Faltenbildung der Haut über Verschleißerscheinungen an Gelenken und Skelettveränderungen, die unter anderem zur Verringerung der Körpergröße führen, bis zu der Abnahme der Lernfähigkeit.

Dies bedeutet jedoch nicht, dass die intellektuellen Fähigkeiten im hohen Alter generell geringer sein müssen als in jungen Jahren. Die geistigen Stärken verschieben sich allerdings. Was der Jugendliche durch schnelle Auffassungsgabe und Energieeinsatz erreicht, erreicht der Alte – womöglich auf anderen Wegen – durch Wissen und Erfahrung.

Dennoch führt der Prozess des Alterns unweigerlich zur zunehmenden Einschränkung der Lebensfunktionen bis hin zu deren Erlöschen im Sterben.

3 Kreislauf

Das Kreislaufsystem hat die Aufgabe, den Körper angepasst an die verschiedensten Anforderungen ausreichend mit Blut zu versorgen. Auf den ersten Blick lassen sich an ihm drei Bestandteile unterscheiden: das Blut selbst, die Blutgefäße und das Herz.
Die Aufgaben des Blutes sind zahlreich - sie wurden bereits im Abschnitt 1.4.5 im Einzelnen besprochen. Durch die Blutgefäße erreicht das Blut die Gewebe, wobei es durch die Arbeit des Herzmuskels bewegt wird.

3.1 Abschnitte des Blutkreislaufs

Das Blut gelangt vom Herz aus in die Schlagadern, **Arterien**, die sich in immer kleinere Äste bis zu den **Arteriolen** verzweigen. Sie gehen schließlich in die kleinsten Blutgefäße, die haarfeinen **Kapillaren**, über, an deren Wand (überwiegend) durch Diffusion der Stoffaustausch mit dem Gewebe stattfindet. Das Kapillarbett strömt zu kleinen **Venolen** zusammen und diese zu zunehmend größeren **Venen** oder Blutadern, über die das Blut schließlich wieder in das Herz gelangt.

3.1.1 Hochdruck- und Niederdrucksystem

Das Herz arbeitet überwiegend als Druckpumpe. Das bedeutet, dass es einen Druck aufbauen muss, der hoch genug ist, um das Blut aus den untersten Körperpartien zumindest gerade eben wieder bis auf die Höhe des Herzens zu fördern. Der Druck am Beginn des arteriellen Systems ist deshalb erheblich höher als am Ende des venösen, also kurz vor dem Wiedereintritt in das Herz. Der größte Anteil an diesem Druckabfall entfällt auf das Kapillarsystem. In den Arterien ist der Druck deshalb generell höher als in den Venen, weshalb die **Arterien** auch als das **Hochdrucksystem**, die **Venen** als **Niederdrucksystem** bezeichnet werden.

3.1.2 Körperkreislauf und Lungenkreislauf

Eine der bedeutendsten Aufgaben des Blutes ist die Versorgung der Gewebe mit Sauerstoff und ihre „Entsorgung" von Kohlendioxid (CO_2) als „Abgas" der körpereigenen Energiegewinnung.

Um den Gasaustausch in der Lunge zu ermöglichen, besteht das Kreislaufsystem aus zwei Teilkreisläufen, dem Körperkreislauf und dem Lungenkreislauf.
Im **Körperkreislauf** transportieren die **Arterien** (rot)[14] sauerstoffreiches Blut. Der Sauerstoff wird durch die Kapillarwände gegen CO_2 ausgetauscht, und sauerstoffarmes Blut fließt über die **Venen** (blau) zurück zum Herz.

Von dort gelangt das sauerstoffarme Blut in den **Lungenkreislauf**. Durch die **Lungenarterien (blau)** wird es in die Lungen gepumpt, nimmt in den Kapillaren, die direkt den Lungenbläschen anliegen, neuen Sauerstoff aus der Atemluft auf (wobei es CO_2 an die Ausatemluft abgibt) und fließt als sauerstoffreiches Blut durch die **Lungenvenen (rot)** in das Herz zurück.

Wie aufmerksame Leser bemerkt haben werden, richtet sich die Unterscheidung zwischen Arterien und Venen allein nach den Druckverhältnissen bzw. der Fließrichtung im Verhältnis zum Herz:
Arterien sind immer (im Vergleich zu den entsprechenden Venen) *Hochdruckgefäße* und transportieren das Blut immer *vom Herzen weg.*
Venen haben immer einen relativ *niedrigeren Druck* und das Blut in ihnen fließt *zum Herz hin.*

Der Sauerstoffgehalt des transportierten Blutes (und damit die Vergabe der Farbkennzeichnungen rot und blau in anatomischen Abbildungen) hat mit der Unterscheidung von Arterien und Venen nichts zu tun.
Da der Körperkreislauf den größeren Anteil der beiden Teilkreisläufe bildet und außerdem der Untersuchung und der Spritzennadel besser zugänglich ist, meint man - sofern nicht ausdrücklich etwas anderes gesagt wird - meist den Körper-Teilkreislauf, wenn vom Kreislauf schlechthin gesprochen wird.
Daher hat sich im klinischen Sprachgebrauch dennoch die Gleichsetzung

- arteriell = sauerstoffreich (rot markierte Gefäße),
- venös = sauerstoffarm (blau markierte Gefäße) durchgesetzt.

Diese Gleichsetzung ist praktisch und sinnvoll, aber falsch. Natürlich darf man sie verwenden, doch es ist unbedingt notwendig, zu wissen, dass sie nur im Körperkreislauf zutrifft. Im Lungenkreislauf ist das Gegenteil der Fall, die Venen transportieren das sauerstoffreiche Blut und werden deshalb auch rot gekennzeichnet.

14 Sauerstoffreiches Blut ist hellrot, sauerstoffarmes dunkelrot. Deshalb werden **Gefäße mit sauerstoffreichem Blut rot**, mit **sauerstoffarmem Blut blau** abgebildet.

3.1.3 Hauptgefäßstämme

3.1.3.1 Arterieller Schenkel

Als Hauptgefäßstrang der arteriellen Versorgung wurde die **Aorta** bereits genannt. Sie tritt nach rechts oben vorne gerichtet als *Aorta ascendens*[15] aus der linken Herzkammer aus und biegt dann im **Aortenbogen** nach hinten links unten um. Von dort aus verläuft die *Aorta descendens* etwas nach links versetzt vor der Wirbelsäule nach unten, wobei ihr Durchtritt durch das Zwerchfell zur Unterteilung in einen thorakalen und einen abdominalen Anteil führt (*Aorta thoracica* und *Aorta abdominalis*). Ihr Ende bildet die Aufteilung in die beiden Beckenarterien, auf die unten noch näher eingegangen wird.

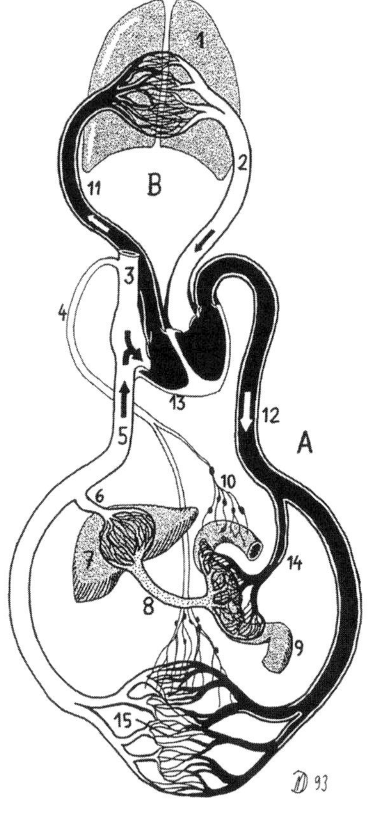

Abb. 3.1 Schema des Kreislaufsystems

Schwarz: Hochdrucksystem (Arterien), **Weiß**: Niederdrucksystem (Venen), grau: Pfortadersystem der Leber. **A** Körperteilkreislauf, **B** Lungenteilkreislauf. **1** Lunge, **2** Lungenvenen, **3** obere Hohlvene, **4** Milchbrustgang des Lymphsystems, **5** untere Hohlvene, **6** Lebervenen, **7** Leber, **8** Pfortader, **9** Dünndarm mit Gefäßen, **10** Lymphknoten und Gefäße, **11** Lungenarterie, **12** Aorta, **13** Herz, **14** Mesenterialarterien, **15** Kapillarnetz im Körperteilkreislauf. (MD)

Dafür, dass die Aorta den gesamten Körper versorgt, ist die Zahl ihrer Äste noch recht überschaubar. Im Aortenbogen gibt sie drei Äste ab, aus denen Kopf, Hals und Arme versorgt werden. Der erste Ast ist der **Truncus**

15 lat.: *ascendere* – auf-, *descendere* – absteigen. *Abdomen* - Bauchraum.

brachiocephalicus[16]. Er teilt sich nach wenigen Zentimetern in die **rechte Halsschlagader** (*A. carotis communis dextra*, auf deutsch genauer: gemeinsame Halsschlagader) und die rechte **Schlüsselbeinarterie** (*A. subclavia*, deutsch eigentlich Unterschlüsselbeinarterie). Links entspringen diese beiden Arterien getrennt, wodurch die ungerade Zahl der Abgänge zustandekommt: zuerst die **linke Halsschlagader** *A. carotis communis sinistra*, ganz links gefolgt von der linken **Schlüsselbeinarterie**. Die beiden Carotiden ziehen im Hals nach oben, versorgen aber im Gegensatz zu der deutschen Bezeichnung vor allem den Kopf. Sie teilen sich etwa auf Kinnhöhe jede in zwei Äste, die A. carotis interna und externa.

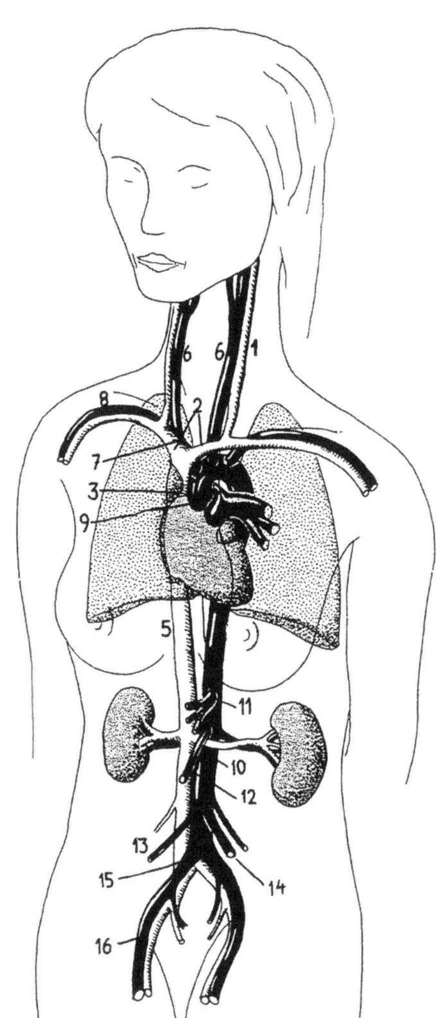

Abb. 3.2 Hauptgefäßstämme des Rumpfes

1 Innere Drosselvene, **2** V. brachiocephalica, **3** obere Hohlvene, **4** Interkostalarterien, **5** untere Hohlvene, **6** A. carotis communis, **7** Truncus brachiocephalicus, **8** A. und V. subclavia, als A. und V. axillaris bereits im Übergang in die Armgefäße markiert, **9** Aorta ascendens, **10** Bauchaorta, **11** Truncus coeliacus, **12** obere Mesenterialarterie, **13** A. und V. testicularis bzw. ovarica, **14** untere Mesenterialarterie, **15** gemeinsame Beckenarterie (A. iliaca com.), **16** äußere Beckenarterie (A. Iliaca externa). (MD)

16 lat.: *truncus* - Stamm, *brachium* - Arm, grch: κεφαλος - Kopf.

Die A. subclavia versorgt vor allem den Arm, gibt aber auf dem Weg dorthin wesentliche Äste zu Halseingeweiden ab.
Die Brustaorta gibt auf ihrer ganzen Länge vor allem paarige segmentale Äste nach dorsal ab, die **Zwischenrippenarterien** (*Aa. intercostales*). Die obersten Zwischenrippenarterien entspringen allerdings aus dem Truncus brachiocephalicus bzw. der linken A. subclavia. Einige unpaare ventrale Äste sind die Zuflüsse der Bronchialarterien (s. 3.3.2).
Im Bauchbereich kommen neben den Segmentalarterien zwei weitere wichtige paarige Äste hinzu, die **Nierenarterie** (*A. renalis*) und die Arterie für die Keimdrüsen, beim Mann **Hodenarterie** (*A. testicularis*), bei der Frau **Eierstockarterie** (*A. ovarica*) genannt. Sie entspringen beide recht kurz unter den Nierenarterien und ziehen weit hinab zu ihren zugehörigen Organen, die in der Embryonalentwicklung ursprünglich dicht bei den Nieren lagen.
Unpaare ventrale Äste versorgen den Verdauungstrakt: der kurz unter dem Zwerchfell entspringende **Truncus coeliacus** mit Ästen zu Magen, Leber, Bauchspeicheldrüse und Milz, die **obere Gekrösearterie** (*A. mesenterica superior*) für den Dünndarm und einen Teil des Dickdarms und die **untere Gekrösearterie** (*A. mesenterica inferior*), die den Rest des Dickdarms versorgt.

An ihrem Ende teilt sich die Aorta wie bereits erwähnt in die beiden **gemeinsamen Beckenarterien**, *Aa. iliacae communes*, die sich wiederum in je eine **innere** (*A. iliaca interna*) für die Beckeneingeweide und eine **äußere Beckenarterie** (*A. iliaca externa*) teilen. Die A. iliaca externa gelangt unter dem Leistenband in das Bein, wobei sie ihren Namen in **Oberschenkelarterie** (*A. femoralis*, lat.: femur - Oberschenkel[-knochen]) ändert.

3.1.3.2 Venöser Schenkel

Als Regel lässt sich aufstellen, dass gleichnamige Venen die Arterien begleiten. Diese Regel kennt eine Vielzahl Ausnahmen. Die erste ist selbst wieder fast eine Regel: Bei kleinen Gefäßen begleiten häufig zwei Venen eine Arterie. Jenseits der Ebene großer Gefäße wie der oben aufgezählten besitzen die Venen außerdem eine erhebliche größere individuelle Variabilität als die Arterien. So vergleiche man nur einmal die eigenen Venen von Unterarm oder Handrücken mit denen der Mitmenschen.

Speziellere Unterschiede betreffen den venösen Abfluss aus dem Darm in die Pfortader oder die Lungenvenen. Beiden wird unter 3.3 eigener Platz eingeräumt. Von diesen Ausnahmen abgesehen, strömt das Blut aus diesen weitgehend parallelen Ästen in die **untere Hohlvene** zurück, die parallel zur Aorta, etwas rechtsversetzt, von unten zum rechten Herzvorhof führt.

Von oben kommt ihr die **obere Hohlvene** entgegen, die zunächst das Blut aus dem Versorgungsgebiet der vom Aortenbogen abgehenden Arterien wieder aufnimmt. Die Verhältnisse sind hier nicht komplizierter als bei den Arterien, nur anders: Das Blut aus Arm und Kopf gelangt über die **V. brachiocephalica** in die obere Hohlvene. Im Gegensatz zum arteriellen System besteht also links und rechts ein gemeinsamer Stamm, so dass die obere Hohlvene hauptsächlich durch den Zusammenfluss dieser beiden Gefäße entsteht.

Das Gegenstück zur gemeinsamen Halsschlagader ist die **innere Drosselvene** oder *V. jugularis interna*. Sie mündet in der oberen Thoraxöffnung in die *V. brachiocephalica*, die den Verlauf der **Schlüsselbeinvene** (*V. subclavia*) aus dem Arm direkt fortsetzt. Man kann also sowohl die Auffassung vertreten, die Schlüsselbeinvene werde an der Einmündung der inneren Drosselvene umbenannt, als auch die, die V. brachiocephalica entstehe aus dem Zusammenfluss von V. jugularis interna und V. subclavia. In jedem Fall wird dieser Zusammenfluss **Venenwinkel** genannt. In ihn münden zusätzlich die großen Lymphgefäße (s. 3.2), links der *Milchbrustgang* oder *Ductus thoracicus*, rechts der *Ductus lymphaticus dexter*.
Einige kleinere Venen von Schilddrüse und Kehlkopf münden ebenfalls direkt in die V. brachiocephalica.

Die segmentalen dorsalen Venen münden nicht direkt in die Hohlvene, sondern in zwei neben der Wirbelsäule gelegene parallele Venen, die als **Azygossystem** zusammengefasst werden. Die rechte **V. azygos** mündet in die obere Hohlvene. Sie steht mit ihrem Gegenstück auf der linken Seite durch eine oder mehrere querverlaufende Venen in Verbindung. Das ist gut so, denn die entsprechende Vene hat links keine obere Mündung. Sie wird deshalb **V. hemiazygos** genannt (grch: ΄εμι - halb, vgl. Hemisphäre - Halbkugel, Hemiparese – Halbseitenlähmung). An ihrem unteren Ende münden beide Azygos-Venen in die gemeinsame Beckenvene.

3.2 Blutgefäßsystem und Lymphgefäßsystem

Neben dem Blutgefäßsystem aus Arterien und Venen existiert noch ein zweites Gefäßsystem, das nicht in den Kreislauf eingeschaltet ist, sondern lediglich als Drainagesystem in den venösen Schenkel des Körperkreislaufs mündet. Dieses Drainagesystem wird durch die **Lymphgefäße** gebildet. Sie beginnen über den ganzen Körper verteilt blind im Gewebe und vereinigen sich ähnlich den Venen zu immer größeren Gefäßen, bis sie den Milchbrustgang (*Ductus thoracicus*) bilden, der auf der linken Körperseite in den Venenwinkel, den Zusammenfluss von *innerer Drosselvene* und *Schlüsselbeinvene*, mündet.
Auch im Bau ähneln die Lymphgefäße den Venen (siehe 3.4). Der Lymphstrom bewegt sich langsam und passiv durch den Wechsel des Druckes

umliegender Muskeln auf die Lymphgefäße, in denen Klappen einen Rückstrom verhindern.

Die Aufgabe des Lymphsystems ist die Filterung der Lymphflüssigkeit, bevor sie in den Blutstrom gelangt. Dies ist in zwei Fällen nötig:
1. beim Eindringen von **Fremdkörpern** und Krankheitserregern, die ohne das Lymphsystem über das Blut sofort im ganzen Körper ausgestreut würden, und
2. zum Abtransport der im Darm resorbierten **Fette**, die im Gegensatz zu den übrigen Nährstoffen, Eiweiß und Kohlenhydraten nicht wasserlöslich sind und deshalb nicht direkt ins Blut gelangen dürfen.

Entlang der Lymphgefäße befinden sich als „Klärwerke" zahlreiche Lymphknoten, durch deren Zellgeflecht der Lymphstrom hindurchfließt. Auf diese Weise bekommen Fresszellen (*Phagozyten*) und andere Zellen des Immunsystems reichlich Gelegenheit, Fremdkörper zu erkennen und unschädlich zu machen bzw. zum geordneten Abtransport (oder, im Fall der Fette, zur Verwertung) aufzunehmen. Da stets mehrere Lymphknotenstationen hintereinander passiert werden müssen, ist die Lymphe bei Erreichen des Milchbrustgangs mehrfach gefiltert und annähernd vollständig von Fremdkörpern gereinigt worden.

Klinischer Exkurs: „Geschwollene Lymphknoten"

Die reinigende Tätigkeit der Lymphknoten verläuft nicht immer ganz komplikationslos. Beim Abtransport von Krankheitserregern können die Lymphknoten selbst infiziert werden und sich entzünden. Auf diese Weise kommt es zur Schwellung der Lymphknoten, die für eine entzündete oder mit Krankheitserregern infizierte Körperregion zuständig sind, der jeweiligen regionalen Lymphknoten. Bei Erkältungen, also Entzündungen der oberen Atemwege, sind dies zum Beispiel die Halslymphknoten. Dies ist ein ganz normaler Vorgang, der eine Aktivierung der Immunabwehr anzeigt.
Anders verhält es sich mit dem Lymphadenopathie-Syndrom, das im Rahmen der HIV-Infektion auftritt. Auch hier dürfte die Auseinandersetzung mit dem Krankheitserreger eine Rolle spielen, es scheint sich aber gleichzeitig um eine eigenständige Erkrankung der Lymphknoten zu handeln, wie sie auch bei Krebserkrankungen des Immunsystems auftritt. Da Lymphknotenschwellungen aber in aller Regel normal sind, müssen für die Diagnose eines HIV-bedingten Lymphadenopathiesyndroms mindestens drei Lymphknotenstationen außerhalb der Leistengegend betroffen sein.
Das Lymphsystem kann außerdem eine wichtige Rolle bei der Ausbreitung von Tumorerkrankungen im Körper spielen. Tumorzellen können über die Lymphbahnen abtransportiert in die Lymphknoten gelangen und sich dort ansiedeln. Tochtergeschwülste eines Tumors entstehen deshalb häufig zuerst in den regionären Lymphknoten, weshalb sie bei einer chirurgischen Tumorentfernung oder bei einer Bestrahlung in der Regel mit einbezogen werden.

3.3 Parallel und hintereinander geschaltete Organe

Im Wesentlichen kann man die Blutversorgung der Organe als parallel betrachten. Zwar sorgt die unterschiedliche Entfernung beispielsweise der unteren und der oberen Extremität vom Herzen dafür, dass die untere Extremität von der Druckwelle derselben Systole später erreicht wird als die obere. Die längere Strecke führt außerdem zu einem Druckverlust, der in anderem Zusammenhang klinisch von Bedeutung sein kann.
Von der Systematik des Kreislaufs her besteht jedoch kein Unterschied in der Durchblutung von Armen und Beinen.
Als hintereinander geschaltet gelten zwei Organe, wenn das Blut innerhalb eines Durchlaufs durch das Kreislaufsystem erst das eine und unmittelbar danach das andere Organ durchströmt. In diesem Fall erhält das zweite Organ „gebrauchtes" Blut. Das reicht häufig zur Versorgung des Organs nicht mehr aus, so dass zusätzlich im selben Organ ein weiterer parallel geschalteter Teilkreislauf entstanden ist, der dem Organ frisch oxygeniertes arterielles Blut zuführt.

Wesentliche Beispiele für diesen Aspekt der Kreislaufsystematik sind die Unterscheidung von Körper- und Lungenteilkreislauf, die Blutversorgung der Lunge selbst und die Gefäßversorgung der Leber mit ihrem Zufluss aus den Darmvenen.

3.3.1 Hintereinander geschaltete Teilkreisläufe des Herzens

Körper- und Lungen-(teil-)kreislauf wurden bereits ausführlich unter 3.1.2 dargestellt. Deshalb sei hier nur noch auf ihre Eigenschaften im Lichte dieser Systematik des Kreislaufs eingegangen.
Auf den ersten Blick erweckt es nämlich durchaus den Eindruck, als wären die beiden Teilkreisläufe parallel geschaltet: Vom Herzen strömt gleichzeitig Blut durch das Kapillarbett des Körpers und durch das der Lunge. Betrachtet man jedoch die etwa zwei Minuten dauernde Reise eines roten Blutkörperchens, stellt sich schnell heraus, dass diese Ansicht trotz ihrer weiten Verbreitung falsch ist. Wenn diese Reise beispielhaft in der linken Herzkammer beginnen soll, dann führt sie über folgende markante Stationen: Aorta - Arteriensystem – Kapillarbett eines Organs, sei es ein Muskel, ein Vertreter der Bauch-, Becken- oder Thoraxeingeweide, das Gehirn oder welches auch immer - Venensystem - obere oder untere Hohlvene - rechter Herzvorhof - rechte Herzkammer - Lungenarterie - Kapillarbett der Lunge - Lungenvene - linker Herzvorhof - linke Herzkammer, womit der Ausgangspunkt wieder erreicht wäre.

Keine Station taucht doppelt auf, woraus sich ergibt: **Körperstrombahn** und **Lungenstrombahn** sind **hintereinander geschaltet**. Einen primitiven Kreislauf, wie er in der Embryonalzeit tatsächlich kurzzeitig existiert, kann man als einen großen Kreis zeichnen (daher der Name), in dem sich zwei hintereinander geschaltete Pumpmuskeln befinden. Grob vereinfacht durch die Verdrehung dieses Schlauchs zu einer Acht bilden diese Muskeln das zweikammerige Herz als einheitliches Organ[17]. Deshalb ist es auch sinnvoller, von Lungen- bzw. Körper**teil**kreislauf zu sprechen - erst zusammen ergeben sie den Kreis.

3.3.2 Parallele Gefäßsysteme der Lunge

Ähnlich wie das Herz und die großen Arterien (s. 3.4 und S. 91: Exkurs Herzkranzarterien) über eigene Gefäße zu ihrer Versorgung verfügen, lassen sich an der Lunge zwei verschiedene Gefäßsysteme unterscheiden: Vasa privata und Vasa publica, also Gefäße, die die Lunge selbst versorgen und Gefäße, die der „öffentlichen" Aufgabe der Lunge für den Organismus dienen.
Vasa publica sind die bereits im Zusammenhang des Herz-Kreislauf-Systems besprochenen Lungenarterien und Lungenvenen, Vasa privata die Bronchialgefäße (*Aa. und Vv bronchiales*).
Diese Aufteilung macht Sinn, denn weder Pulmonalarterien noch -venen wären zur Versorgung des Gewebes geeignet: Die Arterien haben zwar einen genügend hohen Druck, führen jedoch viel zu sauerstoffarmes Blut. Die Venen mit ihrem sauerstoffreichen Blut bringen hingegen nicht den nötigen Druck zur Versorgung auf.

Die **Lungenarterien** (*Aa. pulmonales*) verlassen die rechte Herzkammer mit sauerstoffarmem Blut und erreichen die Lungen. Die **Lungenvenen**, *Vv. pulmonales,* dagegen verlassen die Lungen mit sauerstoffreichem Blut und bringen es zum linken Vorhof.
Die Stämme der **Lungengefäße** verlaufen zusammen mit den Bronchen durch das *Lungenhilum*. In der Lunge selbst verlaufen die größeren Äste von Venen und Arterien jedoch nicht - wie sonst meistens - parallel, sondern sind nach zwei verschiedenen Prinzipien aufgeteilt:

17 Für Besserwisser: Ausgerechnet in der Embryonal- (und Fetal-) zeit sind die beiden Teilkreisläufe tatsächlich zumindest teilweise parallel geschaltet: Zwei Verbindungen heben die Trennung zwischen rechtem und linkem Herz auf, das *Foramen ovale* zwischen den beiden Vorhöfen und der *Ductus arteriosus* oder *Ductus Botalli* zwischen Aorta und Stamm der Lungenarterien. Dadurch fließt Blut noch vor der - noch nicht zur Oxygenierung des Blutes benötigten - Lunge wieder zurück in die linke Ausstrombahn (vom rechten zum linken Vorhof oder vom Stamm der Lungenarterien zur Aorta), so dass hier der fetale Kreislauf zumindest nicht streng hintereinander geschaltet ist.

Die Lungenarterien folgen in ihrer Verzweigung dem Bronchialbaum. Entsprechend seiner Gliederung gibt es Lappen- und Segmentarterien (s. 5.4.2).
Die Venen dagegen sammeln sich an den Grenzen der Lungensegmente (s. ebenfalls 5.4.2) zu größeren Ästen, die dann bis zum Hilum zu je zwei Vv. pulmonales auf jeder Seite zusammenfließen.

Die **Bronchialgefäße** als Vasa privata der Lunge sind zwar systematisch den Pulmonalgefäßen parallel geschaltet, verlaufen aber anatomisch weitgehend getrennt von ihnen. Die Aa. bronchiales entspringen direkt aus der Brustaorta, also aus dem großen Kreislauf. In ihn fließt auch das venöse Blut zum großen Teil wieder direkt zurück[18], zum Teil fließt es jedoch auch in das Pulmonalvenensystem, so dass dem gerade frisch mit Sauerstoff angereicherten Blut bereits in der Lunge wieder sauerstoffarmes beigemischt wird.

Aus der Tatsache, dass es zwei parallele Blutkreisläufe in der Lunge gibt, den eigentlichen Lungenkreislauf und einen Ableger des großen oder Körperkreislaufs, folgt, dass es zwei **Kapillarbetten** geben muss.
Die Kapillarnetze des Lungenkreislaufs umspinnen die Alveolen. Diese partizipieren quasi im Vorbeigehen an dem reichlichen Sauerstoffangebot direkt aus der Luft.
Die Kapillaren des Bronchialgefäßsystems sind daher für die Alveolen nicht zuständig, sie versorgen die Bronchien und Bronchiolen.

Von großer Bedeutung ist die enge Beziehung zwischen Alveolen und Lungenkapillaren. Durch die Lungenkapillaren wird pro Zeiteinheit dieselbe Blutmenge bewegt wie durch den Körperkreislauf. Durch verschiedene Regelmechanismen passt der Körper die Durchblutung der einzelnen Alveolen ihrer Belüftung an. Werden durch krankhafte Vorgänge Lungenanteile weniger oder gar nicht mehr beatmet, nimmt dort auch die Durchblutung ab - mit der entsprechenden Mehrdurchblutung und damit verbundenen Drucksteigerung in den übrigen Lungenkapillaren.

3.3.3 Pfortadersysteme

Das Prinzip der Vasa privata und Vasa publica wiederholt sich in der Leber. Auch sie hat zwei parallel geschaltete Kapillarsysteme. Gleichzeitig sind ihre Vasa publica dabei im Kreislauf das zweite von zwei hintereinander geschalteten Kapillarnetzen (im Prinzip ganz ähnlich den Kapillaren der Lungenstrombahn, die ja auch hinter den Körperteilkreislauf geschaltet sind).

18 Für Interessierte: Die Bronchialvenen münden in die V. azygos. Sie und ihre kleine Schwester, die V. hemiazygos, verlaufen zu beiden Seiten neben der Wirbelsäule.

Die Vasa publica der Leber sind die Äste der Pfortader (V. portae). Sie sammeln das Blut aus dem größten Teil des Darms ein. Auf diese Weise werden alle resorbierten Stoffe zuerst der Leber als dem zentralen Stoffwechselorgan zugeführt. Lediglich die Fette machen da eine Ausnahme und nehmen ihren Weg über das Lymphsystem (s. 3.2). Der Weg des Blutes im Verdauungssystem verläuft daher wie folgt: Äste der Aorta versorgen über reichliche Verzweigungen im Darmgekröse die Darmschlingen (und den Magen) arteriell. Der venöse Abfluss erfolgt über ihnen entsprechende und im Gekröse parallel verlaufende Venen. Hier endet jedoch die Übereinstimmung, die Venen münden nicht, wie zu erwarten wäre, in die Hohlvene, sondern bilden zusammen mit der Milzvene einen neuen Stamm, die besagte Pfortader.

Sie transportiert das venöse Blut von Darm und Milz in die **Leber**, wo es in ein recht weites Kapillarbett gelangt, die Lebersinus. Die Leberzellen an deren „Ufern" nehmen aus dem Blut eine Vielzahl von Stoffen auf und verarbeiten sie weiter. Auf diese Weise werden einerseits Nähr- und Aufbaustoffe dem Körper zugänglich gemacht und verwertet, andererseits Schadstoffe unschädlich und ausscheidungsfähig gemacht. (Auf die große Zahl von speziellen Stoffwechselleistungen der Leber soll hier ebensowenig eingegangen werden wie auf ihren histologischen Aufbau).
Der venöse Abfluss erfolgt über die Lebervenen in die untere Hohlvene.

Die Stoffwechselprodukte werden auf der sinusabgewandten Seite der Zellschicht in ein Kapillarsystem abgegeben, das nichts mit dem Blut zu tun hat, die Gallenkapillaren. Sie münden über einen gemeinsamen Gang in den Zwölffingerdarm, wobei an einen Seitenast dieses Ganges die Gallenblase als Zwischenlager angeschlossen ist, das sich kontinuierlich füllt und bei den Mahlzeiten geleert wird, da die Gallenflüssigkeit eine wichtige Rolle bei der Verdauung spielt.

Die arterielle Versorgung der Leberzellen geschieht dagegen über eigene Äste der Aorta. Auch dieses Blut fließt jedoch über die gemeinsam benutzten Lebervenen in die Hohlvene zurück.

Ähnliche Gefäßverhältnisse mit zwei arteriellen Gefäßnetzen, auch als Wundernetze bezeichnet, finden sich noch in anderen Organen, zum Beispiel im Vorderlappen der Hirnanhangsdrüse (s. 4.10.4). In Analogie zu den Verhältnissen an der Leber verwendet man den Begriff „Pfortadersystem" daher quasi als systematischen Oberbegriff auch bei anderen Organen. Die Pfortader hat ihren Namen jedoch von ihrer Eintrittsstelle in die Leber, der (auch im Lateinischen entsprechend genannten) Leberpforte.

3.4 Wandschichten von Gefäßen und Herz

Alle Gefäße und das Herz haben folgenden Grundaufbau gemeinsam: Die Gefäßinnenseite wird von einem Epithel, **Gefäßendothel** oder **Intima**, gebildet. Nach außen hin folgt als mittlere Schicht Muskulatur. Bei Gefäßen ist dies glatte Muskulatur, mit der sie ihre Wandspannung und ihren Durchmesser regulieren können (Auf die Herzmuskulatur wird unter 3.4.3 näher eingegangen). Es folgt schließlich die *Adventitia* (lat.: advenire - hinzukommen, unterstützen) als äußere Bindegewebsschicht, die die Gefäße im umliegenden Gewebe verankert. Abhängig von der unterschiedlichen Druckbelastung unterscheiden sich die Gefäße in der Ausprägung dieser Schichten.

3.4.1 Arterien

Arterien verfügen generell über eine recht ausgeprägte Muskelschicht. Große Arterien, also die **Aorta** und ihre Abgänge, verfügen zusätzlich über elastische Fasern in der Wand. Sie sind dadurch in der Lage, die großen Druckunterschiede im Laufe einer Herzaktion, also von einem Herzschlag bis zum nächsten, auszugleichen. Die elastischen Fasern der Aorta nehmen in der Systole Energie auf, die sie in der Diastole wieder abgeben. Während das Blut stoßweise das Herz verlässt, fließt es durch die Elastizität der großen Arterien im übrigen Kreislauf gleichmäßig ohne zwischendurch stehenzubleiben.

Die Aorta und teilweise die großen Arterien verfügen über eine weitere Besonderheit. Ihre Wände sind so dick, dass sie nicht mehr einfach durch den vorbeifließenden Blutstrom versorgt werden können. Sie haben deshalb eigene Gefäße für die Versorgung der Gefäßwand, die *Vasa vasorum* (lat.: Vas - Gefäß, -orum - Endung für den Genitiv Plural: Gefäße der Gefäße)

3.4.2 Venen

Venen haben grundsätzlich dünnere und zartere Wände als Arterien, da sie ja einen geringeren Druck aushalten müssen. Außerdem verfügen sie in den Körperregionen, die unterhalb der Herzebene liegen, über **Venenklappen**, die als Ventile den Strom in eine Richtung, nämlich gegen die Schwerkraft zum Herz zurück, sicherstellen.

Physiologischer Exkurs: Regulation des Blutdrucks

Der Druck, mit dem das Blut durch den Körper strömt, muss ständig den jeweiligen Belastungen und äußeren Bedingungen angepasst werden. Ist er zu hoch, verschwendet der Körper Energie mit überflüssiger Pumparbeit und belastet die Gefäßwände unnötig. Ist der Druck zu niedrig, reicht die Blutversorgung für die Organe nicht aus.

Eine wichtige Aufgabe der Gefäße ist es daher, durch die glatte Muskulatur in ihren Wänden den Blutdruck zu regulieren. Zwei Wege stehen dem Körper dafür

zur Verfügung: die direkte Erhöhung des Gefäßwiderstands und die Erhöhung der zirkulierenden Blutmenge.
Die Regulation über den **Gefäßwiderstand** *ist am wirkungsvollsten im Hochdrucksystem, und zwar genau dort, wo der größte Druckabfall stattfindet. Das ist im Bereich der Arteriolen unmittelbar vor dem Kapillarbett der Fall. Kontrahieren sich viele Arteriolen nur um einen winzigen Anteil ihres Durchmessers, verringert sich der effektive Strömungsquerschnitt des gesamten Kreislaufs erheblich, und es muss ein höherer Druck aufgewendet werden, um dieselbe Menge Blut in derselben Zeit durch diesen Engpass zu bewegen. Der Blutdruck steigt, allerdings um den Preis einer - meist nur geringfügig - verringerten Durchblutung des Kapillarbettes. Im Extremfall, z.B. bei großem Blutverlust, kann dieser Mechanismus zu einer massiven Minderdurchblutung peripherer Gewebe führen.*
Die Regulation der zirkulierenden **Blutmenge** *erfolgt in den Kapillaren und im anschließenden venösen Teil des Kreislaufs. Erweitern sich die Venolen, fassen sie mehr Blut. Im Niederdrucksystem kann dieses Blut „versacken": Bei - zunächst noch - gleichem arteriellem Blutdruck verlangsamt sich der Strom in den erweiterten Kapillaren und Venen, pro Zeiteinheit gelangt weniger Blut in das Herz zurück. Die tatsächlich bewegte Blutmenge hat sich verkleinert. Dadurch aber wird weniger Druck benötigt, um sie durch den Kreislauf zu befördern, und auch der arterielle Druck sinkt.*
Wird dagegen eine größere Blutmenge, z.B. zur Versorgung der Skelettmuskulatur bei körperlicher Arbeit, benötigt, kontrahieren sich die Gefäße und erhöhen dadurch die zirkulierende Blutmenge.
In Ruhe befindet sich der größere Teil unseres Blutes in venösen Gefäßen und Kapillaren, um bei Bedarf mobilisiert zu werden. Einige Organe sind besonders blutreich und stellen deshalb eine große Reservekapazität dar, wie z.B. Milz und Leber.
Wegen dieser Funktion, Reservekapazitäten bereitzuhalten, nennt man die Niederdruckgefäße des Kreislaufs zusammengenommen auch **Kapazitätsgefäße**.

3.4.3 Herz

Die zentrale Bedeutung des Herzens erkennt man schon an den vielen Verwendungen des Wortes im übertragenen („das Herz einer Sache") oder mythologischen Sinne (jemand hat „ein gutes Herz", „das Herz auf dem rechten Fleck" etc.).
Die Fortschritte der Transplantationsmedizin haben uns - trotz der dabei auftretenden psychischen Probleme der Patienten - immerhin gezeigt, dass das Herz nicht der Sitz der Seele ist, so dass es im Folgenden nur um seine biomechanische Bedeutung geht. Die aber lässt sich nicht allein aus seinem Wandaufbau und den Herzklappen ersehen, sondern bedarf außerdem der Kenntnis von Aufbau und Form des Herzens als Ganzem.

3.4.3.1 Schichtenaufbau

Das Herz ist ein Hohlmuskel, d.h. ein Muskel, der einen Hohlraum umschließt. Das verwundert nicht weiter, wenn man weiß, dass es aus demselben Gefäßstrang entsteht wie Arterien und Venen auch. Es handelt sich letztlich nur um ein extrem verdicktes Stück des Gefäßschlauches. Sein Wandaufbau folgt im Wesentlichen dem der Gefäße, jedoch mit wichtigen Abwandlungen:

Die **Intima** des Herzens entspricht am ehesten völlig der der Gefäße. Sie heißt allerdings aus systematischen Gründen **Endokard** (grch: ενδος - innen, in etwas; καρδια - Herz, vgl. Kardiologie - Lehre vom Herz [und dessen Krankheiten]).

Die **Muskelschicht**, das **Myokard** (grch: μυς - Maus, vgl. lat.: mus - Maus; musculus - Mäuschen), macht den größten Anteil des Wandquerschnitts aus und prägt ganz wesentlich Form und Gestalt des Herzens. Ihre Dicke hängt von der geforderten Leistung ab: Die Vorhöfe haben eine dünnere Wand als die Kammern, und die Wand der linken Kammer ist bedeutend stärker als die der rechten. Der entscheidende Unterschied zur Muskelschicht der Gefäßwand liegt jedoch in den Zellen selbst: Im Gegensatz zu deren glatter Muskulatur handelt es sich hier um **quergestreifte Herzmuskulatur**, die sich von der Skelettmuskulatur nur in zwei Punkten unterscheidet: Die Fasern sind etwas lockerer und nicht so streng parallel angeordnet, und die Zellen sind zum Teil zu spezifischen Zellen für die Erregungsleitung differenziert (s. 3.6).

Die äußere Verbindung zur Umgebung dagegen wird grundsätzlich anders hergestellt. Da das Herz ja innerhalb jedes Schlagzyklus sein Volumen beträchtlich ändert, muss es möglichst gleitend auf eine Weise gelagert sein, die ihm den nötigen Bewegungsraum gibt. Dafür hält die Natur das Prinzip der serösen Höhlen (s. 0.2.2) bereit. Das viszerale Blatt ist das **Epikard** (grch: επι - auf), das parietale das **Perikard** (grch: περι - um etwas herum).

3.4.3.2 Gliederung und Bestandteile

Die Unterteilung in zwei Teilkreisläufe bringt mit sich, dass das Herz ebenfalls in zwei getrennte Anteile unterteilt ist: die **linke Herzhälfte** für den **Körperkreislauf** und die **rechte** für den **Lungenkreislauf** (auch einfach linkes und rechtes Herz, obwohl es sich natürlich immer noch um ein einziges Organ handelt). Wäre es anders, würden sauerstoffreiches und -armes Blut durchmischt werden. Vor der Geburt ist das sogar der Fall, weil die Lungen noch keinen Gasaustausch betreiben, aber es stellt eine große Energieverschwendung dar, die sich der Mensch außerhalb des Mutterleibes, auf seine eigene Herztätigkeit angewiesen, nicht mehr leisten kann.

Die wichtigsten Bestandteile, mit denen das Herz das Blut zum Zirkulieren bringt, sind die Herzkammern, die Vorhöfe und die Herzklappen. Die Herzscheidewand (Septum) trennt als Vorhofseptum die beiden Vorhöfe, als Ventrikelseptum die beiden Kammern (Ventrikel) voneinander.
Die **Herzkammern** oder **Ventrikel** pumpen das Blut in die beiden Arterienstämme: die **linke Herzkammer** in die **Aorta**, die **rechte** in die Lungenarterien.

Da der Körperkreislauf eine größere Blutmenge enthält und einen größeren Höhenunterschied darstellt als der Lungenkreislauf, ist die Muskelschicht der linken Herzkammer deutlich kräftiger als die der rechten. Indem sich die Herzkammern kontrahieren, wird das Blut aus ihnen herausgepresst. Diese Phase ist die **Systole**, der eigentliche Herzschlag. In der Phase zwischen zwei Schlägen, der **Diastole**, entspannt sich der Muskel, die Kammern füllen sich erneut mit nachströmendem Blut. Es folgt die nächste Systole. Den Ablauf jeweils einer Systole und Diastole zusammen nennt man **Herzaktion**.

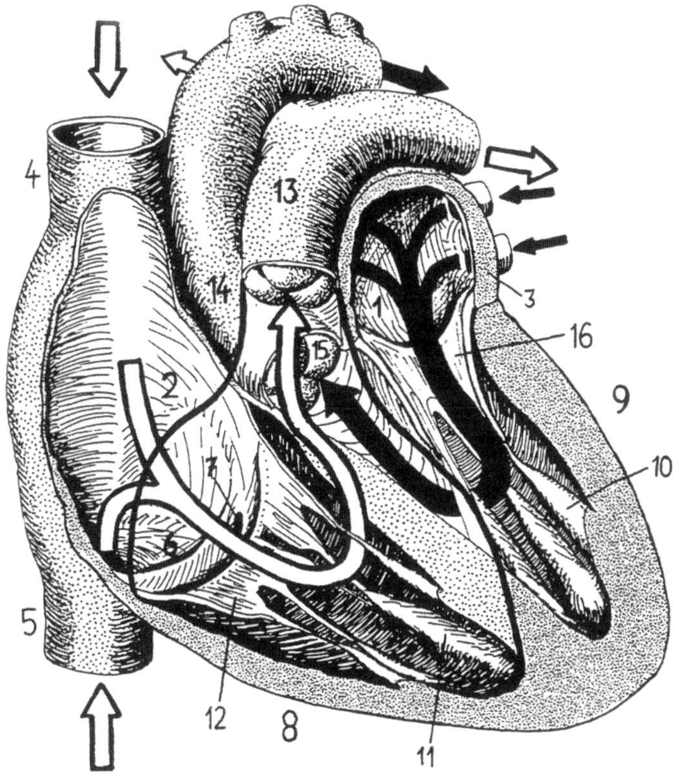

Abb. 3.3 Übersicht über das Herz

1 Linker Vorhof mit **3** linkem Herzohr, **2** rechter Vorhof mit rechtem Herzohr, **4** obere, **5** untere Hohlvene, (**6** Eustachi´ Venenklappe), **7** Mündung der venösen Herzkranzgefäße in den rechten Vorhof. **8** rechte, **9** linke Kammer, **10** Papillarmuskeln des linken, **11** des rechten Ventrikels, **12** Trikuspidalklappe (Segelklappe zwischen rechtem Vorhof und rechter Kammer), **13** Truncus pulmonalis (Stamm der Lungenarterien) mit Pulmonalklappe, **14** Aorta mit **15** Aortenklappe. **16** Mitralklappe (Segelklappe zwischen linkem Vorhof und linker Kammer). Das Septum trennt rechtes und linkes Herz voneinander. (MD)

Vor jeder Kammer befindet sich jeweils ein Vorhof. Er hat die Aufgabe, während der Systole das aus den Venen weiter nachströmende Blut aufzufangen und in der Diastole gesammelt an die Herzkammer weiterzugeben.

Vor allem bei hohen Herzfrequenzen ist dieses System erheblich leistungsfähiger als Kammern ohne Vorhof es wären.
Damit das Blut nur in eine Richtung fließt, befinden sich schließlich als Ventile am Eingang und am Ausgang jeder Herzkammer die im folgenden Abschnitt besprochenen **Herzklappen**.

3.5 Lage und Form der Herzklappen

Es werden zwei Arten von Herzklappen unterschieden, die Segelklappen und die Taschenklappen (s.a. Abb. 3.3).

3.5.1 Segelklappen

Die **Segelklappen** befinden sich jeweils zwischen Vorhof und Kammer. Sie heißen so, weil sie eine recht große Fläche haben und im linken Ventrikel wie ein Bootssegel an ihrem Rand durch Muskelzüge festgehalten werden. Durch diese Muskelzüge hält die Herzmuskulatur das Klappensegel quasi selbst fest, während sie in der Systole ihren hohen Druck gegen die Segelklappen aufbaut.

3.5.2 Taschenklappen

Die **Taschenklappen** am Ausgang der Ventrikel dagegen sind einfacher gebaut. Sie befinden sich tatsächlich wie Hosentaschen an der Wand des Ausstromkanals. Zwei (links) oder drei (rechts) solche Taschen liegen direkt angrenzend nebeneinander. Während der Systole werden sie vom Blutstrom an den Rand gedrückt. Will das Blut jedoch in der Diastole wieder zurückströmen, fließt ein Teil davon in die Taschen, die sich sofort aufbauschen, bis die freien Taschenränder aneinander liegen und den Durchstrom versperren. Die Taschenklappe der linken Herzkammer ist die **Aortenklappe**, die der rechten die **Pulmonalklappe** (von lat.: pulmo - Lunge)

Segel- und Taschenklappen sind jeweils in bestimmten Abschnitten der Herzaktion geöffnet oder geschlossen: Während der **Systole** sind die Segelklappen geschlossen, die Taschenklappen offen. In der Diastole ist es umgekehrt: Segelklappen offen und Taschenklappen geschlossen. Dazwischen sind jeweils für einen kurzen Moment alle Klappen geschlossen.
Das Schließen der Klappen und die Anspannung des Herzmuskels kurz bevor der Blutstrom der Systole beginnt, lassen sich beim Gesunden als

Herztöne mit dem Stethoskop hören. Zusätzliche Geräusche dagegen sind häufig Zeichen für krankhafte Veränderungen.

Exkurs: Herzkranzarterien

Der Herzmuskel arbeitet für die Dauer eines ganzen Lebens ununterbrochen - bis vor wenigen Jahrzehnten jedenfalls war ein Stillstand des Herzens gleichbedeutend mit Tod. Erst in jüngster Zeit ist es möglich geworden, ein stillstehendes Herz durch intensivmedizinische Maßnahmen wieder zum Schlagen zu bringen oder während einer Operation am offenen Herzen durch eine Herz-Lungenmaschine zu überbrücken.

Es ergeben sich gigantische Zahlen, wenn man die Herzschläge eines Lebens oder die Tonnen Blut, die dabei bewegt werden, zusammenrechnet.
All das macht deutlich, wie wichtig die Blutversorgung des Herzmuskels selbst ist. Das Herzmuskelgewebe sitzt zwar im Prinzip an der Quelle, aber nur die innersten Schichten können direkt durch das Endokard aus der Herzhöhle ernährt werden. Der größte Teil des Herzmuskelgewebes ist auf eine eigene Blutversorgung angewiesen.
Diese Aufgabe besorgen die Herzkranzarterien, Arteriae coronariae oder **Koronararterien** *(lat.: corona - Kranz, Krone). Sie entspringen aus der Aorta kurz hinter der Aortenklappe als linke und rechte Kranzarterie, wobei sich die linke sofort in einen vorderen und hinteren Ast teilt. Ihr genauer Verlauf ist meist nur für Fachärzte von Bedeutung, es ist vielleicht schon übertrieben, zu wissen, dass sie sich auf der Herzoberfläche zum einen an der kranzförmig verlaufenden Grenze zwischen Vorhöfen und Kammern (daher ihr Name) und zum anderen an der Scheidewand zwischen beiden Herzhälften orientieren und im übrigen eine Vielzahl Äste abgeben.*
Anatomisch interessant ist allerdings noch die Konsequenz, die sich aus der Lage ihres Stammes an der Aorta ergibt: Da ihr Ursprung kurz hinter der Aortenklappe liegt, bekommen sie ihr Blut weniger während der Systole als direkte Wirkung der Herzkontraktion, sondern vielmehr während der Diastole, wenn das Blut zurückströmen will und gegen die geschlossene Aortenklappe drückt. Jetzt liegen die Abgänge der Kranzarterien für diesen rückläufigen Blutstrom vor den Klappen, so dass das Blut durch die Koronararterien geleitet wird.
Dieser Mechanismus ist deswegen sehr sinnreich, weil das Herz während der Systole mit dem Blut schlecht bedient wäre: Der Druck, mit dem der Muskel das Blut aus der Kammer presst, lastet natürlich auch auf dem Muskel selbst, so dass das Blut unter diesem Druck die Kapillaren zwischen den Muskelfasern kaum erreichen würde.

Die häufigste Herzkrankheit, mit der wir heutzutage in den Industrienationen zu tun haben, ist die **koronare Herzkrankheit**. *Dabei handelt es sich um eine zunehmende Verengung der Koronararterien als Folge von Arteriosklerose.*
Kommt es bei starker Anstrengung zu einem hohen Blutbedarf im Herzmuskel, so können die verengten Gefäße diesen Mehrbedarf nicht decken und es kommt zu dem extrem schmerzhaften **Angina Pectoris**-*Anfall (wörtlich: Brustenge), das späte Hauptsymptom der Koronarsklerose. In einer selteneren Form können auch plötzliche*

krampfartige Verengungen der Gefäße (Vasospasmen) diese Symptomatik auslösen. In jedem Fall ist bei einer Angina Pectoris die Minderdurchblutung noch umkehrbar: entweder er hört spontan auf oder er wird heutzutage durch Nitroglycerin-Präparate beendet, und der Herzmuskel ist wieder voll mit Blut versorgt.

Anders bei der extremsten Äußerung der koronaren Herzkrankheit, dem **Herzinfarkt***: Dabei verschließt sich ein Ast einer Herzkranzarterie vollständig. Das von ihm versorgte Muskelgewebe stirbt ab. Je nach Größe und Lage des betroffenen Gefäßes kann der Herzinfarkt fast unbemerkt bleiben, ein dramatisches lebensbedrohliches Bild unter Todesangst bieten oder sofort zum Tode führen. Neuere Methoden erlauben jedoch auch hier innerhalb weniger Stunden nach Eintritt des Infarktes eine Wiedereröffnung der Gefäße.*

3.6 Arbeitsmuskulatur und spezifische Muskulatur im Herz

3.6.1 Grundlagen der Autonomie des Herzens

Das Herzmuskelgewebe ist eine besondere Form quergestreifter Muskulatur. Alle Herzmuskelzellen haben die Fähigkeit, selbst Erregungen zu bilden, die wiederum andere Herzmuskelzellen erregen und Kontraktionen auslösen (s.a. 1.4.3 Muskelgewebe und 1.4.4 Nervengewebe).

Bestimmte Zellen sind völlig auf diese Fähigkeit spezialisiert und bilden zusammen das Erregungsleitungssystem des Herzens. Sie sind die Grundlage der Herzautonomie oder Autorhythmie, d.h. der Tatsache, dass das Herz ohne jeden Einfluss des vegetativen Nervensystems regelmäßig schlägt. Seine Aktivität wird durch sympathische und parasympathische Reize lediglich zu schnellerem und kräftigem oder langsamerem und lockerem Schlag modifiziert.

Dieses Erregungsleitungssystem besteht aus mehreren Knoten, die durch längere Strecken solcher Zellen miteinander verbunden sind - nicht durch Zellfortsätze wie im Nervensystem.
Die Knoten sind hierarchisch geordnet. Das heißt, dass weiter oben gelegene Zellen einen schnelleren Eigenrhythmus haben als tiefergelegene. Die tiefergelegenen Zellen werden durch die ankommenden Erregungen der höheren erregt und kontrahieren, ohne dass ihr - langsamerer - Eigenrhythmus im Normalfall jemals zum Tragen kommt. Der oberste Knoten bestimmt so die Schlagkraft und -geschwindigkeit des gesamten Herzmuskels. Das übrige Erregungsleitungssystem sorgt dafür, dass dieser

Rhythmus sich in der richtigen Abfolge bis zur letzten Kammerfaser fortsetzt.

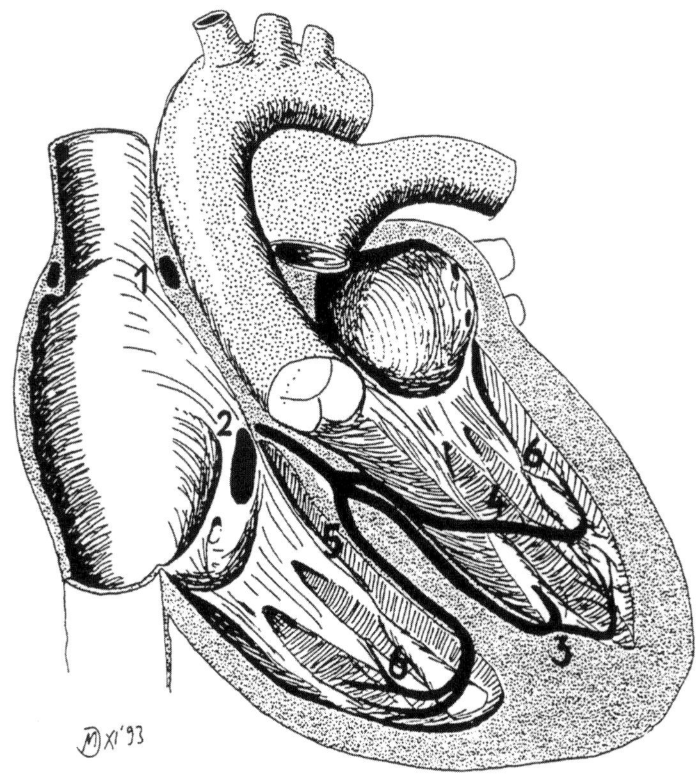

Abb.3.4 Erregungsleitungssystem des Herzens

1 Sinusknoten,
2 AV-Knoten (Atrio-Ventrikular-Knoten), davon abgehend das His-Bündel,
3 linker vorderer und
4 linker hinterer,
5 rechter Tawara-Schenkel mit
6 Purkinje-Fasern. (MD)

3.6.2 Hierarchie des Erregungsleitungssystems

Der oberste Knoten - sowohl anatomisch wie hierarchisch - ist der **Sinusknoten**. Er hat eine individuell etwas unterschiedliche Ruhefrequenz von ungefähr 70 bis 80 Impulsen pro Minute. Bei ihm kommen zugleich die Reize der steuernden vegetativen Nervenfasern an, die seine Eigenfrequenz nach oben oder unten verändern.

Über die Vorhöfe (die sich dabei bereits kontrahieren) erreichen die Impulse den Atrioventrikular- oder kurz **AV-Knoten** an der Grenze zwischen Vorhöfen und Kammer. Fällt der Sinusknoten aus, kann er mit einer Frequenz von 40 - 60 pro Minute das Kommando übernehmen. Über das **His-Bündel** und linken wie rechten **Tawara-Schenkel** erreicht der Impuls schließlich die **Purkinje-Fasern**, die unmittelbar zur Kammerkontraktion führen. Vom His-Bündel abwärts besteht eine Eigenfrequenz von 40 und weniger, die kaum noch für die Aufrechterhaltung der Körperfunktionen ausreicht.

Die Ausbreitung und der Ablauf dieser Erregungswelle lassen sich als Ableitung elektrischer Ströme mit dem Elektrokardiogramm (EKG) sichtbar machen.
Eine normale Herztätigkeit im EKG, die vom Sinusknoten gesteuert wird, nennt man Sinusrhythmus. Störungen der Impulsweiterleitung führen zu Herzrhythmusstörungen.

4 Zentrales und peripheres Nervensystem

Das Nervensystem dient nicht nur der Auseinandersetzung mit der Umwelt. Seine Funktionen - Reizaufnahme, Informationsverarbeitung und Erregung einer Reaktion - wendet es auch auf den Körper selbst an und steuert so direkt oder indirekt alle Lebensprozesse.

Tab. 4.1 Gliederung des Nervensystems (mod. n. Waldeyer/ Mayet 1987)

Die Tabelle zeigt eine mögliche zusammenfassende Gliederung des Nervensystems.

Zerebrospinales System	**Zentrales Nervensystem** (ZNS) Gehirn und Rückenmark **Peripheres Nervensystem** Ganglien und periphere Nerven
Autonomes Nervensystem (Synonyma: vegetatives oder viszerales System)	**Sympathikus*** **Parasympathikus***

* Beachte: Sympathikus und Parasympathikus werden analog der Gliederung des zerebrospinalen Systems ebenfalls in zentrale und periphere Anteile gegliedert

Gehirn und Rückenmark bilden zusammen das **Zentrale Nervensystem** (ZNS). Funktionell lässt es sich als der informationsverarbeitende Teil des Nervensystems bezeichnen. Demgegenüber ist das **Periphere Nervensystem** der informationsleitende Teil, der die afferenten und efferenten[19] Verbindungen zum übrigen Körper herstellt.

19 Afferenz von lat. *ad - heran, zu etwas hin,* und *ferre - tragen.* Efferenz von lat. *ex - heraus* (Der letzte Konsonant der Vorsilbe wird mit dem folgenden zu einem Doppelkonsonanten zusammengezogen).

4.1 Einteilung von Gehirn und Rückenmark

4.1.1 Funktionelle Gliederungen

Es gibt mehrere Möglichkeiten, das Nervensystem einzuteilen, die verschiedenen Perspektiven entsprechen. Sie beleuchten damit bereits die Funktionen des ZNS. Im Folgenden werden zunächst einige systematische Einteilungen gegeben, die sich überschneiden und sich auch nicht ausschließlich auf Gehirn und Rückenmark beziehen.

4.1.1.1 Animales und vegetatives Nervensystem

Im Nervensystem lassen sich zunächst funktionell zwei Anteile unterscheiden: das animale (oder animalische) und das vegetative Nervensystem. **Animal** (von lat: *anima* - *Seele, Geist*) ist das, was wir bewusst tun oder wahrnehmen können, die Auseinandersetzung mit der Umwelt. Auf der sensiblen Seite ist dies die Wahrnehmung durch unsere „fünf Sinne" und die Kontrolle des Körpers durch die Wahrnehmung von Muskelspannung und Gelenkstellung, aber auch von Schmerz. Motorisch besteht sie vor allem in der Steuerung der Skelettmuskulatur.

Vegetativ sind alle die Funktionen, die wir nicht bewusst steuern können und (meist) auch nicht bewusst wahrnehmen: die Arbeit der inneren Organe des Verdauungs- und des Harn- und Geschlechtstrakts, aber auch die Regulation des Blutdrucks. Die sinngemäße Übersetzung des Wortes vegetativ - auf Ernährung und Fortpflanzung bezogen - gibt zugleich die beste Zusammenfassung. Weitere Bezeichnungen sind **viszerales** (viszera - Eingeweide) oder - da es vom Bewusstsein unabhängig ist - **autonomes** Nervensystem. Es besteht aus zwei Anteilen, die sich als Gegenspieler verhalten - Sympathikus und Parasympathikus. Beide werden durch zentralnervöse Zentren gesteuert, die Gegenstand des Abschnitts 4.14 sind.

4.1.1.2 Zerebrospinales und autonomes System

Das autonome Nervensystem ist auch anatomisch weitgehend unabhängig, so dass sich die funktionelle Unterscheidung animal - vegetativ annähernd gleichsetzen lässt mit der anatomischen Gliederung in **zerebrospinales** und autonomes Nervensystem (lat.: cerebrum - Gehirn, spina medullaris - Rückenmark). Das zerebrospinale Nervensystem wird weiter in zentrales

Nervensystem aus Gehirn und Rückenmark und peripheres Nervensystem (Nervenbahnen und Ganglien) unterteilt.

4.1.2 Topographisch-anatomische Gliederung

Das Zentrale Nervensystem (ZNS) besteht im Einzelnen aus dem **Rückenmark**, dem **Stammhirn**, dem **Kleinhirn**, dem **Zwischenhirn** und dem **Großhirn**. Die Reihenfolge der Aufzählung gibt zugleich die Entwicklung des ZNS in der Evolution wieder: Das Rückenmark ist sein primitivster Anteil, die Großhirnrinde der am höchsten entwickelte und beim Menschen der anatomische Ort des Bewusstseins. Die extreme Ausprägung der Großhirnrinde gilt als das neuroanatomische Merkmal, das den Menschen von allen übrigen Spezies unterscheidet.

Schneidet man ZNS-Gewebe durch, lassen sich auf der Schnittfläche zwei Farbanteile erkennen: graue und weiße Substanz. Die **graue** Substanz besteht im Wesentlichen aus den Perikaryen der Nervenzellen, die **weiße Substanz** aus Nervenfasern, deren fetthaltige Markscheiden (s. 4.12) weiß-gelblich aussehen.
Als evolutionär primitivste Struktur entwickeln sich Netzwerke aus Nervenzellen, die ursprünglich lediglich zwischen die direkte Verbindung von Sinneszellen mit Muskelzellen geschaltet waren.

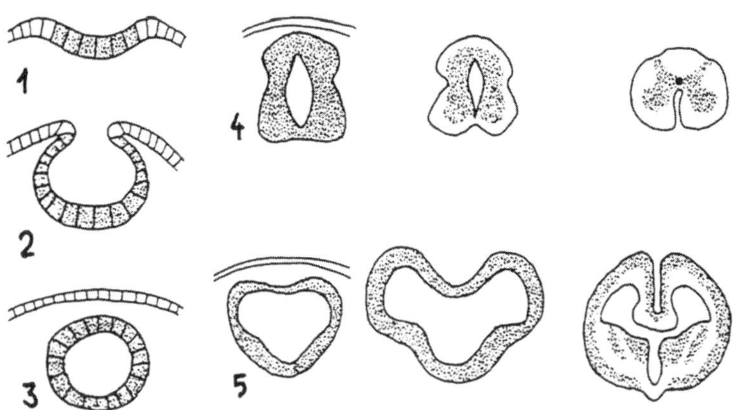

Abb. 4.1 Embryonalentwicklung des Zentralen Nervensystems

1 Medullarplatte des Ektoderms, **2** Neuralrinne, **3** Neuralrohr, **4** Rückenmark, **5** Gehirn. (MD)

Diese enge Verbindung zwischen Oberflächenrezeptoren - also Differenzierungen des äußeren Epithelgewebes - und Nervenzellen spiegelt sich in der embryonalen Entwicklung des Nervensystems aus dem äußeren Keimblatt, dem Ektoderm, wieder. Zunächst bildet sich im Ektoderm längs der dorsalen Mittellinie eine Verdickung, die *Medullarplatte*, die später zur **Neuralrinne** einsinkt und sich in der 4. Woche zum **Neuralrohr** schließt. Das Innere dieses Rohres bildet die Inneren Liquorräume (s. a. 4.2). Seine Wände sind die Nervenzellen, die **graue Substanz**, von denen als **weiße Substanz** die Zellfortsätze abgehen.

Motorische und sensorische Nervenzellen folgen im ganzen ZNS einem grundlegenden Schema, nach dem die motorischen Zentren ventral, die sensorischen dorsal liegen.
Graue und weiße Substanz sind in Hirn und Rückenmark unterschiedlich angeordnet: Im Rückenmark liegt die graue Substanz als schmetterlingsförmige Figur in der Mitte und ist von der weißen umgeben. Im Gehirn dagegen bildet die graue Substanz die Rinde und verschiedene umgrenzte Kerngebiete, da eine möglichst große Zahl Nervenzellen sich am besten in Form einer großen, dazu noch gefalteten Oberfläche unterbringen lässt, während die Fasern zu einem großen Teil zum Rückenmark als untergeordneter Instanz zusammenlaufen.

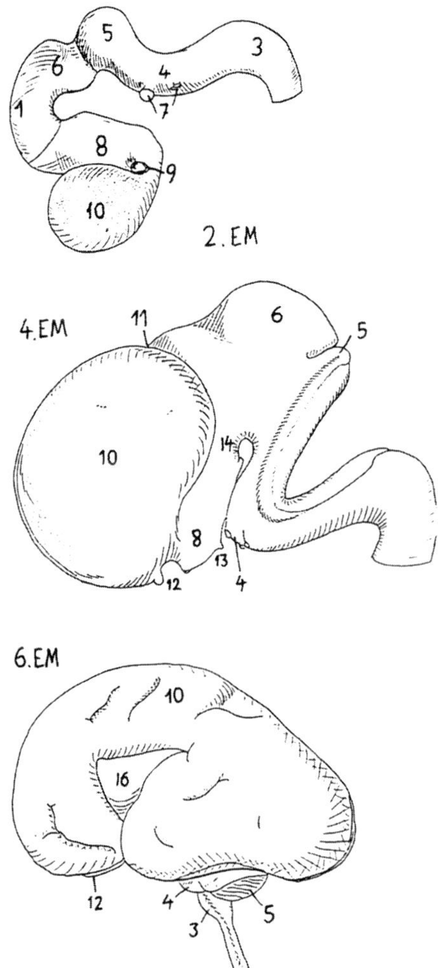

Abb. 4.2 Entwicklung des Gehirns

1 Scheitelbeuge, **2** Nackenbeuge **3** verlängertes Rückenmark, **4** Brücke, **5** Kleinhirn, **6** Mittelhirn, **8** Zwischenhirn, **9** Augenblase, **10** Endhirn, (**11** Endhirn-Zwischenhirnfurche), **12** Riechkolben, **13** Hirnanhangdrüse, **14** Mamillarhöcker, **16** Inselregion. (PN)

Im 2. Entwicklungsmonat (EM) lassen sich bereits die verschiedenen Hirnanteile unterscheiden: Das Rückenmark geht in das **verlängerte Rückenmark** (*Medulla oblongata*) über, an das sich die **Brücke** (*Pons*) mit den Abgängen der Hirnnerven anschließt. Aus ihr geht in einer Biegung

nach dorsal das **Kleinhirn** (*Cerebellum*) hervor, nach kranial bzw. oral schließt sich das **Mittelhirn** (*Mesenzephalon*) an, weiter das **Zwischenhirn** (*Dienzephalon*) mit den Kerngebieten des Thalamus (s. 4.10) und schließlich das **Endhirn** (*Telenzephalon* oder *Cerebrum*).
Verlängertes Rückenmark, Brücke Mittel- und Kleinhirn bilden zusammen den **Hirnstamm**. Ihm steht in der Systematik das **Vorderhirn** (*Prosenzephalon*) gegenüber, das sich aus Zwischen- und Endhirn zusammensetzt[20].

In den ersten Entwicklungsmonaten eilt das Stammhirn dem Vorderhirn in der Entwicklung voraus. Ab dem 3. EM beginnt dann das Endhirn überproportional zu wachsen und als **Großhirn** von vorne nach hinten die übrigen Hirnteile zu überdecken, bis es sie wie eine Haube komplett bedeckt. Erst dabei entsteht auch seine Aufteilung in zwei paarige Hälften, die **Großhirnhemisphären**, die durch eine massive Ansammlung querverlaufender Fasern verbunden sind, den **Balken** (Corpus callosum). Neben der Großhirndinde gehören zum Endhirn auch noch die als Putamen, Nucleus caudatus (Schwanzkern), Corpus amygdaloideum (Mandelkern) und Claustrum bezeichneten Kerngebiete (s. 4.5 und 4.11).

4.2 Hüllen und Liquorräume von Gehirn und Rückenmark

Gehirn und Rückenmark werden von den Hirnhäuten umhüllt. Die Hirnhäute sind von außen nach innen

- die harte Hirnhaut, **Dura mater**
- die Spinnwebhaut, **Arachnoidea** und
- die zarte Hirnhaut, **Pia mater.**

Zwischen Pia mater und Arachnoidea befindet sich die Hirn- und Rückenmarksflüssigkeit, der **Liquor cerebrospinalis** (oder einfach Liquor, was wörtlich Flüssigkeit heißt).
Im Innern des Gehirns gibt es Hohlräume, die **Ventrikel**. In ihnen wird der Liquor gebildet, um durch Verbindungen zwischen den Ventrikeln als **inneren Liquorräumen** und dem **äußeren Liquorraum** der Hirnhäute bis in den Wirbelkanal zu gelangen. Hier ist es möglich, z.B. zwischen den

---

20 Hier streiten sich die Gelehrten wieder einmal. Bis zum Mittelhirn herauf gehen aus dem Hirnstamm echte periphere Nerven entsprechend den Spinalnerven des Rückenmarks ab. Auch die Gliederung der grauen Substanz entspricht der des Rückenmarks, so dass eine klare Grenze zwischen primitivem Hirnstamm und hochentwickeltem Vorderhirn am ehesten zwischen Mittel- und Zwischenhirn zu ziehen ist. Offiziell wird jedoch auch das Zwischenhirn noch zum Hirnstamm gezählt.

Lendenwirbeln durch eine Punktion Liquor für Laboruntersuchungen zu gewinnen.

4.2.1 Hirnhäute und äußerer Liquorraum

Der äußere Liquorraum umgibt Hirn und Rückenmark als schützendes Lager, in dem das Zentrale Nervensystem schwimmend aufgehängt ist. Er wird nach außen durch die **Dura mater** (harte Hirnhaut) begrenzt, die im Schädel gleichzeitig die innere Knochenhaut ist. Sie bildet außerdem zwei Formationen, die das Schädelinnere weiter unterteilen: die **Falx cerebri** (lat.: Falx - Sichel) und das **Kleinhirnzelt** (Tentorium cerebelli). Die Falx beschreibt einen Bogen in der Medianebene des Schädels und trennt die beiden Großhirnhälften voneinander. Nach unten hin endet sie in einem Bogen am *Balken*. Dorsal endet sie in einer flächigen Aufzweigung zum Kleinhirnzelt, zwei symmetrischen Flächen, die wie ein Zeltdach das Kleinhirn überspannen.

Arachnoidea und Pia mater sind zwei Blätter derselben Hirnhaut, der Leptomeninx (grch. wörtl.: leichte Hirnhaut).

Der Dura mater liegt die **Arachnoidea** (Spinnwebhaut) an, die durch ein netzartiges Faserwerk mit der **Pia mater** verbunden ist. Die Pia mater liegt direkt an der Hirn- bzw. Rückenmarksoberfläche an. Zwischen Arachnoidea und Pia mater befindet sich der Subarachnoidalraum, der den äußeren Liquorraum ausmacht.

Zwischen Dura mater und Arachnoidea befindet sich ein schmaler Spaltraum, der Subduralraum. Ein Epiduralraum (grch.: auf der Dura) existiert normalerweise nur im Rückenmark, da im Schädel die Dura ja als Knochenhaut direkt dem Knochen anliegt.

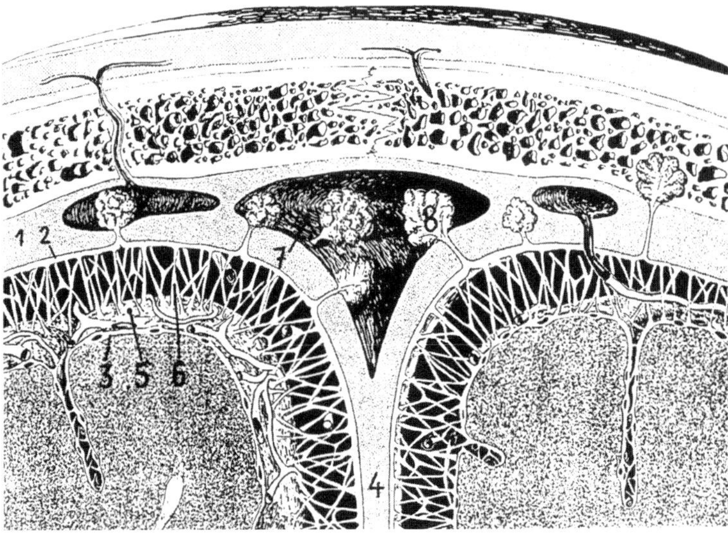

Abb. 4.3 Hirnhäute

1 Dura mater, **2** Arachnoidea, **3** Pia mater, **4** Falx cerebri, **5** Subarachnoidalraum mit **6** Trabekeln, **7** Sinus sagittalis superior, **8** Arachnoidalzotten. (MD)

Klinischer Exkurs: Hirnblutungen

In den Räumen zwischen den Hirnhäuten können Blutungen zu Hämatomen (Blutergüssen) führen. Epiduralblutungen bzw. -hämatome sind fast immer Folgen eines Unfalls, bei dem meist die A. meningea media (s.u. 1.4.7) durch Knochenbruchstücke der Schädelkalotte zerrissen wurde. Die Patienten sind typischerweise zunächst bewusstlos, um nach einem freien Intervall von Stunden bis Tagen erneut einzutrüben.

Subduralblutungen bzw. -hämatome dagegen werden häufig zunächst nicht bemerkt, da es sich bei ihnen um Blutungen aus Venen handelt, die langsam in den Subduralraum sickern. Das freie Intervall kann hier bis zu Wochen oder gar Monaten betragen, nach denen dann sog. Hirndruckzeichen wie Kopfschmerzen und Bewusstseinstrübung eintreten.

Ein ganz anderer Fall sind Subarachnoidealblutungen. Sie entstehen auf der Grundlage von Aneurysmen der Arterien der Hirnbasis (s.u. 1.4.7). Ein Aneurysma ist eine Aussackung eines Blutgefäßes. Meist bei vorbestehendem erhöhtem Blutdruck kommt es unter plötzlicher Anstrengung zum Zerreißen dieser - bis dahin harmlosen - Aussackung und einer entsprechend akuten Symptomatik: schwerste Kopfschmerzen, die das Vorbeugen des Kopfes unerträglich machen.

4.2.2 Innere Liquorräume

Da das Nervensystem aus dem Neuralrohr entsteht, ist es nicht weiter verwunderlich, dass es ein Hohlraumsystem enthält. Allerdings ist dieses Hohlraumsystem dort, wo die Gestalt des Nervensystems am ehesten einem Rohr ähnelt, nämlich im Rückenmark, bis auf den haarfeinen Zentralkanal zurückgebildet.

Im Gehirn dagegen haben sich die Hohlräume zum **Ventrikelsystem** differenziert. Es gibt insgesamt vier Ventrikel. Die ersten beiden sind symmetrisch angelegt, so dass man sie nicht nummerieren kann: die **Seitenventrikel**. Sie liegen unterhalb des Balkens (s. 4.4) und nehmen wie er einen gebogenen Verlauf, sind dabei jedoch an ihren Enden zu Hörnern ausgezogen, die in verschiedenen Großhirnlappen liegen und nach ihnen benannt werden können: dem *Vorderhorn* (*Cornu frontale*, lat.: Cornu: Horn), dem *Hinterhorn* (*Cornu occipitale*) und dem *Unterhorn* (*Cornu temporale*).

In den Seitenventrikeln befinden sich Gefäßknäule, die durch Filtration aus dem Blutserum den *Liquor cerebrospinalis* produzieren, die *Plexus chorioidei*. Nach medial hin öffnen sich die Seitenventrikel durch das Foramen interventriculare oder Monroi-Loch zum **dritten Ventrikel**. Er liegt zwischen den beidseitigen Thalamuskerngebieten (s. 4.10), die durch ihn hindurch eine kleine Brücke aus Nervenfasern unterhalten, und grenzt vorne an die Hirnanhangsdrüse, hinten an die Zirbeldrüse. Nach unten mündet der dritte Ventrikel in einen längeren Gang, den Aquaeductus cerebri (oder kurz Aquädukt), der ihn mit dem **vierten Ventrikel** verbindet.

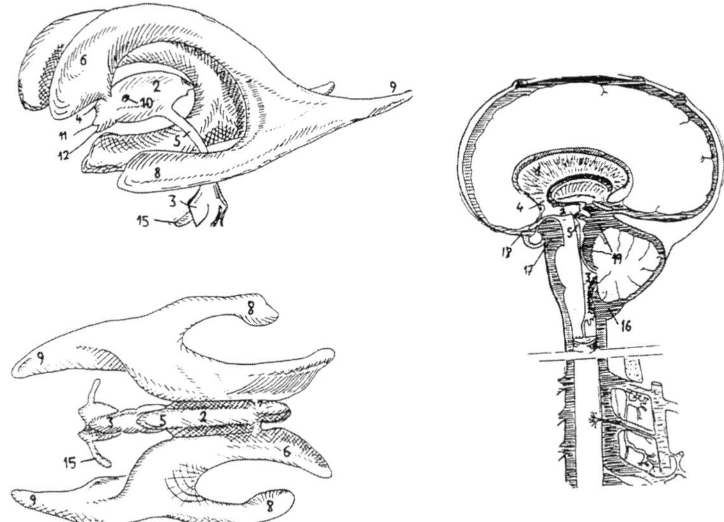

Abb. 4.4 Liqorräume

1 Seitenventrikel (mit: **6** Vorderhorn, **7** Pars centralis, **8** Temporal- oder Unterhorn, **9** Okzipital- oder Hinterhorn), **2** III. Ventrikel, **3** IV. Ventrikel, **4** Foramen interventriculare (M*onroi*), **5** Aquaedukt, **10** Verbindung zwischen den Thalami, **11** Recessus opticus am Abgang des N. opticus, **12** Recessus infundibularis über dem Hypophysenstiel, **13** Recessus über dem Abgang der Zirbeldrüse, **14** Recessus lateralis, **15 - 18** Liquorzisternen der äußeren Liquorräume. (PN)

Dieser liegt zwischen der Dorsalseite der Brücke und dem Kleinhirn und hat eine zeltartige Form. Nach unten setzt er sich in den Zentralkanal des Rückenmarks fort. Seitlich nach vorn gehen von ihm zwei paarige Fortsätze ab, die als *Luschka´ Öffnung (Foramen Luschkae)* die Verbindung zum äußeren Liquorraum herstellen.

Dort, im äußeren Liquorraum, wird der Liquor durch Zotten der Arachnoidea wieder resorbiert und in das venöse Blutsystem aufgenommen.

Klinischer Exkurs: Hydrocephalus

An den Engstellen, vor allem am Aquaedukt, kann der Liquorfluss leicht durch Missbildungen oder Tumoren unterbrochen werden. Dann staut sich die Hirnflüssigkeit oberhalb der Engstelle in den Ventrikeln. Da die Schädeldecke nicht ausweichen kann, kommt es zur Kompression des Gehirns mit entsprechenden Symptomen des Hirndrucks - einem so genannten inneren Wasserkopf oder Hydrocephalus internus. Besteht diese Verengung als Missbildung von Geburt an, kommt es zum „klassischen" Wasserkopf, weil die Hirnmasse den Druck an den wachsenden Knochen weitergeben kann, der entsprechend nachgibt. Heute ist es in diesen Fällen möglich, den Liquor durch operativ eingesetzte Drainagen in andere Körperhöhlen abzuleiten. Dennoch entwickeln sich diese Kinder meist sehr verzögert.

4.3 Wichtige Großhirnrindenfelder

Die Großhirnrinde ist der Ort der bewussten Wahrnehmung und Steuerung und damit auch des Denkens und der Erinnerung. Sie bildet den größten Teil der Hirnoberfläche, lediglich Teile von Kleinhirn sowie Mittel- und Stammhirn sind außer ihr von außen am Hirnpräparat zu sehen.

4.3.1 Topographische Gliederung der Großhirnrinde in Lappen und Windungen

Die Großhirnrinde macht den größten Teil der von außen am Hirn sichtbaren Oberfläche aus. Ihre äußere Struktur ist zunächst durch die Unterteilung in zwei **Hirnhemisphären** geprägt, die durch einen Längsspalt getrennt werden, in dem die Großhirnsichel (Falx cerebri) der Dura mater verläuft (s. 5.2.1). Sie sind in der Tiefe durch den *Balken* verbunden (s. 5.4).
Weiter ist die Gliederung in vier **Lappen** (Lobi) deutlich erkennbar, den Stirn- oder **Frontallappen**, den Schläfen- oder **Temporallappen**, den Seiten- bzw. **Parietallappen** und den Hinterhaupts- oder **Okzipitallappen**. Die **Inselregion** wird zuweilen als eigener Lappen gezählt.

Systematisch wird die Großhirnrinde in den *Allokortex* und den *Neokortex* eingeteilt. Funktionell grob zusammenfassend lässt sich sagen, dass der *Allokortex* die unmittelbar mit dem Geruchssinn verknüpften Großhirnteile sowie die Hippocampusformation enthält. Die große Mehrzahl der übrigen Funktionen ist dem *Neokortex* zugeordnet.
Er hat sich im Laufe der Evolution zu den höheren Säugetieren hin immer weiter ausgedehnt und ist beim Menschen am ausgeprägtesten. Dies spiegelt sich in der starken Auffaltung zu Hirnwindungen wieder, den **Gyri** (lat.: gyrus - Drehung, Windung). Zwischen ihnen liegen als enge Täler die eingefalteten Furchen der **Sulci** (lat.: sulcus - Rand). Zwei Drittel der Oberfläche des Neokortex befinden sich in den Sulci, nur ein Drittel ist an der Oberfläche der Gyri sichtbar.

Die Anordnung der Hirnwindungen und -furchen ist zum größten Teil von Individuum zu Individuum verschieden. Ein Teil der Furchen ist jedoch konstant und dient deshalb der Orientierung bei der Beschreibung. Der auffälligste ist der **Sulcus centralis**, der quer über das Großhirn zieht und den Stirn- vom Parietallappen trennt. Der Temporallappen wird durch den **Sulcus lateralis** von diesen beiden Lappen getrennt und selbst durch den *Sulcus temporalis superior* und *medius* in drei parallel längs verlaufende Gyri unterteilt.
Durch den Sulcus lateralis gelangt man zwischen Parietal- und Temporallappen in der Tiefe zur **Insel**. Es handelt sich dabei ebenfalls um Großhirn-

rinde, die jedoch als Ganzes soweit eingefaltet ist, dass sie von den beiden genannten Lappen überdeckt wird. Es gibt einige weitere regelmäßig anzutreffende Furchen, die für die Kenntnis der äußeren Gliederung der Großhirnrinde jedoch keine zentrale Bedeutung haben.

4.3.2 Funktionelle Zuordnung einzelner Rindenregionen

Einzelnen lokalisierbaren Bezirken der Hirnrinde lassen sich bestimmte - zum Teil sehr komplexe und nur vage beschreibbare - Funktionen zuordnen. Die ersten Erkenntnisse auf diesem Gebiet wurden durch den Vergleich klinisch sichtbarer neurologischer Funktionsausfälle mit pathologisch-anatomischen Befunden bestimmter Hirnschädigungen gewonnen.
So fand Paul Broca im Jahre 1861 bei einem Patienten, der Worte sehr wohl verstand, aber nicht mehr äußern konnte, nach dessen Tod eine Schädigung der dritten Windung des linken Frontallappens, und Carl Wernicke entdeckte etwa ein Jahrzehnt später eine Schädigung der heute nach ihm benannten Temporalregion bei Patienten, deren Sprachverständnis gestört war (womit zugleich die beiden Prototypen zentraler Aphasien, die motorische (Broca-) und die sensorische (Wernicke-) Aphasie beschrieben waren).

Die systematische mikroskopische Untersuchung der Hirnrinde führte zu der Aufstellung von Hirnkarten, die eine Vielzahl verschiedener Regionen nach ihrem histologischen Muster klassifizierten. Zum Teil ergeben sich dabei erstaunliche Übereinstimmungen zwischen den klinisch-pathologisch und den histologisch definierten Feldern, die als *Area* 1 bis 52 durchnummeriert werden können (lat.: Area - Feld).
Der erste Weltkrieg mit seiner Vielzahl von Schädel-Hirn-Verletzten brachte diesem Zweig der Forschung neuen Auftrieb, so dass K. Kleist (ein Schüler Wernickes) in den Zwanziger- und Dreißigerjahren des 20. Jahrhunderts seinen „Bau- und Funktionsplan des Gehirns" im „Handbuch der ärztlichen Erfahrungen im Weltkrieg 1914/18" veröffentlichen konnte.
Eine Vielzahl von Methoden zur verfeinerten Erforschung der Hirnfunktionen - etwa durch elektrophysiologische Reizungen und Messungen - ist seitdem hinzugekommen.
Abbildung 4.5 zeigt Karten der Hirnrinde auf unterschiedlichen methodischen Grundlagen.

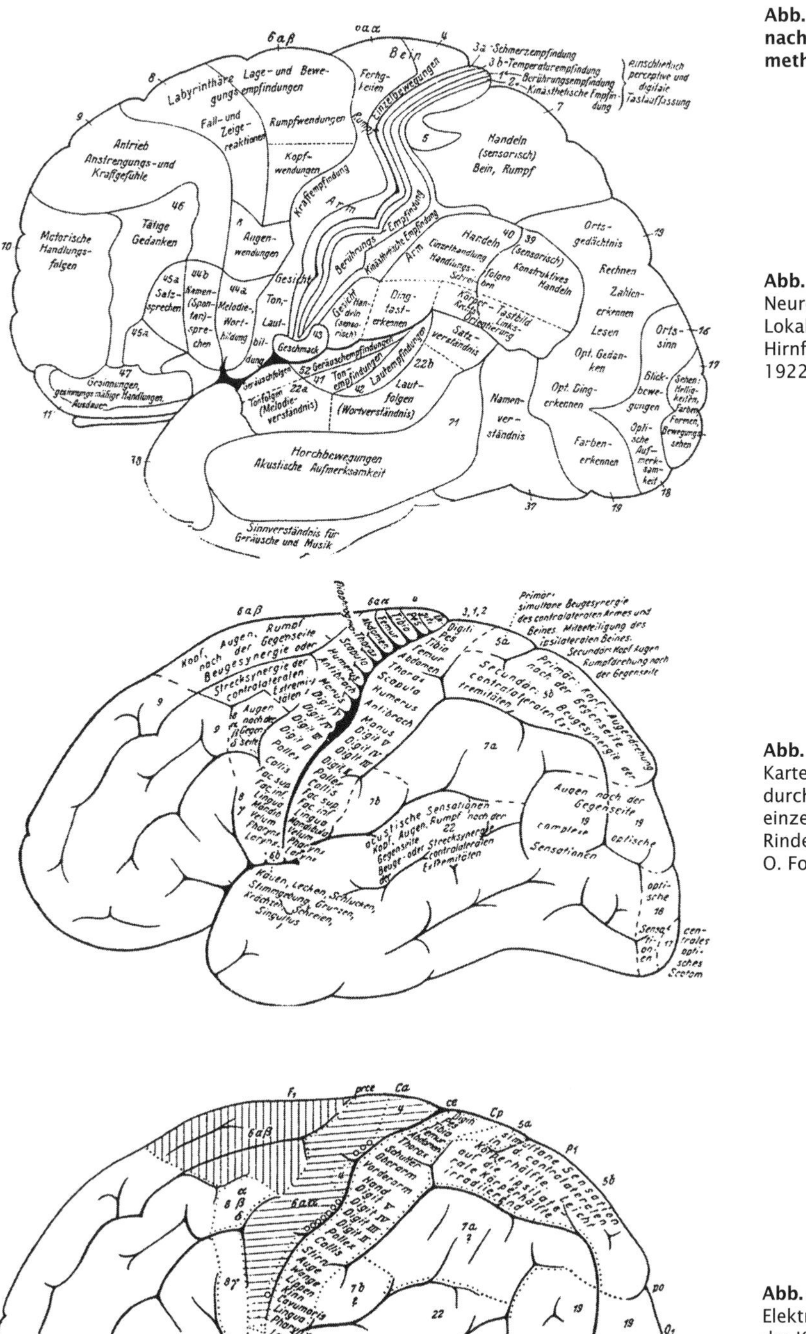

Abb. 4.5 Rindengebiete nach unterschiedlichen methodischen Aspekten

Abb. 4.5a
Neuropathologische Lokalisation der Hirnfunktionen nach K.Kleist, 1922 bis 1934

Abb. 4.5b
Karte motorischer Effekte durch elektrische Reizung einzelner motorischer Rindenfelder, nach O. Foerster 1936

Abb. 4.5c
Elektrophysiologische Karte der Körperfühlsphäre, nach O. Foerster 1936

Man sollte sich darüber im Klaren sein, dass die Zuordnung bestimmter Lokalisationen zu Funktionen der Großhirnrinde ein Unterfangen ist, dem enge Grenzen gesetzt sind, wenn man sich die Komplexität und Vielfalt menschlicher Empfindungen, Erlebnis- und Verhaltensweisen vor Augen hält.
Ohne Zweifel lassen sich bestimmte eng umschreibbare Funktionen auch lokalisieren, umso besser, je mehr sie unmittelbar auf körperliche Regionen oder Funktionen bezogen sind, wie die sensorische und motorische Repräsentation der Körperoberfläche und der Muskelgruppen in der post- bzw. präzentralen Windung, die akustische Wahrnehmung in der Hörrinde, deren tonotopische Erregung sich messen lässt oder die unmittelbare optische Wahrnehmung.
Höhere geistige und seelische „Funktionen" lassen sich nicht mehr oder nur sehr grob messen und lokalisieren. So weiß man, dass Gefühle, Bewusstsein und Charakter oder Persönlichkeit zu einem großen Teil im Frontallappen lokalisiert sein müssen, da Schädigungen hier zu entsprechenden Persönlichkeitsveränderungen führen, während Erinnerung und Interpretation vorwiegend im Temporallappen „liegen".
Kaum eine dieser höheren „Funktionen" ist jedoch ohne die Gesamtheit der übrigen denkbar, so dass der Versuch der Hirnforschung, höhere Bewusstseinsfunktionen als verschiedene „Ich´" anatomisch zuzuordnen, immer von der Kritik begleitet war, dies sei „Hirnmythologie", die zu der falschen Annahme verleite, man könne mit ihrer Hilfe das Wesen des Menschen oder eine Art „Quintessenz" seines Geistes oder seiner Seele erfassen.

4.3.2.1 Gyrus praecentralis und Gyrus postcentralis

Auch für die Großhirnrindenfelder gilt die grundlegende Einteilung in ventral gelegene motorische und dorsal gelegene sensorische Regionen. Die „Wasserscheide" ist der **Sulcus centralis**.
An ihm entlang verlaufen als motorischer **Gyrus praecentralis** und sensorischer **Gyrus postcentralis** die primären Rindenfelder der Körpersteuerung bzw. -wahrnehmung.

Primäres Rindenfeld bedeutet, dass dieses Feld das erste Rindenfeld ist, das von den zugehörigen Bahnen aus untergeordneten Hirnzentren erreicht wird bzw. (auf der motorischen Seite) das letzte Rindenfeld, von dem aus dann die Bahnen zu untergeordneten Zentren weiterverlaufen. Hier findet also die bewusste Zuordnung von Reizen oder motorischen Impulsen zu den einzelnen Punkten des Körpers statt. Dabei wird jede Körperhälfte in der gegenüberliegenden Hirnhälfte in Form eines „kopfstehenden Homunculus" [21]) repräsentiert (s.a. 4.8, Pyramidenbahn). Der Gyrus praecentralis enthält die primären Rindenfelder der *Pyramidenbahn*.

21 Lat.: homunculus - Menschlein, Verkleinerungsform zu homo - Mensch. Im Mittelalter bis zu den anatomischen Studien der Renaissance herrschte die Vorstellung, dass im Herzen als Ort der Seele ein kleines Menschlein wohne, das alle Lebensfunktionen in Gang halte. Zugleich eine alchemistische Vorstellung von einem daumengroßen, künstlichen Menschlein (im 16. Jh.

Diese direkte Zuordnung allein macht jedoch nicht unser Handeln und Fühlen aus. Reize jeder Art werden mit vielfältigen Erinnerungen verknüpft, die dadurch als Erfahrungen zugänglich und anwendbar werden und dem Reiz eine Bedeutung geben. Erst dadurch vermögen wir in Bruchteilen von Sekunden einen Reiz so zu interpretieren, dass wir angemessen darauf reagieren können. Für diese Reaktion werden wiederum komplexe Muster gebildet. Wenn wir z.B. sprechen, dann denken wir nicht bewusst Thorax-, Bauch-, Zungen-, Mund-, Kehlkopf- und Kieferbewegungen, sondern wir denken meist in erster Linie Worte und gedankliche Zusammenhänge.
Während so das Erinnern als eine sehr hohe und komplexe sensorische Funktion aufgefasst werden kann, ist das Denken im Hinblick auf Handlungen eine motorische Funktion. Für diese komplexen Funktionen sind sekundäre und tertiäre Felder, so genannte **Assoziationsfelder,** zuständig.
Während sich für alle primären Felder neuronale Verschaltungen und topische Anordnungen herausfinden ließen, nach denen jeder Punkt der Körperoberfläche oder eines Sinnesepithels Punkt zu Punkt repräsentiert wird, ist über die Verschaltung und das Zustandekommen dieser komplexen Funktionen nichts bekannt. Selbst die auf Hirnkarten eingezeichneten Felder lassen sich nur äußerst vage funktionell zuordnen. Sie überlappen sich weit, und dasselbe Feld kann je nach dem Gesichtspunkt, unter dem es gerade wissenschaftlich untersucht wurde, ganz verschiedene - einander nicht ausschließende - Funktionsdimensionen haben.
Das mag in den Augen der Kortexforscher insofern unbefriedigend sein, als die eindeutig zuzuordnenden primären Rindengebiete nur etwa ein Fünftel der Hirnrinde ausmachen.

4.3.2.2 Motorische Assoziationsfelder

Unmittelbar ventral des Gyrus praecentralis erstreckt sich das praemotorische Gebiet, das die synergistische Kontraktion ganzer Muskelgruppen bewerkstelligt. Es wird von einigen Autoren als die Rindenregion des extrapyramidal-motorischen Systems betrachtet (s. 4.9).
Zum praemotorischen Gebiet zählt unter anderem das Blickzentrum. Von ihm aus werden Augen- und Kopfbewegungen in komplexeren Mustern gesteuert.
Als zweites ist hier die bekannte Broca´ Region als motorische Sprachregion zu nennen (Area 44 und 45). Bei ihrem Ausfall kommt es zu einer motorischen Aphasie.

von Paracelsus beschrieben, auch zu finden bei Goehte: Faust. Der Tragödie Zweiter Teil, 2. Akt, Laboratorium (Zeile 6821 ff.): Fausts Famulus Wagner erzeugt im Reagenzglas einen Homunculus, der unter anderem spricht: „Das ist die Eigenschaft der Dinge:/ Natürlichem genügt das Weltall kaum;/ Was künstlich ist, verlangt geschloßnen Raum.“

Noch weiter nach frontal schließen sich Hirnregionen an, in denen anhand klinischer Befunde die Gedankentätigkeit lokalisiert ist und solche, bei deren Zerstörung bewusste Antriebe, Emotionen und Gefühle verändert werden. Dieser Teil des Frontalhirns ist bereits bei den Menschenaffen, besonders aber beim Menschen extrem ausgeprägt.
Er mag als eigentlicher Sitz des Bewusstseins betrachtet werden. Je nach exakter Lokalisation und Ausdehnung einer Frontalhirnschädigung kommen z.B. keine gerichteten Handlungsimpulse mehr zustande, oder diese Impulse werden nicht länger aufrechterhalten, so dass Handlungen nur unvollständig zu Ende gebracht werden. Ein charakteristisches Symptom der Frontalhirnschädigung ist die emotionale Enthemmung, die sich in hemmungslosem Lachen oder Weinen oder Zeichen körperlicher Zuwendung äußern, die ohne erkennbaren „angemessenen" Anlass abrupt wechseln. Anscheinend werden dabei emotionale Impulse aus subkortikalen Zentren im Frontallappen nicht mehr gefiltert und geordnet.

4.3.3 Sensible und sensorische Rindenfelder

Die sensorische Hirnrinde ist etwas komplizierter zu beschreiben, einerseits, weil hier zum Teil exaktere Erkenntnisse vorliegen als für das Frontalhirn, andererseits, weil es zusätzlich zur *sensiblen* Primärrinde auch über verschiedene *sensorische* Primärgebiete der Sinnesorgane verfügt.
Alle primären rezeptiven Rindenfelder sind letztlich Projektionsfelder des Thalamus, mit anderen Worten: sie werden im Thalamus vorgefiltert (s. 4.10).

4.3.3.1 Sehrinde

Die Sehrinde liegt im Occipitallappen. Ihr primärer Anteil liegt direkt um eine Furche, den Sulcus calcarinus herum (Area 17, auch Area striata). Sie liefert unmittelbar nur optische Empfindungen: Wird sie gereizt, empfindet man Lichtblitze und Farbeindrücke, so zum Beispiel die sprichwörtlichen Sterne, die man beim Sturz auf den Kopf sieht. Dabei ist jeweils eine Hälfte des Gesichtsfeldes in der gegenüberliegenden Hirnhälfte vertreten.

Umliegende Regionen scheinen unmittelbar mit motorischen Gebieten verknüpft zu sein, da sich hier, in einem sensorischen Hirngebiert, durch elektrische Stimulation unmittelbar geordnete Blickbewegungen auslösen lassen. Weitere Gebiete, die zwiebelschalenartig um die primäre Sehrinde herum angeordnet sind, sind für das optische Erkennen, den Ortssinn und das Ortsgedächtnis notwendig. Verschiedene optische Qualitäten des gesehenen Bildes wie Helligkeit, Farben, Formmuster, scheinen außerdem ebenfalls in verschiedenen benachbarten Regionen erkannt zu werden.

4.3.3.2 Hörrinde

Die primäre Hörrinde befindet sich in den **Heschl-Querwindungen** des Gyrus temporalis superior im Schläfenlappen. Sie vermittelt unmittelbar lediglich die Empfindung von Geräuschen und Lautfolgen nach Lautstärke und Frequenz. Von ihr ausgehend folgen im übrigen Temporallappen Assoziationsgebiete für das Wort- und Melodieverständnis und das Satzverständnis, eng verbunden mit dem Sprach- und Namengedächtnis. Der Temporallappen als Ganzes scheint außerdem der Ort der Erinnerung schlechthin zu sein.

4.3.3.3 Parieto-occipito-temporales Integrationsgebiet

Die sekundären Rindenfelder der Körperwahrnehmung (Parietallappen), der optischen Wahrnehmung (Occipitallappen) und des Hörens (Temporallappen) bilden ein gemeinsames Übergangsgebiet. Dieses Gebiet zeichnet sich durch drei besondere Eigenschaften aus: zum einen ist es beim Menschen gegenüber den Primaten erheblich vergrößert. Zum anderen konnte man von dort aus eine auffallend große Anzahl von Nervenbahnen zu einer Vielzahl von gleich- und gegenseitigen Hirnzentren und Rindenregionen feststellen. Schließlich endet seine individuelle Differenzierung und Ausreifung beim Menschen in der dominanten Hirnhälfte vermutlich sehr spät, d.h. es werden in diesem Bereich in der Kindheit länger als in anderen Hirnbezirken noch neue neuronale Verknüpfungen hergestellt.

Diese Befunde führten zu der Ansicht, dass die bereits sehr komplexe Verarbeitungsebene der sekundären Rindenfelder hier noch einmal auf einer übergeordneten Ebene integriert wird. Damit darf man „in diesem parietalen tertiären Gebiet das Substrat für die höchsten Formen menschlichen Wahrnehmens und Erkennens vermuten" (Duus 1983).

4.4 Wichtige Kommissuren-, Assoziations- und Projektionssysteme

Die weiße Substanz des Großhirns besteht aus einer Vielzahl markhaltiger Nervenfasern, die Verbindungen von Neuronen der Hirnrinde untereinander sowie mit untergeordneten Kerngebieten herstellen. Diese Fasersysteme werden zusammen mit den zugehörigen Nähr- und Stützzellen als das **Marklager** der Hirnrinde gegenübergestellt. Nach dem Verlauf dieser Bahnen lassen sie sich in die drei in der Überschrift genannten Fasersysteme unterteilen.

- **Kommissurenbahnen** verlaufen quer. Sie verbinden Rindenfelder der gegenüberliegenden Hemisphären miteinander.
- **Assoziationsbahnen** verlaufen längs. Sie verbinden verschiedene Rindenfelder derselben Großhirnhemisphäre.
- **Projektionsbahnen** verlaufen vom Kortex weg zu untergeordneten Zentren und umgekehrt.

Alle Projektionsfasern nehmen ihren Weg durch die **Innere Kapsel** (*Capsula interna*), eine am Hirnschnitt mit bloßem Auge abgrenzbare Region der weißen Substanz. Sie fächern sich zur Rinde hin weit auf und werden deshalb als strahlenförmiger Kranz, **Corona radiata**, bezeichnet. Zu den Projektionsfasern gehören unter anderem die Pyramidenbahn und die Bahnen des extrapyramidalen Systems als motorische Systeme sowie die Fasern vom Thalamus zur Hirnrinde als afferente Bahnen. Zu den letztgenannten gehören auch die Hörstrahlung und die Sehstrahlung. Der Pyramidenbahn und dem extrapyramidal-motorischen System sind eigene Abschnitte gewidmet (4.8 und 4.9), die übrigen Projektionsbahnen werden im Einzelnen unter 4.6 besprochen.

4.4.1 Kommissuren

Das bedeutendste Kommissurensystem im Großhirn ist der **Balken**, auch als **Corpus callosum** bezeichnet. Er bildet das bogenförmige Dach der Seitenventrikel. Da das Hirn von oben sowie von vorne und hinten durch einen tiefen Einschnitt geteilt ist, verlaufen seine Fasern als gebogene Strahlen auf den Balken zu, als ob eine Vielzahl gerader Verbindungen zwischen gegenüberliegenden Punkten in der Mitte zusammengerafft wären. Die besonders stark gebogenen Faserbündel am vorderen und am hinteren Ende des Balkens werden als *Forceps minor* (vorn) und *Forceps maior* (hinten) bezeichnet.
Daneben gibt es außerdem die **Comissura anterior**, die die beiden Temporallappen noch einmal gesondert verbindet.

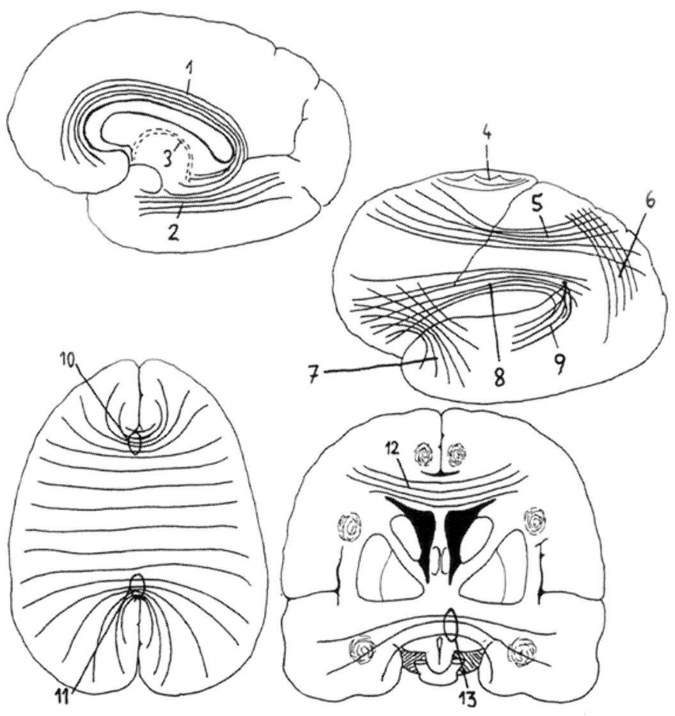

Abb. 4.6 Kommissuren- und Assoziationsbahnen des Gehirns

1 Cingulum; **2** Fasciculus longitudinalis inferior; **3** Striae terminales; **4** Fibrae arcuatae cerebri; **5** Fasiculus longitudinalis superior; **6** Fasciculus ocipitalis verticalis; **7** Fasciulus uncinatus; **8** Fascicuus rontotemporalis; **9** Fasciculus arcuatus; **10** Forceps minor; **11** Forceps maior; **12** Corpus calloum; **13** Comissura anterior. (PN)

4.4.2 Assoziationsbahnen

Eine Vielzahl Fasersysteme mit ganz unterschiedlichem Verlauf verbindet die verschiedenen Rindenareale miteinander. Wie unter 4.3 gesehen, sind die primären Rindenfelder mit sekundären oder Assoziationsfeldern verbunden. Der Aufgabe dieser Vernetzung mit der mehr oder minder unmittelbaren Nachbarschaft dient das System der Bogenfasern (*Fibrae arcuatae cerebri*), die dicht unter der Rinde von einem Gyrus zum nächsten oder über einen oder mehrere Gyri hinweg verlaufen.

Daneben gibt es quasi als Fernleitungen Faserzüge, die verschiedene Lappen oder größere Areale miteinander verbinden. Sie sind in Abb. 4.6 mit ihren Bezeichnungen zu sehen. Erwähnenswert erscheint das *Cingulum*, das mit longitudinalem Faserverlauf ungefähr der Form des Balkens entspricht, jedoch beidseits lateral der Hirnmitte und etwas oberhalb des Balkens verläuft, und *Fasciculus longitudinalis superior* (vom Occipital- zum Frontallappen) und *inferior* (vom Occipital- zum Temporallappen). Sie stellen Verbindungen zwischen sensorischen und motorischen Sekundärfeldern her, die vorstellbar machen, wie die Aufnahme auch sehr komplexer kortikal verarbeiteter Informationen oder Reize zu sehr schnellen und ebenso komplexen Reaktionen führen kann - ein Ablauf, den wir gern fälschlich als „Reflexe" bezeichnen, obwohl er eben durchaus über den Kortex geschieht.

4.5 Wichtige Kerngebiete der einzelnen Hirnabschnitte

Als **Kerngebiete** oder **Kerne** werden funktionell zusammenhängende Ansammlungen von Perikaryen (zellkernnahen Anteilen der Nervenzellen) *innerhalb des ZNS* bezeichnet. Im *peripheren* Nervensystem heißen sie Ganglien, was leider nicht verhindert hat, dass bestimmte Kerngebiete im ZNS ebenfalls „Ganglien" benannt wurden, zum Beispiel die Basalganglien.

Die meisten dieser Kerngebiete werden in nachfolgenden Abschnitten noch gesondert besprochen, so dass sie hier nur mit einem Verweis auf den entsprechenden Abschnitt erwähnt werden.

4.5.1 Kerngebiete des Endhirns - Basalganglien

Die Basalganglien liegen in der weißen Substanz des Endhirns eingebettet. Es handelt sich bei ihnen um drei Kerngebiete, den **Schweifkern** (*Ncl. caudatus*), den *Schalenkern* (**Putamen**), und das **Claustrum**. Funktionell gehört zu ihnen auch noch der *Globus pallidus*, kurz **Pallidum** genannt, der jedoch als phylogenetisch älterer Teil teils zum Zwischenhirn gezählt wird.

Schweifkern, Putamen und Pallidum werden als **Striatum** zusammengefasst. Aufgrund ihrer räumlichen Nähe werden dabei Pallidum und Putamen zusammen als *Linsenkern* bezeichnet.

Die Zusammenfassung zum Striatum ist insofern sehr willkommen, als diese drei Kerngebiete wesentlicher Bestandteil des extrapyramidalen Systems sind. Sie werden deshalb unter 4.9 ausführlicher besprochen.
Die Funktion des Claustrums ist nicht genau bekannt. Das Corpus amygdaloideum zählt zusammen mit dem **Ammonshorn** oder *Hippocampus* zum limbischen System (siehe 4.11).

4.5.2 Kerngebiete des Zwischenhirns - Thalamusregion

Das Zwischenhirn folgt ursprünglich der Anordnung des Nervensystems entlang der Längsachse, liegt also zwischen Mittel- und Endhirn. Durch das vorauseilende Wachstum des Endhirns wird es jedoch allseits von diesem umgeben, so dass seine Oberfläche nur noch in einem kleinen Bereich an der Unterseite des Gehirns zu sehen ist. Es liegt unmittelbar beidseits des III. Ventrikels und unterhalb der Seitenventrikel etwa in der Mitte des Gehirns. Im Wesentlichen lässt es sich begrifflich gleichsetzen mit dem Thalamus. Das gilt allerdings nur, wenn man die verschiedenen Kerngebiete berücksichtigt.

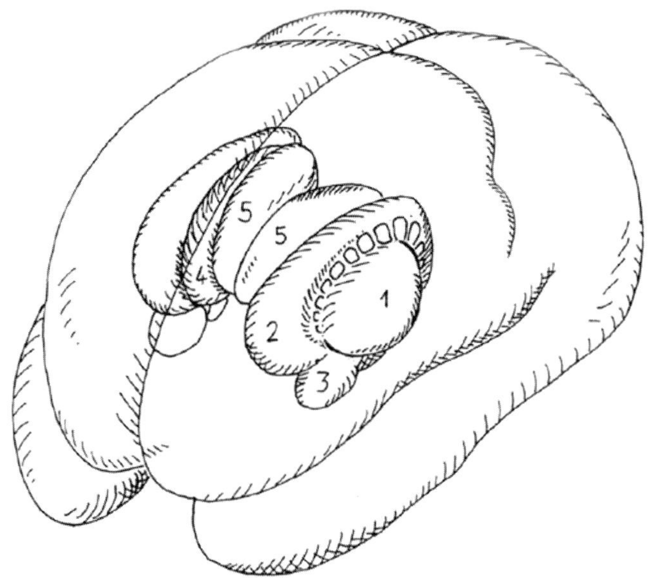

Abb. 4.7 Räumliche Durchzeichnung der Basalganglien in der Ansicht von schräg vorne

1 Putamen, **2** Nucleus caudatus, **3** Corpus amygdaloideum, **4** Globus pallidus, **5** Thalamus. (PN)

Der **Thalamus** selbst macht den größten Teil aus, etwa 80 Prozent der Masse des Zwischenhirns; außerdem zählen zum Zwischenhirn **Epithalamus, Subthalamus** und **Hypothalamus**. Nach lateral wird der Thalamus durch die Innere Kapsel begrenzt.

Die Thalami beider Seiten sind bei den meisten Menschen durch eine Zellbrücke quer durch den III. Ventrikel miteinander verbunden. Da jedoch 20 bis 30 Prozent der Menschen ohne diese Brücke, die *Massa intermedia*, auskommen, scheint ihre Bedeutung nicht wesentlich zu sein.
Die Funktion des Thalamus lässt sich als Umschaltstation afferenter Impulse auf dem Weg zur Großhirnrinde zusammenfassen. Im Einzelnen wird unter 4.10 darauf eingegangen.

4.5.3 Kerngebiete des Hirnstamms

Im Hirnstamm befinden sich die Kerngebiete der Hirnnerven. Sie entsprechen zum großen Teil den Nervenzellen des Rückenmarks. Die Hirnnervenkerne werden ausführlich unter 4.13 besprochen.

4.5.3.1 Formatio reticularis

Vom oberen Rückenmark bis hinauf zum Mittelhirn erstreckt sich ein Netzwerk von Nervenzellen, die Formatio reticularis (lat.: reticulum -

Netzchen). Sie scheint eine Vielzahl von Stammhirnfunktionen auf bisher nicht genau bekannte Weise zu integrieren und dadurch Wachheit und Bewusstseinslage zu beeinflussen. Zusammen mit dem Thalamus und ihren afferenten und efferenten Bahnen aus bzw. zu Rückenmark, Hirnnervenkernen, Großhirnhemisphären und Kleinhirn bildet es das **Aufsteigende Retikuläre Aktivierende System** (ARAS). Wird es - zum Beispiel durch Einklemmung im Hinterhauptsloch - geschädigt, kommt es zu Bewusstseinsstörungen bis hin zum Koma.

Die absteigenden efferenten Bahnen der Formatio reticularis gehören zum extrapyramidalen System (siehe auch dort, 4.9). Sie sind an der unbewussten Vorspannung der Muskulatur, dem **Muskeltonus**, beim Ablauf koordinierter Bewegungen beteiligt. Außerdem erhalten sie Zuflüsse von den Kerngebieten des Gleichgewichtsorgans.

Weitere Funktionen, die durch die Formatio reticularis gesteuert oder beeinflusst werden, sind **Blutdruckregulation**, **Herztätigkeit** und **Atmung**, **Würgen** und **Erbrechen** sowie **Speichelsekretion** und **Darmtätigkeit**. Entsprechende Zentren können anatomisch lokalisiert werden. Bekannt sind das Atemzentrum und das Schluckzentrum im verlängerten Rückenmark, weiter das „Brechzentrum" in der Area postrema und ein übergeordnetes Zentrum für unwillkürliche Mundbewegungen und Nahrungsaufnahme im Mittelhirn.

4.5.3.2 Weitere Kerngebiete

Im Zusammenhang mit extrapyramidalem System und Formatio reticularis ist auch die **Olive** zu betrachten. Sie ist ein Komplex mehrerer Kerne im oberen (rostralen) Anteil des verlängerten Rückenmarks und steht mit der Pyramidenbahn und einer Anzahl anderer Hirnregionen in Verbindung. Sie dient Muskelkoordination und dem Gleichgewicht.

Der **Nucleus ruber** ist ein motorischer Kern im Mittelhirn, der ebenfalls in das extrapyramidale System eingeschaltet ist.

4.5.4 Kerngebiete des Kleinhirns

Das Kleinhirn schließt sich mit drei Stielen, den *Pedunculi cerebellaris*, (lat.: pedunculus – Füßchen) dorsal an das Mittelhirn an und wird durch das Kleinhirnzelt vom Großhirn getrennt. Zwischen Mittelhirn und Kleinhirn liegt der IV. Ventrikel.

4.5.4.1 Gliederung und Strukturen des Kleinhirns

Die drei Stiele bestehen aus Nervenfasern, die Verbindungen zu den übrigen Hirnteilen herstellen. Ein unterer, mittlerer und oberer Kleinhirnstiel werden unterschieden.
Die Gliederung des Kleinhirns entspricht den drei evolutionären Entwicklungsstufen:

- Das **Urkleinhirn** (*Archicerebellum*) ist eng mit dem Gleichgewichtsorgan (Vestibularorgan) und dessen Kerngebieten verbunden. Es wird deshalb auch *Vestibulocerebellum* genannt. Es bildet zwei an der Unterseite querverlaufende Strukturen, den *Nodulus* und den paarigen *Flocculus*.
- Das **Altkleinhirn** (*Paläocerebellum*) erhält seine Afferenzen überwiegend aus dem Rückenmark und wird demnach auch *Spinocerebellum* genannt. Es bildet den größten Teil einer in der Medianachse verlaufenden Struktur, die aufgrund ihrer Form als *Wurm* (*Vermis*) bezeichnet wird.
- Das **Neukleinhirn** (*Neocerebellum*) schließlich ist ähnlich dem Neokortex des Endhirns der am weitesten entwickelte und evolutionär jüngste Teil des Kleinhirns. Es bildet ebenfalls zwei Hemisphären, die durch den Vermis voneinander getrennt werden. Die Hemisphären überlagen wie beim Großhirn die älteren Kleinhirnteile. Sie bilden ebenfalls Windungen und Furchen, die jedoch geordnet und annähernd parallel verlaufen.
  Über die Brücke (Pons) steht das Neocerebellum in enger Verbindung mit der Hirnrinde.

Neben der Rinde enthält das Kleinhirn auf jeder Seite Nervenzellen in vier Kerngebieten, dem **Ncl. fastigii**, den lateral von ihm gelegenen **Ncl. globosus** und **Ncl. emboliformis** und dem **Ncl. dentatus**, der als größter Kleinhirnkern im Schnittbild wie eine gezackte, bogenförmige Linie aussieht. Über sie verlaufen die Efferenzen des Kleinhirns.

Afferente Verbindungen existieren von Großhirnrinde, Hirnstamm mit Vestibulariskernen und Formatio reticularis sowie dem Rückenmark zum Kleinhirn, efferente von ihm zu allen motorischen Systemen und zurück zum Vestibulariskerngebiet, wodurch ein vestibulo-cerebellärer Regelkreis für das Gleichgewicht geschlossen wird.

4.5.4.2 Funktionen des Kleinhirns

Das Kleinhirn dient zusammen mit dem Vestibularissystem und der Formatio reticularis der unbewussten Regulation von Gleichgewicht und Muskeltonus. Sein Arbeitsprinzip besteht darin, dass es sämtliche Informationen zu Lage und Bewegung des Körpers sammelt und daraus synergistische Bewegungen ganzer Muskelgruppen koordiniert. Große

Teile der Kleinhirnfunktionen können von anderen Hirnteilen übernommen werden. Lediglich für Störungen der efferenten Kleinhirnkerne gilt das nicht.

Das Kleinhirn erhält quasi von allen aus der Großhirnrinde abgeschickten motorischen Impulsen Kopien, die es auswertet und im Sinne der intendierten Bewegung zielgerichtet modifiziert. Auf diese Weise werden überschießende Zielbewegungen gedämpft. Ein Beispiel ist das leichte Fingerzittern, das wahrscheinlich jeder schon einmal bei dem Versuch, besonders knifflige Arbeiten auszuführen, an sich beobachtet hat. Bei einer Kleinhirnschädigung kann daraus ein Intentionstremor werden, bei dem das Zittern umso stärker wird, je näher der Kranke dem intendierten Ziel der Bewegung, z.B. dem zu greifenden Gegenstand, kommt. Weitere wichtige Funktionen des Kleinhirns lassen sich anhand der **Symptome bei typischen Kleinhirnschädigungen** negativ beschreiben. Dazu zählen:

- Der gerade beschriebene **Intentionstremor**,
- **Dysmetrie**: Bewegungen werden nicht mehr rechtzeitig vor dem Ziel gestoppt.
- **Asynergie**: Muskelgruppen werden nicht mehr koordiniert im Sinne einer flüssigen Bewegung innerviert.
- **Dysdiadochokinese**: Schnell abwechselnde Bewegungen antagonistischer Muskelgruppen (Winken, „Glühbirneneinschrauben") gelingen nicht mehr.
- **Rebound-Phänomen**: Verschwindet ein Widerstand, den der Kranke zu überwinden versucht, plötzlich, so wird der Impuls nicht wie sonst sofort abgestoppt, sondern führt zu einer überschießenden Bewegung.
- **Skandierende Sprache** als Ausdruck fehlender Koordination der am Sprechen beteiligten antagonistischen Muskelgruppen.

4.6 Projektionsbahnen in der Inneren Kapsel

Die Innere Kapsel (**Capsula interna**) wurde bereits unter 4.4 als zentrale Ansammlung der Projektionsbahnen des Marklagers angesprochen, die sich von dort aus zur Hirnrinde hin auffächern bzw. umgekehrt von der Hirnrinde zu ihr hin zusammenlaufen. Sie gehört zur weißen Substanz des Gehirns, besteht also nur aus Nervenfortsätzen, nicht aus Perikaryen. Die Innere Kapsel ist eine reine Durchgangsstation, in der keine Impulse neuronal umgeschaltet werden.

Im Transversalschnitt durch das Gehirn lässt sich erkennen, dass die Innere Kapsel aus zwei Schenkeln besteht, die sich nach lateral öffnen. Ihr „Drehpunkt", in dem sie zusammentreffen, wird als Knie bezeichnet.

Der **vordere Schenkel** (*Crus anterius*) enthält Bahnen vom Frontallappen zur Brücke (*frontopontine Bahnen*) und afferente Fasern des Thalamus, den *vorderen Thalamusstiel.*
Im **Knie**bereich (*Genu capsulae internae*) beginnt das System der Pyramidenbahnfasern, das sich bis weit in den hinteren Schenkel erstreckt. Im Knie selbst liegen die *corticonucleären Bahnen*, die vom motorischen Kortex zu den Hirnnervenkernen ziehen. An sie schließt sich im **hinteren Schenkel** (*Crus posterius*) der *Tractus corticospinalis*, die Pyramidenbahn im engeren Sinne, an, deren Fasern vom Kortex zu den Vorderhornzellen des Rückenmarks ziehen.
Die motorischen Bahnen folgen in der Inneren Kapsel wie sonst auch einer **somatotopischen Anordnung** oder Punkt-zu-Punkt-Projektion. Das bedeutet, dass die Anordnung der Nervenfasern die Anordnung der Körperpunkte, die sie repräsentieren, wiedergibt. So ist der Kopf im Knie repräsentiert, die Füße dagegen dorsal im hinteren Schenkel.
Durch den hinteren Schenkel ziehen außerdem thalamokortikale Fasern und Fasern von der Hirnrinde zu zwei Kerngebieten des Mittelhirns, dem Ncl. ruber und der Mittelhirnhaube (Tegmentum). Vom dorsalen Ende her wird der hintere Schenkel wiederum von afferenten Thalamusfasern eingenommen, dem *dorsalen Thalamusstiel.*

4.7 Arterielle und venöse Versorgung des Gehirns

Da letztlich das Erlöschen der Hirnfunktion mit dem Tod des Organismus gleichzusetzen ist, ist verständlich, dass die ausreichende Blutversorgung des Gehirns eine der Aufgaben ist, die das Kreislaufsystem mit höchster Priorität leisten muss. Entsprechend sind vier große Arterien im Halsbereich ausschließlich für die Versorgung des Gehirns reserviert, während zwei arterielle Hauptäste für den gesamten übrigen Kopf ausreichen.
Innerhalb des Gehirns sind die Gefäße jedoch bald Endäste, deren Verschluss nicht durch andere Gefäße kompensiert werden kann. Der Ausfall einzelner Gefäße führt deshalb zu regionalem Untergang von Hirngewebe mit entsprechend lokalisierbaren Funktionsausfällen.

4.7.1 Arterien

Im Hirnschädel sind zwei Arteriensysteme strikt voneinander zu trennen. Das sind zum einen die Äste der **inneren Halsschlagader** (*A. carotis interna*), die allein der Versorgung des Gehirns dienen, und zum anderen die Hirnhautarterien (*Aa. meningeae*) aus der äußeren Halsschlagader (*A. carotis externa*), die neben den Hirnhäuten z.B. die Paukenhöhle und die Tränendrüse versorgen, nicht aber das Gehirn. Der Vollständigkeit halber sei hier erwähnt, dass es eine *A. meningea anterior, media* und *posterior* gibt, wobei vor allem die *A. meningea media* durch ihren epiduralen Verlauf unter dem Schläfenbein bei Unfällen klinische Bedeutung erlangt (s. Exkurs Hirnblutungen).

Die A. carotis interna erreicht die Schädelhöhle direkt durch einen eigenen Kanal in der Schädelbasis. Außerdem geht von der *A. subclavia* die **A. vertebralis** ab, die durch die Seitenlöcher der Halswirbel verläuft und durch das Foramen magnum mit dem Rückenmark in die Schädelhöhle tritt.

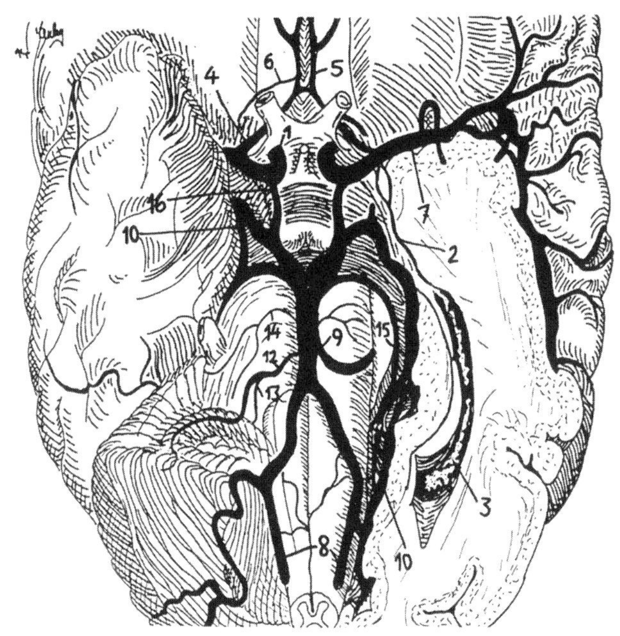

Abb. 4.8 Arterien der Hirnbasis

1 A. carotis interna, (**2** A. choroidea ant., **3** Plexus choroideus im Seitenventrikel), **4** A. cerebri ant., **5** A. communicans ant., (**6** A. centralis longa), **7** A. cerebri media, **8** Aa. vertebrales, **9** A. basilaris, **10** Aa. cerebri posteriores, **11**, **12** und **15** Aa. cerebelli (zum Kleinhirn) mit **13** A. labyrinthi zum Innenohr, (**14** Äste zur Brücke), **16** A. communicans posterior. **1**, **4**, **5**, **9**, **10** und **16** bilden zusammen den Circulus arteriosus cerebri (Willisi). (PN)

Die Äste der inneren Halsschlagader bilden an der Hirnbasis einen geschlossenen Bogen, der durch Querverbindungen teilweise die Übernahme der Versorgung von Teilen einer Hirnhälfte durch die Arterien der Gegenseite ermöglicht, den **Circulus arteriosus cerebri** *(Circulus arteriosus Willisi).*

Bei ihrem Eintritt in die Schädelhöhle bildet die A. carotis interna eine Doppelbiegung in der transversalen und der sagittalen Ebene, den sog. *Carotissyphon.* Sie setzt sich dann unmittelbar in die **A. cerebri media** fort, die den seitlichen äußeren Anteil des Großhirns versorgt. Diese gibt einen Ast nach vorn medial ab, die **A. cerebri anterior**, deren Versorgungsgebiet den größten Teil der Innenseite des Gehirns umfasst. Zwischen den beiden Aa. cerebri ant. verläuft der *vordere Verbindungsast,* **Ramus communicans anterior**.

Die von hinten kaudal kommenden A. vertebrales vereinigen sich nach ihrem Eintritt in die Schädelhöhle bald zur unpaaren **A. basilaris**. Vorher geben sie jedoch noch Äste zum Kleinhirn und Rückenmark ab. Die A. basilaris steigt an der Vorderseite der Brücke entlang nach oben und gibt dabei weitere Äste zum Kleinhirn und zur Brücke ab. Sie gabelt sich in die paarigen **Aa. cerebri posteriores** auf, die die hinteren Anteile des Großhirns versorgen.
Zwischen den Aa. cerebri posteriores und den A. carotides internae schließt sich der Arterienkreis durch die **Aa. communicantes posteriores**.

Klinischer Exkurs: Schlaganfall

Durch das Zerreißen vorbestehender Gefäßaussackungen (Aneurysmen), aber auch durch Veränderungen der Druckverhältnisse und der Gefäßwände, etwa bei Bluthochdruck oder Arteriosklerose („Gefäßverkalkung"), kann es zu Blutungen der Arterien der Hirnbasis kommen. Häufiger ist jedoch der Verschluss eines Gefäßes. Im Falle der Blutung wird das Hirngewebe durch den Druck des Blutergusses geschädigt, im Falle des Gefäßverschlusses durch mangelnde Blutversorgung. Das Ergebnis ist in beiden Fällen ein **Schlaganfall** *(Apoplex), das plötzliche Auftreten unterschiedlicher, meist massiver neurologischer Ausfälle durch die Schädigung des Hirngewebes.*
Bereits anhand des Musters der neurologischen Ausfälle lässt sich der Ort der Schädigung recht genau diagnostizieren. Mittels moderner apparativer Verfahren wie der Computertomographie kann die Diagnose zusätzlich abgesichert oder sehr viel schneller gestellt werden.
Ein typisches Bild des Schlaganfalls ist die **Halbseitenlähmung**, *Hemiplegie, infolge einer Schädigung der Inneren Kapsel (s. 4.6). Es kann jedoch im Prinzip jede Hirnregion befallen sein, so dass außerdem von psychischen und Persönlichkeitsveränderungen über intellektuelle Leistungsstörungen bis zu Bewusstseinstörungen eine Vielzahl Ausfallserscheinungen in unterschiedlichster Ausprägung möglich ist. Das Spektrum reicht von dezenten, leicht kompensierbaren Lähmungserscheinungen bis zu schwersten, lebensbedrohlichen Funktionsausfällen und Koma, wenn das Stammhirn betroffen ist.*
Wegen des komplexen Zustandekommens unseres Denkens, Verstehens und Sprechens, an dem verschiedene Hirnregionen mitwirken, sind die Aphasien besonders hervorzuheben. Die Vielzahl möglicher Schädigungsorte führt zu einer umfangreichen Klassifikation verschiedener Aphasietypen, deren Grundtypen die sensorische Störung des Sprachverständnisses (Wernicke-Aphasie) und die motorische Störung des Sprechens bei erhaltenem Sprachverständnis (Broca-Aphasie) sind (s. 4.3).

Auf lange Sicht lassen sich viele Symptome eines Schlaganfalls bessern, unter anderem, indem andere Hirnregionen Funktionen des geschädigten Gebietes „erlernen". Die Hirnschädigung selbst ist jedoch nicht vollständig rückbildungsfähig, so dass fast immer mehr oder weniger ausgeprägte Dauerschäden zurückbleiben.

4.7.2 Venen und Blutleiter

Am venösen Abflusssystem des Gehirns sind die oberflächlichen und die basalen Venen von den Sinus zu unterscheiden.
Die 10 bis 15 **oberflächlichen Venen** sammeln das Blut vom größten Teil der Großhirnrinde und leiten es in den *Sinus sagittalis sup.* Die **tiefen Venen** bilden ähnlich den Arterien einen Kreis, jedoch nicht entlang der Ventralseite des Hirnstamms, sondern zirkulär um ihn herum. Aus der namentlichen Kenntnis der einzelnen Venen leiten sich außerhalb der Neurochirurgie nur selten klinische Aspekte ab, so dass auf ihre Aufzählung verzichtet wird. Die tiefen Venen münden in die **V. cerebri magna**.

Der gesamte venöse Abfluss erfolgt schließlich über das System der **Sinus**. Dabei handelt es sich um Blutleiter, die innerhalb der Dura mater liegen und letztlich in die **innere Drosselvene** (*V. jugularis interna*) münden. Sie verfügen - anders als die meisten anderen Venen - nicht über Venenklappen, so dass die Strömungsrichtung in ihnen nicht anatomisch festgelegt ist, sondern von der jeweiligen Lage des Kopfes abhängt.
Der **Sinus sagittalis superior** verläuft in der Medianlinie an der Innenseite der Kalotte. Er trifft sich mit seinem „kleinen Bruder", dem **Sinus sagittalis inferior**, der an der Unterkante der Falx cerebri verläuft, im *Confluens sinuum*, dem Zusammenfluss der Blutleiter. Von dort gelangt im stehenden Menschen das Blut durch die paarigen **Sinus transversus** in die **Sinus sigmoidei**, die in einem S-förmigen Verlauf in die V. jugularis interna münden. Außerdem fließt vom Confluens aus noch der Sinus occipitalis median abwärts zum Foramen magnum, an dessen Rand entlang der Randsinus (S. marginalis) ebenfalls in den S. sigmoideus führt.

Entzündete Mitesser enthalten Bakterien. Durch massives Herummanipulieren an solchen Pickeln im Bereich der Nase ist es durchaus möglich, die Erreger in ausreichender Zahl in die Venen und von dort über die V. ophthalmica sup. in das Sinussystem zu befördern, um eine Hirnhautentzündung (Meningitis) herbeizuführen.

Vom Sinus transversus führen außerdem je zwei paarige Blutleiter entlang der Felsenbeinpyramide nach medial vorne, der *S. petrosus sup.* und *inf.*, um in den gekammerten **Sinus cavernosus** zu münden. Dieser liegt seitlich neben dem Türkensattel und hinter dem Eintritt der Augennerven in die Orbita und ist unter anderem deshalb interessant, weil durch ihn hindurch die A. carotis communis und außer dem Sehnerv selbst alle zum Auge ziehenden Nerven verlaufen. Außerdem ist er klinisch interessant, weil in ihn außer dem Venengeflecht der Hirnbasis die **obere Augenvene** (*V. ophthalmica superior*) mündet. Diese wiederum hat Verbindung zu den Gesichtsvenen des Nasenbereiches.

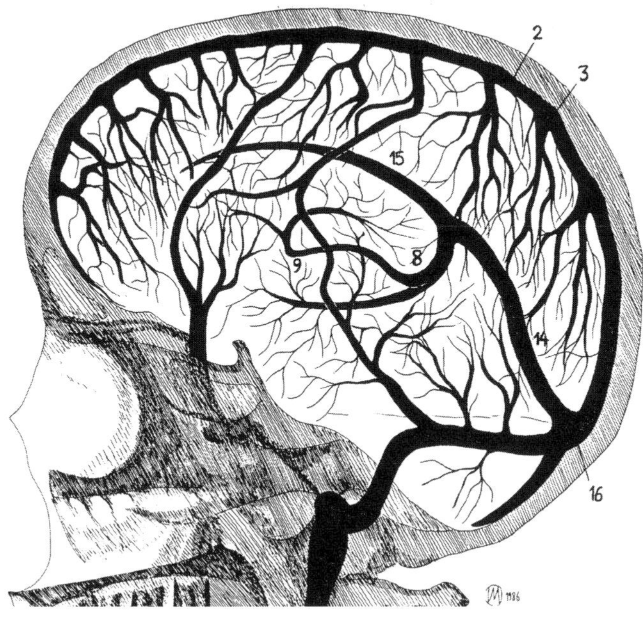

Abb. 4.9 Hirnvenen und Blutleiter (Durchzeichnung der venösen Phase einer Hirn-Angiographie)

2 Sinus sagittalis sup. **3** laterale Lacunen (Ausstülpungen), **8** V. cerebri magna, **9** V. cerebri interna, **14** Sinus rectus, **15** Sinus sagittalis inf., **16** Confluens sinuum. (MD)

4.8 Pyramidenbahnen

4.8.1 Funktionelle Bedeutung

Die Pyramidenbahnen sind ein paariges System von Nervenzellen und -fasern, das von der Hirnrinde bis zu den Motoneuronen des Rückenmarks reicht. Sie wird gemeinhin als die Bahn der Willkürmotorik bezeichnet. Über sie kontrolliert die Hirnrinde die quergestreifte Muskulatur. Tatsächlich enthält sie allerdings nicht nur Fasern der motorischen Kontrolle, sondern auch andere absteigende Fasern, mit denen wiederum aufsteigende, sensible Erregungen reguliert werden. Obwohl es sich also nicht um ein einheitliches motorisches System handelt, ist es für die Praxis dennoch ausreichend, sich als entscheidende Funktion der Pyramidenbahnen die willkürliche Kontrolle der Muskulatur zu merken.

Der Einfluss der Pyramidenbahnen besteht letztlich in einer Modifizierung der Eigenaktivität der untergeordneten motorischen Zentren. So übt das pyramidale System sowohl hemmende als auch erregende Einflüsse aus. Darüber hinaus erzeugt es eine generelle Anspannung der Muskulatur auch in Ruhe, den so genannten Muskel-Ruhetonus. Diese Art „Vorspannung" erlaubt schnelles Reagieren.

Zum Zusammenspiel eigenständiger subkortikaler Aktivität und der steuernden pyramidalen Einflüsse zwei Beispiele:
Monosynaptische Reflexe wie der Patellarsehnenreflex laufen auf Rückenmarksebene selbständig ohne Willküreinflüsse ab. Sie sind ein Beispiel für die eigenständige Aktivität der subkortikalen Zentren. Die Heftigkeit des Reflexes allerdings kann sehr unterschiedlich ausfallen. Sie hängt vom Tonus der Muskulatur ab, der durch die Pyramidenbahn vermittelt ist.

Abb. 4.10 Somatotopik des Gyrus praecentralis

„Kopfstehender Homunculus". Erklärung im Text (PN)

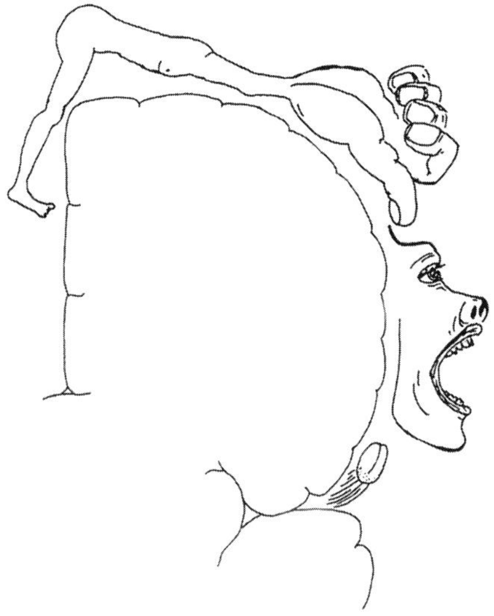

Ein eindrucksvolleres Beispiel bietet die Entwicklung der Reflexe beim Neugeborenen. Bekanntlich ist das menschliche Gehirn bei der Geburt noch nicht fertig, man spricht auch von „physiologischer Unreife"[22]*. Sie lässt sich unter anderem an der mangelhaften motorischen Koordination ablesen, die auf mangelnder Reife des pyramidalen Systems beruht. An seiner Stelle dominieren subkortikale Automatismen wie der* **Moro-**
Reflex (plötzliches Absenken des gehaltenen kindlichen Kopfes führt zuerst zum Ausbreiten, dann zum Schließen von Armen und Beinen) oder der „Froschgang", das Strecken der Gliedmaßen zu einer Seite, wenn in Bauchlage der Fuß dieser Seite zum Rumpf gedrückt wird (die Liste ließe sich lange fortsetzen). Im Lauf des ersten Lebensjahres übernimmt zunehmend das Pyramidenbahnsystem die Kontrolle über diese Funktionen, so dass diese Reflexe verschwinden. Einige von ihnen können später bei Erkrankungen des Nervensystems wieder auftauchen. Am bekanntesten ist der **Babinski-***Reflex: Bestreichen des lateralen Randes der Fußsohle führt zur Dorsalflexion der Großzehe und zum Spreizen der übrigen Zehen. Er verschwindet innerhalb der ersten sechs Monate. Tritt er danach wieder auf, gilt er als eines der so genannten Pyramidenbahnzeichen.*

22 Physiologisch hier im Sinne von normal als Gegensatz zu pathologisch = krankhaft.

4.8.2 Kortikales Ursprungsgebiet der Pyramidenbahn

Ursprungsgebiet der Pyramidenbahn ist die motorische Hirnrinde des *Gyrus praecentralis*. Er liegt ventral des *Sulcus centralis*, der den Parietallappen vom Frontallappen trennt. In ihm ist die quergestreifte Muskulatur des Körpers in Gestalt des so genannten „kopfstehenden Homunculus" somatotopisch[23] repräsentiert: Die Neuronen für die Muskulatur der Füße liegen nahe am Scheitel, die für die mimische Muskulatur unten außen kurz vor dem Übergang in den Temporallappen.

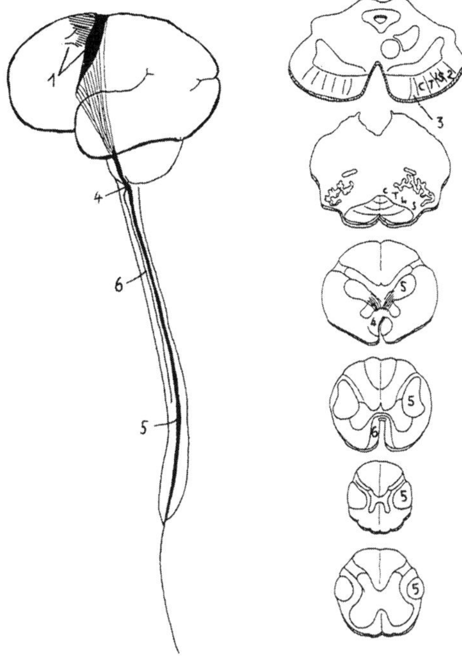

Abb. 4.11 Verlauf der Pyramidenbahn

1 Gyrus praecentralis und frontales Blickzentrum (parietale Rinde); **2** Pyramidenbahnfasern aus der parietalen Rinde; **LS** Fasern für den Lumbosakralbereich, **T** Fasern für den Thorakalbereich, **C** Fasern für den Cervikalbereich, **3** Fasern für die Gesichtsmuskulatur. **4** Pyramidenbahnkreuzung (Decussatio pyramidum), **5** Tractus corticospinalis lateralis, **6** Tractus corticospinalis ventralis. (PN)

Die Zahl der Neuronen (bezogen auf die Muskelmasse) ist entscheidend dafür, wie fein die Bewegungen eines Muskels gesteuert werden können (s. 4.16). Es wird deshalb nicht sehr verwundern, dass dieser kopfstehende Homunculus von grotesker Gestalt ist, wenn man ihn wie in Abbildung 4.10 neben die entsprechenden Abschnitte des Gyrus praecentralis zeichnet: Füße, Hände und Gesicht, und in ihm besonders die Mundregion, sind extrem groß, d.h., sie werden von sehr vielen Neuronen gesteuert, während Rumpf und Extremitäten eher klein ausfallen.

23 Somatotopik von grch: σωμα - Körper und τοπος - Ort: räumliche Abbildung des Körpers im Gehirn, wobei die Anordnung der Neurone die der Körperpartien wiedergibt. Vgl. die tonotopische Gliederung der Hörbahn und -rinde.

4.8.3 Verlauf der Pyramidenbahnen

Die Pyramidenbahnen selbst bestehen aus zwei Anteilen, dem *Tractus corticospinalis* von der Hirnrinde zu den Motoneuronen des Rückenmarks, und den *Fibrae corticonucleares* zu den Hirnnervenkernen. Diese Unterscheidung ist im Wesentlichen von systematischer Bedeutung. Der größte Teil der Fasern entspringt dem *Gyrus praecentralis*, ein Drittel stammt aus ventral gelegenen Anteilen des Parietallappens. Die Fasern konvergieren zur Mitte hin, um im Zwischenhirnbereich in der *Inneren Kapsel* zu verlaufen.
Das Mittelhirn erreichen die Pyramidenbahnfasern auf der Ventralseite und bilden dort zusammen mit den zur Brücke verlaufenden Kortex-Fasern die Hirnstiele. Die somatotopische Anordnung der Fasern bleibt erhalten: am weitesten lateral liegen die Fasern aus den ventralen Parietallappenanteilen mit einer gewissen Sonderstellung, es folgen dann nach medial nacheinander die Fasern für den lumbosakralen, den throakalen und den cervikalen Bereich und schließlich die Fasern für die Hirnnervenkerne der Gesichtsmuskulatur.
Im Bereich der Brücke ändert sich diese Anordnung durch eine Drehung zu einer ventral-dorsalen, so dass jetzt die sakralen Fasern ventral, die cervikalen dorsal liegen.

Nachdem die Fasern zu den Hirnnervenkernen ihr Ziel im verlängerten Rückenmark erreicht haben, kreuzt in der *Decussiatio pyramidum* (oder einfach Pyramidenbahnkreuzung) der größte Teil der Fasern auf die Gegenseite (ca. 70 bis 90 Prozent). Dies ist für das Verständnis des motorischen Systems von entscheidender Bedeutung, denn es erklärt die an sich eigentümliche Tatsache, dass für eine Körperhälfte die jeweils gegenseitige (kontralaterale) Hirnhälfte zuständig ist.

Diese „gekreuzten" Fasern verlaufen im Rückenmark lateral als *Tractus corticospinalis lateralis*, während die ungekreuzten Fasern weiterhin medial vorne als *Tractus corticospinalis ventralis* verlaufen. Der Tractus ventralis ist sehr variabel ausgeprägt. Er reicht maximal bis ins Thorakalmark, kann aber auch fast ganz fehlen.

Als Ziel erreichen die meisten Pyramidenbahnfasern nicht direkt die motorischen Vorderhornzellen, sondern die zwischen Vorder- und Hinterhorn gelegene Zwischenzellen. Die oben erwähnten Fasern für die Regulation sensibler Impulse enden an Zellen der Hinterstränge des Rückenmarks (*Nucleus cuneatus* und *gracilis*).

4.9 Kerngebiete und Bahnen des extrapyramidal-motorischen Systems

4.9.1 Funktionelle Bedeutung

Neben dem Pyramidenbahnsystem wird die Motorik durch eine Vielzahl anderer Kerngebiete und Bahnen beeinflusst. Sie werden praktischerweise unter dem Begriff *extrapyramidales System* zusammengefasst.

Das extrapyramidal-motorische System ermöglicht die unbewusste Koordination komplexer Bewegungsabläufe. Alle Bewegungen, die uns „in Fleisch und Blut übergegangen" sind, laufen letztlich über diesen Teil des motorischen Systems ab. Dabei spielt es nur eine quantitative Rolle, *wann* wir diese Abläufe erlernt oder eingeübt haben. So gibt es unzählige unbewusste Korrekturbewegungen, die bei einer bewusst beabsichtigten Bewegung mit ablaufen: Beim Ausholen des Arms zum Werfen wird eine Vielzahl Muskeln von den Interkostal- über die Bauchmuskeln bis zur Beinmuskulatur mit angespannt, um das Gleichgewicht zu halten, ohne dass der Werfer auch nur den geringsten bewussten Gedanken daran verschwendet hat. Ähnliches gilt für das Armpendeln beim Gehen. Für diese sehr früh, zum Teil in den ersten Lebensmonaten erlernten Bewegungsmuster ist das extrapyramidale System ebenso zuständig wie für viel später erfolgreich erlernte Bewegungsabläufe, von der Pirouette der Ballerina über das Sich-In-die-Kurve-legen des Motorradfahrers bis zum Gleichgewichthalten auf dem Surfbrett.

Eine bedeutende Erkrankung des extrapyramidal-motorischen Systems ist die Schüttellähmung (**Parkinson-Krankheit**). Dabei wird durch Ausfall von Teilen der Substantia nigra, eines der im Folgenden besprochenen Kerngebiete, zuwenig von dem Neurotransmitter Dopamin freigesetzt. Die Symptome setzen sich aus den Komponenten Akinese (kleine Bewegungen, wenig Mimik), zäher Steifigkeit der Muskeln (Rigor) und Muskelzittern (Tremor) zusammen.

Das extrapyramidal-motorische System begleitet so die Aktionen der willkürlichen pyramidalen Motorik unbemerkt im Hintergrund wie ein guter Schutzengel. Ohne seine Tätigkeit würde jede unserer motorischen Handlungen so aussehen wie der Augenblick, in dem wir zum ersten Mal auf einem Fahrrad saßen - und unser Bewusstsein ebenso vollständig in Anspruch nehmen. Aus der Sicht der Phylogenese ist es das primitivere System, das eine unwillentliche Koordination ermöglicht. Mit der Entwicklung höherer Zentren gerät es zunehmend unter deren Kontrolle. Bei den Säugetieren steht es unter der Steuerung durch das Pyramidenbahnsystem, ist aber immer noch in der Lage, ohne Hilfe durch die Hirnrinde das Laufen zu bewerkstelligen. Beim Menschen allerdings ist das nicht mehr möglich.

4.9.2 Kerngebiete und Verlauf wichtiger Fasern

Es werden zwei Gruppen extrapyramidaler Kerngebiete unterschieden. Zuerst wurde eine halbwegs zusammenhängende Gruppe von Kernen beschrieben, die sich durch einen hohen Eisengehalt auszeichneten. Sie werden als *extrapyramidal-motorisches System im engeren Sinne* zusammengefasst. Dazu zählen das **Striatum**, das aus *Putamen* und *Nucleus caudatus* besteht (zwischen denen die oben erwähnte *Innere Kapsel* verläuft), weiter der **Ncl. subthalamicus**, der **Ncl. ruber** und die **Substantia nigra**. Diese subkortikalen Kerngebiete des Endhirns werden auch als *Basalganglien* oder *Stammganglien* zusammengefasst.

Eine Anzahl komplexerer Zentren steht mit diesen Kerngruppen in Verbindung und wird zusammen mit den vorgenannten als *extrapyramidal-motorisches System im weiteren Sinne* bezeichnet. Es besteht aus dem Kleinhirn, verschiedenen Kernen des Thalamus, der Formatio reticularis des Hirnstamms und den Vestibulariskernen, auf deren Bedeutung für die Motorik bereits in 7.17 eingegangen wurde. Zwischen diesen Kerngebieten existieren vielfältige auf- und absteigende Verbindungen.

Das extrapyramidale System als Ganzes erhält neuronale Zuflüsse aus dem Kleinhirn, den Vestibulariskernen und der Hirnrinde, die an verschiedenen Kernen enden. Die nebenstehende Liste stellt die wesentlichen **Afferenzen** zu den einzelnen Kerngebieten vor.

Tab 4.2 Afferenzen des extrapyramidalen Systems

Fasern von	ziehen zu
• Kleinhirn	• Nucleus ruber • Thalamus (Centrum medianum)
• Vestibulariskernen	• Nucleus interstitialis *Cajal* (dorsal des Ncl. ruber)
• Kortex	• Striatum, • Nucleus ruber, • Substantia nigra

Efferente Bahnen zum Rückenmark verlassen das extrapyramidal-motorische System von der *Formatio reticularis*, dem *Ncl. ruber* und dem dorsal von ihm gelegenen *Ncl. interstitialis* sowie von den *Vestibularis*kernen aus. Als zentrale efferente Bahn gilt die **zentrale Haubenbahn**, die ihren Namen dem Verlauf im dorsalen verlängerten Rückenmark verdankt, das auch Haube oder *Tegmentum* genannt wird.
Die übrigen Bahnen sind wie die meisten zentralnervösen Bahnen systematisch nach ihrem Verlauf vom Ausgangskern zum Rückenmark benannt: *Tractus reticulospinalis*, *Tractus rubroreticulospinalis*, *Tractus vestibulospinalis* und *Fasciculus interstitiospinalis*.

4.10 Thalamus und seine Relaiskerne

Der Thalamus ist das wesentliche Kerngebiet des Zwischenhirns (s.a. 4.5.2). Ober- und unterhalb von ihm liegen weitere Kerngebiete des Zwischenhirns, die hier ebenfalls besprochen werden: Epithalamus, Subthalamus und Hypothalamus.

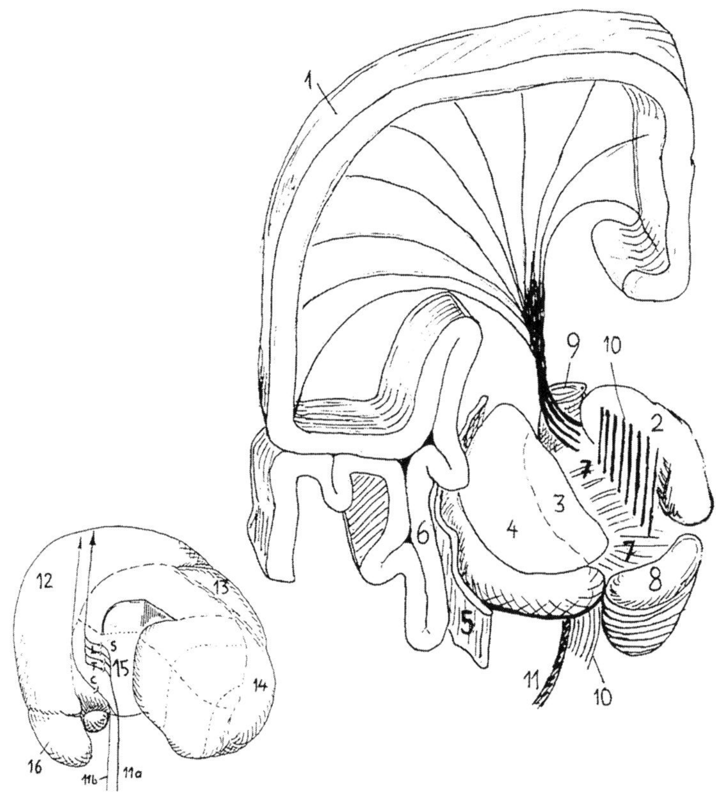

Abb. 4.12 Schematische Darstellung der großen Thalamuskerne und der Beziehungen des Thalamus zum Kortex

Erläuterungen im Abbildungstext (PN)

1 Gyrus postcentralis; **2** Thalamus; **3** Pallidum; **4** Putamen; **5** Claustrum; **6** Insel; **7** Innere Kapsel (Capsula interna); **8** Kopf, **9** Schwanz des Schweifkerns (Nucleus caudatus); **10** Tractus corticospinalis; **11** Lemniscus medialis und Tractus Spinothalamicus lateralis. Thalamuskerngebiete: **12** Nucleus posterior (Pulvinar thalami), **13** Ncl. medialis, **14** Ncl. anterior, **15** Ncl. ventralis posterolateralis thalami; **16** Corpus geniculatum laterale. **C**: cervikale, **Th**: thorakale, **L**: lumbale, **S**: sacrale Fasern.

4.10.1 Funktionen des Thalamus

Der eigentliche Thalamus ist die zentrale subkortikale Umschaltstation für alle sensiblen und sensorischen Impulse. Die einzige Ausnahme bilden die

Impulse des phylogenetisch ältesten Sinnesorgans, des Riechorgans, die die Hirnrinde am Thalamus vorbei direkt erreichen.
Dabei wirkt er zugleich als Filter und Integrationszentrum. Ankommende Reize werden im Thalamus bereits bewertet, ehe sie zur Hirnrinde gelangen und bewusst werden. Er wurde deshalb auch „das Tor zum Bewusstsein" genannt. Bestimmte grundlegende Empfindungsqualitäten scheinen jedoch auch schon im Thalamus selbst zu Bewusstsein zu kommen, so zum Beispiel Schmerz.
Zugleich werden die aufgenommenen Reize - wahrscheinlich über Verbindungen zum limbischen System (s. 4.11) - im Thalamus mit grundlegenden Gefühlsfärbungen wie Wohlbefinden oder Unlust versehen.
Darüber hinaus erhält der Thalamus auch Impulse von der Hirnrinde, ist also auch in das motorische System eingeschaltet. Ihn erreichen ähnlich wie das Kleinhirn Kopien der motorischen Impulse, die er - in diesem Fall über seine zahlreichen Verbindungen zu den Basalganglien und zum extrapyramidal-motorischem System (s. 4.9) - koordinierend modifiziert.

Der dritte Funktionskreis des Thalamus besteht in seiner Beteiligung am Aufsteigenden Retikulären Aktivierenden System (ARAS, s.a. 4.5.3.1). Er ist in der Lage, sowohl unspezifisch die ganze Hirnrinde im Sinne allgemein gesteigerter Wachsamkeit, als auch spezifisch einzelne Rindenareale im Sinne von Konzentration und gerichteter Aufmerksamkeit zu aktivieren.

4.10.2 Einzelne Kerngebiete und Faserverbindungen

Etwa fünf Kerngruppen lassen sich an jedem Thalamus sinnvollerweise abgrenzen. In der wissenschaftlichen Literatur finden sich insgesamt weit über 100 weitere Differenzierungen, deren praktischer Wert einmal mehr nur für Spezialisten besteht und die hier deshalb nicht von Interesse sind. Mehrere Faserzüge weißer Substanz trennen einen **medialen**, einen **lateralen** und einen **anterioren Thalamuskern** voneinander (s. Abb. 4.12). Dorsal schließt sich als dorsaler Kern das **Pulvinar** an, das sich kaudal in das **Corpus geniculatum laterale** als thalamische Umschaltregion der Sehbahn und in das **Corpus geniculatum mediale** für die Hörbahn fortsetzt. Sie sind der einzige Teil des Zwischenhirns, der an der Unterseite des Gehirns von außen sichtbar ist. Eingebettet in die weißen Faserzüge befindet sich außerdem zwischen medialer und lateraler Kerngruppe der **Ncl. centromedianus**.

Ein großer Teil der Thalmusneurone dient der Umschaltung und Weiterleitung afferenter Impulse zur Hirnrinde. Dabei bleibt die somatotopische Anordnung der Neurone, die unter anderem von der Inneren Kapsel her bekannt ist, erhalten. Diese sensiblen bzw. somatosensorischen Neurone liegen im **lateralen Kerngebiet**. Ihre Fasern ziehen direkt zu den umschriebenen Gebieten der sensorischen Rinde des Gyrus postcentralis.

Im **anterioren Kern** befinden sich dagegen Zellen, deren Zuflüsse zum einen aus verschiedenen Mittelhirnkernen stammen, zum anderen aus dem Pallidum. Während die ersten zur motorischen Rinde des Gyrus praecentralis projizieren, erreichen die Fortsätze der aus dem Pallidum erregten Zellen die prämotorische Rinde, also ein sekundäres oder Assoziationsgebiet der Hirnrinde.
Diese Eigenschaft des Thalamus ist von einiger Bedeutung. Assoziations- oder sekundäre Gebiete des Kortex werden nicht nur über Assoziationsfasern von ihren zugehörigen primären Rindengebieten erregt, sondern können durch den Thalamus auch direkte Zuflüsse von untergeordneten Zentren erhalten.
An der Erregung sekundärer Rindengebiete sind auch der *mediale Kern* und das *Pulvinar* beteiligt. Diese Kerngebiete werden deshalb auch als *sekundäre Thalamuskerne* bezeichnet.
Der anteriore Kern steht darüber hinaus in afferenter und efferenter Verbindung mit zwei Anteilen des limbischen Systems, dem Fornix und dem Gyrus cinguli. Er stellt auf diese Weise einen Teil eines vermuteten Erregungskreises zwischen Mittelhirn, Zwischenhirn und Kortex dar, der von Bedeutung für das Zustandekommen von Affekten, Trieben und Antrieb ist.

Die thalamischen Kerngebiete, deren Afferenzen aus anderen Thalamuskernen stammen, erhalten damit meist zugleich Impulse aus mehreren verschiedenen Sinnesorganen. Im Gegensatz zu den streng organbezogenen Kerngebieten wie dem lateralen Kerngebiet und den beiden Corpora geniculata für Seh- und Hörbahn (s.o.), den **spezifischen Kerngebieten**, werden solche Thalamuskerne **unspezifisch** genannt.

Der **mediale Kern** erhält Zuflüsse aus anderen thalamischen Kerngebieten sowie aus dem Hypothalamus, dem Mittelhirn und dem Pallidum. Seine Fasern erreichen die Rinde des Frontallappens. Die Erregungen vom Hypothalamus bringen Reize von den Eingeweiden mit, die das körperlich erlebte Wohl- oder Missempfinden entscheidend ausmachen.
Die Punkt-zu-Punkt-Projektionsgebiete des **Pulvinar** liegen in den hinteren Kortexregionen, in Parietal- und Occipitallappen. Sie sind ebenfalls Assoziationsgebiete. Auch die Afferenzen des Pulvinar wurden zuvor in anderen Thalamuskernen umgeschaltet.

Der **Ncl. centromedianus** scheint der wesentliche Repräsentant des Aufsteigenden Retikulären Aktivierenden Systems (ARAS) im Thalamus zu sein.

4.10.3 Epithalamus und Subthalamus

Die topographische Lage von Epithalamus und Subthalamus geht aus Abb. 4.12 hervor. Die Kerngebiete des **Epithalamus** werden als die Umschaltstationen des Geruchssystems zu den Zentren des Mittelhirns angesehen. Außerdem enthält er Nervenbahnen, über die der Lichtreflex abläuft, was eine gewisse diagnostische Bedeutung bei Hirntumoren hat.

Noch am bekanntesten ist die **Epiphyse** (nicht zu verwechseln mit den gleichnamigen Wachstumsfugen der Knochen), auch *Corpus pineale* oder Zirbeldrüse genannt. Ihre biologische Bedeutung ist noch nicht vollständig geklärt. Tumoren der Epiphyse im Kindesalter führen zu vorzeitiger Pubertätsentwicklung (Pubertas praecox). Ob dies jedoch daran liegt, dass der Tumor eine eventuelle pubertätsfördernde Wirkung der Epiphyse beschleunigt oder ihre hemmende Wirkung durch Zerstörung des Gewebes aufhebt, ist nicht geklärt.
Auch für den Tag-Nacht-Rhythmus soll sie von Bedeutung sein. Sie ist womöglich aus einem lichtempfindlichen Organ primitiver Tiere entstanden.

Der **Ncl. subthalamicus** wird funktionell zum extrapyramidal-motorischen System gerechnet. Er steht in enger Verbindung mit dem Pallidum.

4.10.4 Hypothalamus

Zum topographischen Verständnis des Hypothalamus ist eine genauere Kenntnis der Form des III. Ventrikels nötig. Dessen Seitenwände werden bekanntlich von den beiden Thalami gebildet. Nach vorne unten läuft er trichterförmig zu, was dieser Stelle den Namen **Infundibulum** (lat.: Trichter; infundere - einflößen) eintrug. In Fortsetzung des Trichters liegt die Hirnanhangsdrüse (**Hypophyse**) in einer Mulde des Schädelknochens. Das Infundibulum endet allerdings blind und flößt der Hypophyse nichts ein. Das besorgen die Kerngebiete des Hypothalamus in der Wand des III. Ventrikels, die sich als Hypophysenstiel bis zu dessen verdicktem Ende, dem Hinterlappen der Hypophyse, fortsetzen. Außerdem gehören zu seinen Kerngebieten die Mamillarkörper.

Der Hypothalamus enthält die Zentren für die vegetativen Funktionen des Körpers. Afferenzen erhält er außerdem auch vom limbischen System, von der Formatio reticularis und - via Thalamus - von der Großhirnrinde. Dies macht verständlich, dass sich psychische und emotionale Situationen wie Freude, Erregung, Stress oder Trauer spürbar auf Stoffwechselvorgänge auswirken können.

Über die von ihm gesteuerten Hormone der Hirnanhangsdrüse regelt er die Stoffwechselfunktionen sowie Funktionen des Wachstums, der Reifung und Fortpflanzung.
Hormone sind Botenstoffe, die von Drüsen in das Blut abgegeben werden und auf diesem Weg die Zielorgane erreichen, in denen sie ihre Wirkung entfalten. Da diese Drüsen nicht an eine mit der Außenwelt in Verbindung stehende Oberfläche sezernieren wie die Drüsen der Haut, des Verdauungs- und des Atemtraktes, werden sie als innersekretorische oder endokrine Drüsen bezeichnet.

Die Hypophyse besteht aus zwei Anteilen, dem als Neurohypophyse bezeichneten Hinterlappen und der Adenohypophyse, dem Vorderlappen.

4.10.4.1 Adenohypophyse

Die Freisetzung der meisten *somatotropen* Hormone (grch: σωμα -Körper, τροπος - Richtung, Wendung) wird ihrerseits durch übergeordnete *glandotrope* Hormone (lat.: glandula - Drüse) gesteuert, die unter der Kontrolle des Hypothalamus aus dem Hypophysenvorderlappen (HVL) freigesetzt werden.
Deren Freisetzung wiederum erfolgt über einen weiteren hormonellen Zwischenschritt. Das liegt daran, dass die Adenohypophyse im Gegensatz zur Neurohypophyse eine Drüse epithelialer Herkunft ist, die sich lediglich direkt an das Nervengewebe des Hypothalamus anschließt.

Der Hypothalamus setzt deshalb zwei Arten übergeordneter Hormone frei, die die dritte und höchste hierarchische Stufe bilden. Dies sind die **Releasinghormone** (auch Releasingfaktoren) und deren Gegenspieler, die **Inhibitionshormone**. Sie gelangen über ein kurzes eigenes Gefäßbett direkt in die Adenohypophyse. Damit sind sie gewissermaßen glandotrope Hormone mit Wirkung auf die Adenohypophyse. Diese setzt dann die glandotropen Hormone für die außerhalb von ZNS und Hypophyse gelegenen Hormondrüsen frei. Dabei bewirken Releasinghormone die Freisetzung der glandotropen Hormone, Inhibitionshormone hemmen sie. Inhibitionshormone existieren nur für einige glandotrope Hormone des Hypophysenvorderlappens.
Die Adenohypophyse setzt acht verschiedene glandotrope Hormone frei.

- **Adrenokortikotropes Hormon (ACTH)** bewirkt die Freisetzung von Steroidhormonen aus der Nebennierenrinde. Die beiden wichtigsten unter ihnen sind das Aldosteron und das Kortison. **Aldosteron** wirkt auf den Mineralhaushalt, in dem es Natrium und mit ihm Wasser im Körper zurückhält. Es wird deshalb unter den Oberbegriff *Mineralokortikoide* gestellt. Die Wirkungen des *Glukokortikoids* **Kortison** dagegen sind sehr vielfältig und bis heute nicht vollständig verstanden. Seine Gruppenbezeichnung hat es daher, dass es den Blutzuckerspiegel anhebt. Dies ist aber nur eine von vielen Wirkungen. Es unterdrückt unspezifisch das Wachstum bestimmter Zellen und verhindert Entzündungsreaktionen. Damit verbunden ist seine Wirkung als Unterdrücker des Immunsystems - es wird pharmakologisch als Immunsuppressivum in der Behandlung chronischer Entzündungen und bestimmter Krebserkrankungen eingesetzt. Kortison ist das Stresshormon schlechthin, das im Gegensatz zum „Alarmhormon" Adrenalin vor allem bei Dauerstress vermehrt freigesetzt wird.

- Das **somatotrope Hormon (STH)** wird auch als Wachstumshormon bezeichnet. Es bewirkt einerseits direkt Stoffwechselveränderungen im Sinne von Wachstum und Reifung des Organismus und ist insofern selbst somatotrop. In der Leber induziert es außerdem das Endprodukt Somatomedin, das zusätzlich zur Wachstumsstimulierung gleichzeitig die hemmende Rückkopplung auf die STH-Freisetzung bewirkt.
- **Thyreoidstimulierendes Hormon (TSH)** bewirkt die Ausschüttung von Schilddrüsenhormonen, die relativ ungezielt den gesamten Stoffwechsel anheizen.
- **Follikelstimulierendes Hormon (FSH)**, **luteinisierendes Hormon (LH)** und **Prolaktin** steuern bei der Frau durch zyklische Schwankungen ihres Blutspiegels Menstruationszyklus und Schwangerschaft, während sie beim Mann konstant in deutlich geringeren Mengen freigesetzt werden.
  FSH und LH wirken bei der Frau auf das Ovar und damit die Freisetzung der ovarialen Hormone, der Östrogene wie Östradiol und der Gestagene, vor allem Progesteron.

In der ersten Hälfte des **Menstruationszyklus** *bewirkt FSH die Reifung eines Eifollikels bis zum Eisprung. Sie dauert im Durchschnitt 14 Tage, kann aber zwischen einer und drei Wochen schwanken. Dabei wird aus dem Eierstock zunehmend Estradiol freigesetzt, das in den Tagen unmittelbar vor dem Eisprung rapide ansteigt. Während dieser als Follikel- oder Proliferationsphase bezeichneten Zeit nimmt die Gebärmutterschleimhaut an Höhe zu und wird so auf die Aufnahme einer Blastozyste vorbereitet (s. 2.2.3).*
Der Eisprung selbst wird dann durch die Spitze des LH-Spiegels ausgelöst, dessen Ausschüttung durch den steigenden Östrogenspiegel ebenfalls einige Tage vorher anzusteigen beginnt. Es bewirkt zugleich eine rapide Zunahme des Progesterons im Blut und den Anstieg der Basaltemperatur kurze Zeit später um etwa 0,5° C. In den folgenden Tagen bildet sich aus dem gereiften Follikel der Gelbkörper (Corpus luteum), der der Phase vom Eisprung bis zur Menstruation ebenso wie dem LH (Gelbkörperhormon) den Namen gibt. Die Gelbkörper- oder Sekretionsphase dauert recht konstant 14 Tage. Die Veränderungen der Gebärmutterschleimhaut setzen sich bis etwa zum 22. Zyklustag fort. Kommt es zu einer Schwangerschaft, werden die Schleimhautveränderungen der Gebärmutter durch fortgesetzt hohe Spiegel der Eierstockhormone und außerdem durch das von der Frucht produzierte humane Choriongonadotropin (hCG) aufrechterhalten. Erfolgt keine Einnistung, bewirken die Eierstockhormone eine hemmende Rückkopplung auf die hypophysären Freisetzungshormone.
Dies führt wiederum zum Rückgang der Eierstockhormone und beendet den Zyklus mit der Abstoßung der Gebärmutterschleimhaut, es kommt zur Menstruationsblutung.

Beim Mann ist FSH für die Spermiogenese notwendig, LH stimuliert das Wachstum der Zwischenzellen des Hodens und die Androgenbildung.

- Die Bedeutung des **melanozytenstimulierenden Hormons (MSH)** und des

- **lipotropen Hormons (LPH)** ist noch nicht vollständig geklärt. MSH stimuliert bei Amphibien die Synthese des Hautfarbstoffs Melanin. LPH fördert den Fetttransport zur Leber und wird im Hungerstoffwechsel vermehrt freigesetzt.

Physiologischer Exkurs: Regelkreise von Hormonen

Eine genaue Feineinstellung der verschiedenen Hormonspiegel ist für den Körper eminent wichtig, um den verschiedensten Stoffwechselsituationen angepasst zu sein.

Diese Regulierung erfolgt durch Regelkreise nach dem Prinzip der negativen Rückkopplung: Steigt der Spiegel eines Hormons über eine voreingestellte Höhe hinaus, führt dies zur Hemmung seiner weiteren Freisetzung, während eine Senkung des Hormonspiegels die Stimulierung der jeweiligen Hormondrüse bewirkt.
Der zentrale Regler in diesem System ist der Hypothalamus. Er registriert fortlaufend eine Vielzahl von Stoffwechselgrößen, unter anderem die Konzentrationen der somatotropen Hormone im Blut. Durch diese Information findet eine Rückmeldung über den Erfolg der glandotropen Hormonausschüttung statt. Verlässt ein Parameter einen gewissen Toleranzbereich, so leitet der Hypothalamus über die Hypophyse eine der Abweichung entgegengesetzte Stoffwechselreaktion ein. Dafür gibt es zwei Möglichkeiten, die Steigerung und die Drosselung der Freisetzung von Releasinghormonen, soweit vorhanden auch von Inhibitionshormonen.
Abb. 4.13 zeigt einen solchen Regelkreis am Beispiel der Schilddrüsenhormone.

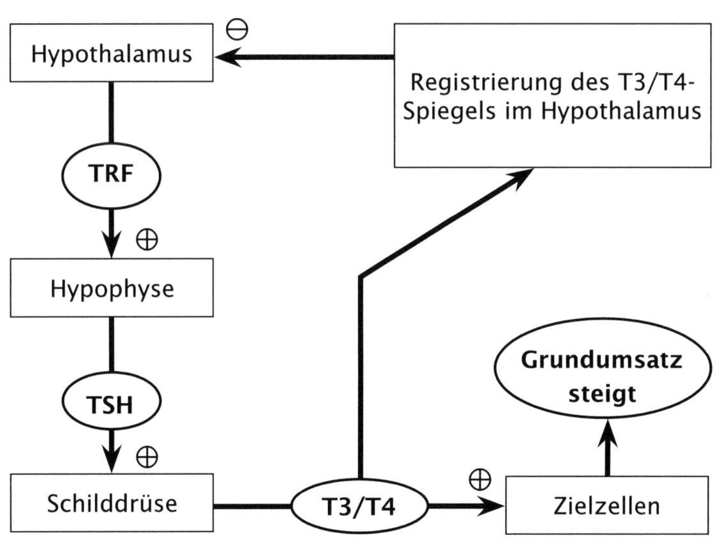

Abb. 4.13 Adenohypophysärer hormoneller Regelkreis am Beispiel der Schilddrüsenhormone

TRF: Thyreotropin Releasing Factor,
TSH: thyreoidstimulierendes Hormon,
T3/T4: Tri- bzw. Tetrajodthyronin (Schilddrüsenhormon).

⊖ negative, ⊕ positive Rückkopplung. (MD)

4.10.4.2 Neurohypophyse

Der Hypophysenhinterlappen (HHL) bildet wie bereits beschrieben eine direkte Fortsetzung des neuronalen Gewebes des Hypothalamus und wird deshalb auch Neurohypophyse genannt. Axone aus zwei hypothalamischen Kerngebieten, dem *Ncl. supraopticus* und dem *Ncl. paraventricularis*, verlaufen durch den Hypophysenstiel zum hinteren Anteil der Hirnanhangsdrüse. Dort bilden sie verdickte synapsenähnliche Endigungen, die den Gefäßwänden des Kapillarnetzes anliegen. Auf Stimulation durch Neurone übergeordneter Zentren produzieren diese Nervenzellen statt Neurotransmittern direkt Hormone, die das Axon durchwandern und in die Kapillargefäße abgegeben werden. Im Gegensatz zur Adenohypophyse setzt die Neurohypophyse direkt somatotrope Hormone frei.

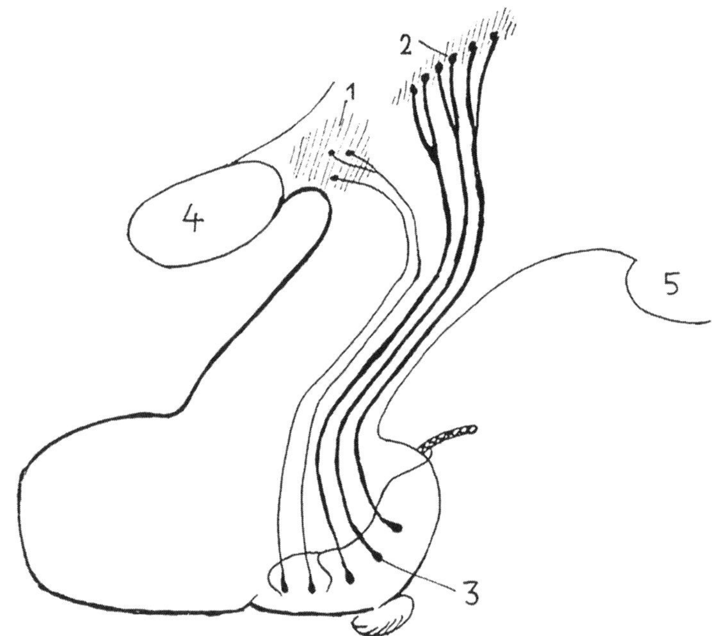

Abb. 4.14 Hypothalamus und Neurohypophyse

1 Nucleus supraopticus, **2** Ncl. paraventricularis, **3** kolbenförmige Axonendigungen an den Kapillaren der Neurohypophyse, **4** Sehnervenkreuzung (Chiasma opticum), **5** Corpus mamillare. Nach Kahle 1984 (PN)

Die Fähigkeit von Nervenzellen, Hormone zu produzieren, muss nicht verwundern: Neurotransmitter wie Hormone sind ihrer Funktion nach Botenstoffe, allerdings mit unterschiedlicher Geschwindigkeit und Verbreitung ihrer Wirkung. Einige Stoffe treten in beiden Rollen auf: Die Nebennierenmarkhormone Adrenalin und Noradrenalin z.B. sind zugleich Neurotransmitter im sympathischen Teil des vegetativen Nervensystems.

Der Hypophysenhinterlappen setzt zwei Hormone frei, das *antidiuretische Hormon* (ADH) (Diurese von grch: δια - hindurch, ρειν - fließen, meint die Ausscheidung von Wasser durch die Nieren), auch *Vasopressin* genannt, und das *Oxytozin*.

ADH ist an der Regelung von Wasserhaushalt und Blutdruck beteiligt. Es wird bei einem Abfall des Blutdrucks oder bei einem verminderten Wassergehalt des Blutes freigesetzt und bewirkt (seinen beiden Namen entsprechend) eine unspezifische Verengung der Gefäße und eine verminderte Wasserausscheidung durch die Niere.

Die Wirkung des **Oxytozin**s ist nur bei der Frau bekannt. Sein Name (grch: οξυς - heftig, τοκος - Entbindung) beschreibt nur die augenfälligste

Wirkung: Während der Entbindung führt die Reizung des Gebärmutterhalses zur Freisetzung des Hormons und führt damit zu verstärkter Wehentätigkeit. Darüber hinaus wird es in der Stillzeit auf den Reiz des Saugens an der Brustwarze hin sezerniert und wirkt dann ähnlich auf die muskulären Elemente der Milchdrüse. Es bringt so die Milchsekretion (nicht aber ihre Produktion) in Gang.

4.11 Limbisches System

Mehrere Kerngebiete, die zu phylogenetisch älteren Kortexanteilen zählen, bilden einen Übergang zwischen dem Neokortex und dem Hirnstamm. Sie umranden bogenförmig Balken, Zwischenhirn und die Basalganglien, was ihnen den Namen limbisches System eingetragen hat (lat.: limbus - Rand). Es ist das anatomische Substrat der Affektgestaltung, der Stimmungen und ihrer Ausdrucksmöglichkeiten.

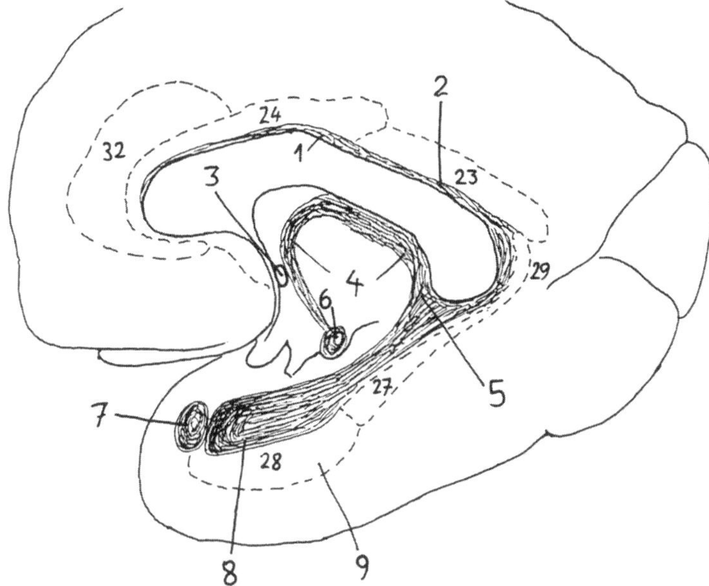

Abb. 4.15 Limbisches System

1 Gyrus cinguli, **2** Indusium griseum, **3** Comissura anterior, **4** Fornix, **5** Comissura fornicis, **6** Corpus mamillare, **7** Corpus amygdaloideum, **8** Hippocampus, **9** Area entorhinalis (PN)

Eine Schädigung dieses - zum großen Teil im Temporallappen gelegenen - Systems führt zu schweren Persönlichkeitsveränderungen und seelischem Verfall, zu Antriebslosigkeit, Triebenthemmung und leichter Beeinflussbarkeit. Wie bei den meisten funktionell beschreibbaren Hirnregionen ist auch hier zu beachten, dass sich die Bedeutung des limbischen Systems nicht aus einer isoliert zu lokalisierenden Tätigkeit, sondern aus der Vielzahl der Verknüpfungen mit anderen Hirnregionen ergibt. Es sei daran erinnert, dass die Rinde des Temporallappens insgesamt als „Ort" der Erinnerung, Orientierung und des Sinnverständnisses für Reize gilt und in unmittelbarer Nähe das parieto-temporo-okzipitale Integrationsgebiet liegt. Ein weitgehend aufgeklärtes System solcher Verknüpfungen ist der Papez´ Regelkreis, der weiter unten gesondert besprochen wird (4.11.2).

Abb. 4.15 zeigt die Bestandteile des limbischen Systems in der Übersicht. Es besteht aus einem Neuronenstrang unmittelbar auf dem Balken, dem *Indusium griseum*, sowie dessen Gegenstück an der Unterseite des Balkens, der *Fornix*, die sich ventral nach unten biegt und die *Mamillarkörper* des Hypothalamus erreicht. Fornix und Indusium griseum verbinden sich unter dem dorsalen Ende des Balkens zum Ammonshorn oder *Hippocampus*, der sich weit nach vorn in den Temporallappen erstreckt. An seiner Spitze liegt das *Corpus amygdaloideum*. Peripher liegen diesem Bogen Kerngebiete des Mesokortex an, die als *Gyrus cinguli* zusammengefasst werden. Ein weiteres Kerngebiet liegt unterhalb des Hippocampus, die *Area entorhinalis*.

4.11.1 Einzelne Strukturen des limbischen Systems

Der **Hippocampus** (Ammonshorn) ist eine der wichtigsten Strukturen des limbischen Systems. Er zählt zur Hirnrinde und scheint von zentraler Bedeutung für Bewusstsein, zeitliche und räumliche Orientierung und die Merkfähigkeit zu sein. Die Fähigkeit zur Aufnahme neuer Gedächtnisinhalte ist vermutlich an das intakte Zusammenwirken von Ammonshorn, Fornix und Mamillarkörpern gebunden. Dabei scheint die Unversehrtheit dieser Strukturen auf nur einer Seite auszureichen.
Der Hippocampus ist die Hirnregion mit der größten Bereitschaft zu Krampfanfällen, die auch bereits durch Raumforderungen oder Irritationen in der unmittelbaren Nähe ausgelöst werden können. Das Spektrum dieser Anfälle reicht von vorübergehenden Dämmerattacken oder Déjà-vu-Erlebnissen über psychomotorische Anfälle bis zu klassischen epileptischen Grand-mal-Anfällen (Duus 1983).

Isolierter Ausfall der **Fornices** beider Seiten führt zu einem amnestischen Syndrom (grch: μνεσις - Erinnerung, α- - Verneinungssilbe), bei dem keine neuen Gedächtnisinhalte mehr aufgenommen werden, während Erinnerungen aus der Zeit vor der Schädigung nicht betroffen sind. Werden die **Mamillarkörper** beider Seiten geschädigt, weitet sich diese Symptomatik zum *Korsakow-Syndrom* aus, bei dem die verlorenen Erinnerungsinhalte durch unbewusst frei Erfundenes, so genannte Konfabulationen, ersetzt werden.

Das **Corpus amygdaloideum** gehört eigentlich zu den Basalganglien. Es hat daher neben den zum limbischen System zählenden andere Anteile, die mit dem olfaktorischen System in Verbindung stehen. Seine limbischen Neurone stehen untereinander und mit Kerngebieten von Thalamus und Hypothalamus in Verbindung. Experimentelle Befunde lassen darauf schließen, dass die Corpora amygdaloidea von allen Hirnteilen die intensivsten Affektentladungen erzeugen.

Der **Gyrus cinguli** scheint wesentlich für Antrieb, emotionale Ansprechbarkeit und Triebhemmung zuständig zu sein. Sein Ausfall führt nicht zu mnestischen Störungen.

4.11.2 Der Papez´ Regelkreis

Papez postulierte erstmals, dass die bekannten Faserverbindungen zwischen den Anteilen des limbischen Systems die Grundlage des affektiven Ausdrucks seien. Nach ihm ist der heute nachgewiesene Erregungsablauf im limbischen System benannt.
Er wird hier weniger zum Auswendiglernen als zur Verdeutlichung der gegenseitigen Abhängigkeit und Beeinflussung der aufgezählten Strukturen nachgezeichnet.
Aus dem Ammonshorn ziehen Fasern in großem Bogen unter dem Hinterrand des Balkens und weiter durch die Fornix zum gleichseitigen Mamillarkörper. Dort werden die Impulse umgeschaltet, und die Axone dieses zweiten Neurons gelangen zum vorderen Thalamuskern (s. 4.10.2). Von dort strahlt eine Vielzahl Fasern zum Gyrus cinguli aus. Die Fortsätze der dortigen Neurone führen über einen großen Bogen um die Oberseite des Balkens wieder zurück zum Hippocampus.

Die Verbindungen zwischen limbischem System und thalamischen und subthalamischen Regionen lassen die gegenseitige Beeinflussung vegetativer und psychischer Funktionen verständlich werden. Allerdings trägt diese Kenntnis kaum zur Bewältigung psychosomatischer oder neurotischer Probleme bei. Es sollte nicht vergessen werden, dass die Hirnphysiologie faszinierende Beschreibungen der mechanistisch verstehbaren Zusammenhänge im Gehirn liefert. Wenn hier jedoch Affekte, Emotionen und Stimmungen als psychische Funktionen beschrieben werden, so zeigt dies nur, dass die Neurologie und Neurophysiologie keine Antworten auf Fragen nach dem Inhalt und der Bedeutung dieser Funktionen liefern kann - und dies auch nicht als ihre Aufgabe versteht.

4.12 Aufbau von Nerv und Nervenfaser

Charakteristisch für den Aufbau von Nervenzellen sind ihre Fortsätze: lange, schmale, von Zellmembran umhüllte Ausläufer des Zytoplasmas. Man unterscheidet sie (auf deutsch etwas unscharf bis falsch) vom „eigent-

lichen" Zellkörper, dem Teil, der um den Kern herum gelegen ist und von dem die Fortsätze abgehen. Dieser Teil wird deshalb auch **Perikaryon** genannt (griech.: περι - um etwas herum, καρυος - Kern).
Auch außerhalb von Gehirn und Rückenmark liegen die Perikaryen meist in großer Zahl beieinander und bilden dadurch **Ganglien** genannte Knoten.

4.12.1 Nervenzellfortsätze

Die Fortsätze dienen der Verknüpfung von Nervenzellen untereinander und mit Sinnes- oder Zielorganen. Sie ermöglichen durch „Verschaltung" von Nervenzellen erst die Informationsverarbeitung.

Zwei Arten von Fortsätzen werden unterschieden: solche, die Impulse zum Perikaryon hin tragen und solche, die von dort wegführen. Mehrere bis viele Fortsätze führen zum Zellkern hin, die **Neuriten**. Der vom Zellkern wegführende Fortsatz heißt **Axon**. Von ihm gibt es pro Nervenzelle nur einen, allerdings kann er sich am Ende aufzweigen.
Axone und Neuriten können in engen Netzwerken winzig kurz sein, so im Gehirn, sie können aber auch für den Weg vom Rückenmark zur Spitze des großen Zehs über einen Meter lang sein.

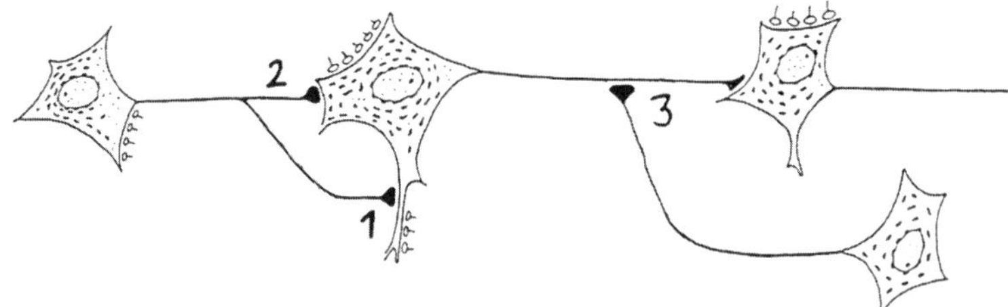

Abb. 4.16 Nervenzellen und einige grundlegende Verschaltungsmöglichkeiten im ZNS

1 axo-dentritisch,
2 axo-somatisch,
3 axo-axonal (PN)

Die Verknüpfung der Nervenzellen geschieht durch **Synapsen**, die zwischen den Endpunkten eines Axons bzw. seiner Zweige und jedem beliebigen Teil der Empfängerzelle – typischerweise jedoch den Spitzen der Neuriten - geknüpft sein können.

4.12.2 Stützzellen des Nervengewebes

Die Neuroglia ist das spezielle Binde- und Stützgewebe des Nervensystems. Es umhüllt die Nervenzellen mit einer Vielzahl von Zellausläufern und sorgt für die Versorgung der Nervenzellen. Eine spezielle Art von Zellen des Nervensystems ist außerdem zu erwähnen: Die **Schwann´ Zellen**. Sie wickeln mit ihren Ausläufern die Axone der Nerven ein und umhüllen sie wie eine Isolierung das Elektrokabel. Und genau das ist die Funktion dieser **Schwann´ Scheiden**: Wo es sie gibt, muss das Aktionspotential sich nicht durch ständige Ladungsumkehr an der Membran „vorarbeiten", sondern kann von einem Zwischenraum zwischen den

Schwann´ Scheiden zum nächsten springen - was deutlich schneller geht. Solche Nervenfasern nennt man auch **markhaltige Nervenfasern** im Gegensatz zu den **marklosen** ohne Schwann´ Scheiden.

Physiologischer Exkurs: Reizleitung und -übertragung

Wie „bewegt" sich nun ein Impuls im Nervensystem? Es gibt zwei Arten der Informationsübertragung im Körper: die elektrische und die chemische.

*Elektrische Fortleitung findet innerhalb der Nervenzelle und damit entlang der Fortsätze statt. Sie beruht kurz zusammengefasst darauf, dass die elektrisch geladenen Teilchen (***Ionen***) der Körperflüssigkeit außerhalb der Zelle (extrazellulär) in anderer Konzentration vorliegen als im Zellinnern (intrazellulär). Kalium- (positiv) und Chloridionen (negativ geladen) befinden sich vorwiegend intrazellulär, wobei die Chloridionen überwiegen und damit die negative Ladung. Positiv geladenes Natrium dagegen überwiegt im Extrazellulärraum, so dass an der Zellmembran eine (von außen gemessen negative) elektrische Spannung herrscht.*
Wird diese Spannung nun an einem Punkt der Membran einer Nervenzelle umgekehrt, so breitet sich die Spannungsumkehr durch sehr schnellen Einstrom von Natriumionen in Längsrichtung aus, bis dieser Impuls am anderen Ende des Fortsatzes angekommen ist. Eine solche Spannungsumkehr nennt man **Aktionspotential**.
Die Spannungsänderung wird sehr schnell wieder ausgeglichen, indem Kalium-Ionen ausströmen. Danach muss jedoch die ursprüngliche Ionenverteilung wiederhergestellt werden. Das besorgt die Natrium-Kalium-Pumpe, die dafür jedoch einige Millisekunden Zeit benötigt, während der der Nerv nicht neu erregbar ist. Diese Zeitspanne wird **Refraktärzeit** *genannt.*

Ist der Impuls nun am Ende der Nervenfaser angekommen, dann wird er an eine andere Nervenfaser durch chemische Übertragung weitergegeben. Diese Übergabestelle ist die Synapse. Der ankommende Impuls setzt aus den **präsynaptischen Vesikeln** *(Bläschen) des Axons eine Überträgersubstanz frei. Durch einfache Diffusion überquert sie den feinen* **synaptischen Spalt** *und löst beim Ankommen in der Empfängerzelle ein neues Aktionspotential aus. Solche Überträgersubstanzen heißen* **Neurotransmitter**. *Die wichtigsten Beispiele für Neurotransmitter sind Adrenalin und Noradrenalin, Dopamin und Acetylcholin.*
Die Übertragung von einer Nervenzelle zu einer Muskelzelle funktioniert im Prinzip genauso, nur dass die Synapse dann **motorische Endplatte** *heißt und* **Acetylcholin** *der einzige Transmitter ist.*

Die Bewertung der eingehenden Impulse und damit die Verarbeitung von Information kann das Nervensystem übrigens nur deshalb vornehmen, weil es neben der beschriebenen **erregenden** *auch den Typ der* **hemmenden** *Synapse gibt. Bei ihr löst das Ankommen eines Neurotransmitters kein Aktionspotential aus, sondern die Hemmung des Impulses. Auf diese Weise kann die einzelne Nervenzelle Impulse „zählen" und filtern.*

4.13 Motorische, sensible und sensorische Hirnnerven und deren Ursprungs- und Endkerne

Außer den Spinalnerven gehören zum peripheren Teil des zerebrospinalen Systems noch die 12 **Hirnnervenpaare**. Ihnen ist gemeinsam, dass sie das ZNS durch die Schädelbasis verlassen. Bei einem Teil von ihnen handelt es sich eigentlich nur um Spinalnerven, die im verlängerten Rückenmark entspringen und deshalb an der Schädelbasis statt aus dem Wirbelkanal austreten.
Die meisten Hirnnerven sind zwar ebenfalls echte periphere Nerven, jedoch zum Teil sehr viel komplexer zusammengesetzt als die des Rückenmarks. Im Gesichtsschädel werden sie dazu noch in verschiedenen größeren Ganglien weiter verschaltet. Sie können neben motorischen und sensiblen Fasern auch Fasern des parasympathischen viszeralen Nervensystems mitführen.
Andere Hirnnerven stehen unmittelbar mit spezialisierten Hirnzentren in Verbindung, wie z.B. der Sehnerv, der Riechnerv und der Hör- und Gleichgewichtsnerv. Sie stellen eigentlich keine peripheren Nerven dar, sondern ausgelagerte Anteile des Gehirns.

Ursprungskerne entsprechen den *Vorderhornzellen* bzw. *motorischen Zellen*, **Endkerne** den *Hinterhornzellen* bzw. *sensiblen Zellen* des Rückenmarks (in den motorischen Zellen nimmt die periphere efferente Erregung ihren Ursprung, während in den Endkernen die periphere afferente Reizleitung ankommt, also endet).

Da alle 12 Hirnnerven entweder motorisch, sensibel oder sensorisch (oder mehreres davon gleichzeitig) sind, könnte man unter diesem Titel im Lernzielkatalog eine lückenlose Beschreibung der Vielzahl von Funktionen und Verbindungen der Hirnnerven durchaus rechtfertigen. In Taschenbuchausgaben anatomischer Lehrbücher macht dies einen Umfang von etwa 50 Seiten aus. Allerdings erscheint ein solches Vorgehen wenig sinnvoll. Um einer sinnlosen Überhäufung des Stoffkatalogs mit Details nicht auch noch Vorschub zu leisten, wird hier lediglich ein Grundriss der Kerngebiete des Hirnstamms entworfen. Damit ist verbunden, dass die Kerngebiete der ersten beiden Hirnnerven, die direkt aus Vorderhirnteilen hervorgehen, nämlich des Sehnervs (*N. opticus*) (der in Wahrheit überhaupt kein Nerv, sondern bis hin zur Netzhaut eine Ausstülpung des Gehirns ist) und des Riechnervs (*N. olfactorius*) hier nicht besprochen werden.

In der Anordnung der übrigen Kerngebiete lässt sich eine recht klare Systematik feststellen, die auf der organisatorischen Nähe des Hirnstamms zum Rückenmark beruht.

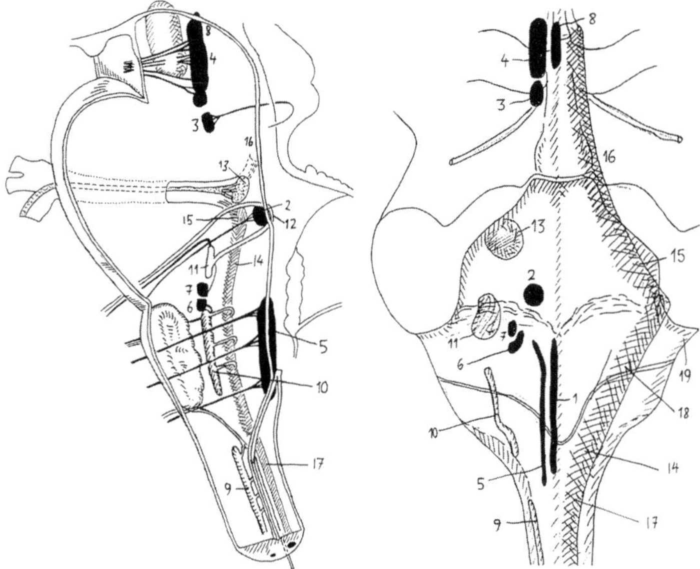

Abb. 4.17 Kerngebiete der Hirnnerven

A: Medianschnitt, **B**: Dorsalansicht des Hirnstamms. Erklärung im Text. (PN)

Um diese Parallele zu verdeutlichen, sei noch einmal auf die Embryologie des Nervensystems eingegangen: Im Rückenmark liegen angeordnet in Längszonen motorische Zellen vorn, sensible hinten. Zwischen beiden liegen die vegetativen Nervenzellen, wobei dort dieselbe Aufteilung gilt: ventral liegen viszeromotorische, dorsal viszerosensible[24] Nervenzellen. Diese Gliederung des Neuralrohres bleibt im ganzen Hirnstamm erhalten. Mit zunehmender Höhe klappen die beiden Längshälften des Neuralrohres jedoch entlang der Medianebene nach dorsal auseinander wie ein Buch. Auf diese Weise entsteht die Erweiterung des Zentralkanals des Rückenmarks zum IV. Ventrikel. Zugleich ändert sich damit auch die Anordnung der Längszonen von einer sagittalen zu einer transversalen Abfolge: Die somatomotorischen Zellen liegen jetzt medial, nach lateral folgen die viszeromotorischen, dann die viszerosensiblen und schließlich die somatosensiblen Kerngebiete.

4.13.1 Somatomotorische Kerne

Als oberstes, im Mittelhirn, finden sich zwei der drei Kerne, aus denen die Augenmuskeln versorgt werden: der längliche **Ncl. n. oculomo-**

24 Viscera, lat.: Eingeweide. Das Gegenstück zu viszero- (-motorisch/ -sensibel) ist in diesem Zusammenhang *somato-* (grch.: σωμα- Körper).

torii (III) 4 [25] für die Mehrzahl der äußeren Augenmuskeln und der deutlich kleinere **Ncl. n. trochlearis (IV) 3**, der den schrägen oberen Augenmuskel versorgt. Seine Fasern verlassen übrigens als einzige Hirnnervenfasern das Stammhirn nach dorsal, so dass sie erst hinten umbiegen müssen, um nach vorne zur Hirnbasis zu gelangen.
Deutlich tiefer, bereits auf Höhe des IV. Ventrikels, liegt das Kerngebiet des Nerven für den äußeren geraden Augenmuskel, der **Ncl. n. abducentis (VI) 2**, dessen Fasern weiter abwärts zum Unterrand der Brücke ziehen.
Im Bereich des verlängerten Rückenmarks liegt schließlich das ebenfalls recht langgestreckte Kerngebiet des **N. hypoglossus (XII) 1**. Er innerviert die gesamte **Zungenmuskulatur** motorisch.
Alle vier genannten Hirnnerven sind rein somatomotorische Nerven.

Das Kerngebiet des N. hypoglossus erhält auf jeder Seite Zuflüsse von beiden Großhirnhälften. Das Bild einer Hypoglossusschädigung hängt deshalb stark von der Lokalisation ab, je nachdem, ob sie oberhalb des Kerngebiets (*supranukleär*), im Kerngebiet selbst oder unterhalb davon (*peripher*) liegt:
Eine einseitige *supranukleäre* Schädigung der Nervenbahn macht sich eindeutig, aber nicht sehr beeinträchtigend bemerkbar: Streckt der Betroffene die Zunge heraus, weicht sie zur kranken Seite ab, weil dort der entsprechende Muskel, der den Zungengrund nach vorne zum Unterkiefer zieht, der *M. genioglossus*, schwächer innerviert ist. Das Sprechen ist nur anfangs beeinträchtigt.
Doppelseitig führt die supranukleäre Hypoglossuslähmung dagegen zu schweren Sprech- und Schluckstörungen.
Fällt der *Hirnnervenkern* selbst - meist beidseitig - aus, kommt es zu einer schlaffen Lähmung der ganzen Zunge, die in kurzer Zeit zu atrophieren beginnt und unkontrollierte Zuckungen zeigt. Eine schwere Schluck- und Sprechstörung ist die Folge.
Ist der Nerv in der *Peripherie,* also im Verlauf unterhalb des Hirnnervenkerns, geschädigt, zeigt sich dasselbe Bild, nur in der Regel einseitig.

4.13.2 Viszeromotorische Kerne

Hier sind zwei Gruppen zu unterscheiden, die echten - durchweg zum **Parasympathikus** zählenden - vegetativen Kerne und die Kerne der Kiemenbogenmuskulatur, die ursprünglich zur vegetativ gesteuerten glatten Muskulatur des Verdauungstraktes zählte. Sie hat sich in der Evolution zu willkürlich gesteuerter quergestreifter Muskulatur umgewandelt und wird ihrer Herkunft entsprechend von **Kiemenbogennerven** innerviert - den Hirnnerven V (N. trigeminus), VII (N. facialis), IX (N. glossopharyngeus),

25 Die römischen Zahlen in Klammern beziehen sich auf die anatomische Nummerierung der 12 Hirnnerven, die arabischen Ziffern dagegen auf die Abbildung.

und X (N. vagus). Der XII. Hirnnerv (N. hypoglossus) zählt eigentlich ebenfalls dazu, wird aber aufgrund der medialen Lage seines Kerngebietes zu den somatomotorischen Nerven gezählt (s.o.).

Echte viszeromotorische Kerne sind der **Edinger-Westphal-Kern 8** im Mittelhirn sowie von oben nach unten **Ncl. salivatorius superior 7**, **Ncl. salivatorius inf. 6** und der hintere Vaguskern, **Ncl. dorsalis n. vagi 5**.
Die Fasern aus dem Edinger-Westphal-Kern verlaufen mit dem N. oculomotorius und innervieren die inneren Augenmuskeln, den Engsteller der Pupille und den Ziliarmuskel, der die Brechkraft der Linse verstellt. Die beiden Salivatorischen Kerne (lat.: saliva - Speichel) versorgen die Speicheldrüsen. Der hintere Vaguskern ist für die gesamte viszeromotorische Funktion des *N. vagus* zuständig.

Die Nervenkerne der Kiemenbogenmuskulatur beginnen kranial mit dem in der Brücke gelegenen **motorischen Trigeminuskern 13** (*Ncl. motorius n. trigemini*), gefolgt vom **Facialiskern 11,** dessen Fasern zunächst nach dorsal ziehen, um dann im *inneren Facialisknie* noch innerhalb der Brücke nach ventral umzubiegen und am Unterrand der Brücke auszutreten. Auf Höhe der Oliven liegt der langgestreckte **Ncl. ambiguus 10**. Aus ihm stammen die motorischen Fasern von N. vagus und N. glossopharyngeus. Bereits im Übergang zum Rückenmark befindet sich das ebenfalls sehr langgestreckte **Kerngebiet des N. accessorius (XI) 9**, der als rein motorischer Nerv zwei Schultermuskeln mit Wirkung auch auf Kopf und Hals, den *M. sternocleidomastoideus* (s. 6.9) und den *M. trapezius*.

4.13.3 Viszerosensible und -sensorische Kerngebiete

Die viszerosensiblen und viszerosensorischen Fasern gelangen über eine Faserformation, den Tractus solitarius, zum **Ncl. tractus**[26] **solitarii 14.** Hier enden die sensiblen Afferenzen des *N. vagus* und des N. glossopharyngeus sowie alle Geschmacksfasern, also die sensorischen Afferenzen von N. facialis und N. glossopharyngeus.

4.13.4 Somatosensible Kerngebiete

Die Fasern der Außenwahrnehmung (exterozeptive Sensibilität) aus Gesicht, Mund und Kieferhöhlen enden im **Kerngebiet des N. trigeminus 15, 16 und 17**, dem ausgedehntesten Kerngebiet des Hirnstamms, das (wie die Abbildungsnummern andeuten) in drei Teile untergliedert wird,

26 Für Altsprachler: ein langes u für den Genitiv, wo man eigentlich ein i erwartet, vgl. Fußnote S. 179.

die hier vor allem deshalb keine namentliche Erwähnung finden, damit niemand in Versuchung kommt, sie für eine Prüfung auswendig zu lernen. Es reicht vom Mittelhirn bis zum Übergang in das Rückenmark hinab, wobei der Schwerpunkt in der Brücke liegt.
Die Kerngebiete von **N. vestibularis 18** und **N. cochlearis 19** für das Hör- und Gleichgewichtsorgan wurden ausführlich im Abschnitt 8.16 besprochen.

4.13.5 Nervus glossopharyngeus (IX) und Nervus vagus (X)

Der **N. glossopharyngeus (IX)** führt eine Vielzahl verschiedener Fasern mit sich: sensible Fasern für das *obere und mittlere Stockwerk* des Rachens und die Ohrtrompete (s.u.), Geschmacksfasern für das hintere Zungendrittel und vegetative sekretorische Fasern für einige Speicheldrüsen. Wichtig für die Logopädie ist seine **motorische Innervation von Gaumenbogen- und Rachenmuskeln**.
Bei einer Schädigung dieses Nervs kommt es deshalb unter anderem zu einer halbseitigen Lähmung des **Gaumensegels**, außerdem zu Schluckstörungen und einem Verlust des Würg- und Gaumenreflexes sowie einem Ausfall eines Teils der Geschmacksempfindung.
Der N. vagus (X) ist ein sehr vielseitiger Nerv, was der lateinische Name bereits andeutet (vagare - umherwandern).
Er ist der bedeutendste Nerv des parasympathischen vegetativen Nervensystems und führt parasympathische Fasern zu den Brust- und Baucheingeweiden.
Daneben innerviert er gemeinsam mit dem N. glossopharyngeus (IX) den Rachenraum motorisch und sensorisch. Seine **sensible** Versorgung reicht von Teilen des äußeren Gehörgangs über das *untere Stockwerk* des Rachens, Kehlkopf und Luftröhre bis zu den Bronchen.

Motorisch versorgt er den kaudal an das Gebiet des N. glossopharyngeus (IX) anschließenden Teil der Rachenmuskeln sowie die Gaumenmuskeln außerhalb des Gaumenbogens. Über **N. laryngeus superior** und **N. laryngeus recurrens** versorgt er den Kehlkopf.

Eine einseitige Schädigung des N. vagus führt zu folgendem Bild:
Auf der betroffenen Seite hängt die Gaumenmuskulatur herunter, was zu einer nasalen Aussprache führt. Bei der Stimmbildung wird das Gaumensegel zur gesunden Seite gezogen, weil der Gegenhalt des Rachenschnürer-Muskels der kranken Seite fehlt. Die Kehlkopflähmung führt zu Heiserkeit. Als Folge des Ausfalls parasympathischer Fasern kann es zu erhöhter Herzfrequenz (Tachykardie, von gr: *tachys* - schnell) und Herzrhythmusstörungen kommen.

Tritt eine komplette Vaguslähmung beidseitig ein, führt sie durch den kompletten Ausfall der parasympathischen Innervation fast aller inneren Organe schnell zum Tod.

4.14 Ursprungsgebiete von Sympathikus und Parasympathikus im ZNS

Anatomisch lassen sich am autonomen Nervensystem ebenfalls zentrale und periphere Anteile unterscheiden: Auch Sympathikus und Parasympathikus entspringen im ZNS und erreichen über Nerven die inneren Organe - ihre Zentren innerhalb des ZNS liegen jedoch unterhalb denen des animalen Nervensystems, ihre Impulse kommen nicht zu Bewusstsein. In einem großen Teil ihres Verlaufs lassen sich deshalb Sympathikus und Parasympathikus nicht nur funktionell, sondern auch anatomisch unterscheiden.

Ein gemeinsames Prinzip ihres Aufbaus ist das der Umschaltung in Ganglien: Bevor ein viszeraler Nervenimpuls aus dem ZNS ein inneres Organ erreicht, wird er in einem Ganglion noch einmal umgeschaltet. An jeder viszeralen Nervenbahn ist also ein **prä**ganglionärer (vor dem Ganglion) vom **post**ganglionären Verlauf (nach dem Ganglion) zu unterscheiden.

4.14.1 Sympathikus

Sympathikus und Parasympathikus sind funktionelle Gegenspieler: Der Sympathikus ist für alles zuständig, was dem Organismus dabei hilft, augenblicklich Leistung zu bringen. Er erhöht Herzfrequenz und Blutdruck, aber auch die Atemfrequenz, er erweitert die Bronchien, dämpft die energieaufwendige Darmtätigkeit bis hin zur Verstopfung und ist für Stress und Alarmreaktion zuständig. Sein Neurotransmitter ist das Noradrenalin.
Der Parasympathikus ist dagegen eher der gemütliche Geselle: Er fördert gerade die Verdauungstätigkeit und alles, was mit der Ernährung des Körpers, mit Entspannung und Wiederherstellung der Kräfte zu tun hat.

Der **Sympathikus** entspringt ähnlich den Spinalnerven im Rückenmark. Er bildet links und rechts neben dem Rückenmark je eine Kette aus Ganglien, den **Grenzstrang**. Dort wird ein Teil der präganglionären Fasern umgeschaltet und zieht dann weiter zu den inneren Organen. Die übrigen präganglionären Fasern passieren den Grenzstrang ungestört und laufen zu mehreren Geflechten aus Nervenzellen, die vor der Wirbelsäule liegen, den **Plexus**. Jeder, der einmal einen Schlag in die Magengrube bekommen hat, kennt mindestens einen von ihnen, den Plexus solaris oder Plexus coeliacus. Hier werden sie die Fasern umgeschaltet auf das postganglionäre Neuron.

4.14.2 Parasympathikus

Der Parasympathikus wird zum größten Teil von einem einzigen Hirnnerven gebildet, dem **N. vagus**. Er verläuft nach seinem Austritt aus der Schädelbasis in der großen Gefäß-Nerven-Straße des Halses abwärts bis in Thorax und Bauchraum, wo er sich in Äste aufteilt, die direkt zu den inneren Organen ziehen. Erst in deren unmittelbarer Nähe oder in der Wand der Organe selbst finden sich die parasympathischen Ganglienzellen. Die präganglionären Neurone reichen beim Parasympathikus also bis kurz vor das jeweilige Zielorgan.
Das gilt auch für die drei weiteren Hirnnerven, die parasympathische Fasern zu den Drüsen des Kopfes, Speicheldrüsen und Tränendrüsen, mitführen. Lediglich im Beckenbereich entspringen die parasympathischen Fasern wie die sympathischen aus dem Rückenmark und werden in einem großen Ganglion für Mastdarm, Harnblase und Genitalorgane umgeschaltet.
Der Neurotransmitter an den Synapsen des Parasympathikus ist das Acetylcholin.

4.15 Aufbau eines Rückenmarkssegmentes

4.15.1 Funktionelle Organisation von Vorder- und Hinterhorn

Aus dem Rückenmark treten seitlich Nervenfasern aus und verbinden sich zu 31 Rückenmarks- oder **Spinalnerven**, die den Wirbelkanal durch die Zwischenwirbellöcher verlassen.
Das Rückenmark ist im Querschnitt queroval, wobei es auf der Ventralseite durch die *Fissura anterior* geteilt wird.
Die schmetterlingsförmige graue Substanz des Rückenmarks bildet zwei Vorder- und zwei Hinterhörner. In den **Vorderhörnern** liegen die motorischen Nervenzellen, die die Skelettmuskulatur innervieren. Von dort

bis zu dem jeweiligen Muskel zieht ohne weitere Verschaltung dieselbe Nervenfaser. Jegliche Information zur Steuerung muss also oberhalb dieses **motorischen Neurons** verarbeitet worden sein. Dieses Stück heißt deshalb auch gemeinsame motorische Endstrecke.

Die **Hinterhörner** nehmen dagegen Information aus der Peripherie auf; hier liegen die **sensiblen Neurone**. Sie erhalten ihren Zufluss allerdings nicht direkt von den Sinneszellen, sondern über die Zwischenstation der **Spinalganglien**. Ein Ganglion ist ganz allgemein eine Anhäufung von Nervenzellen im peripheren Nervensystem, also außerhalb von Gehirn und Rückenmark. Die Spinalganglien finden sich dort, wo die Spinalnerven den Wirbelkanal verlassen. Hier kommen sensible Reize zunächst an und werden über einen kurzen Verbindungsast an die Hinterhornzellen im Rückenmark weitergegeben.
Zwischen Vorder- und Hinterhorn liegt im thorakalen Rückenmark das – sehr viel kleinere – Seitenhorn, das die Nervenzellen des *Sympathikus* enthält.

4.15.2 Vorder- und Hinterwurzel und Bildung der Spinalnerven

Das Rückenmark gibt auf seiner ganzen Länge kontinuierlich Nervenfasern in die Peripherie ab. Den Hörnern der Zellen entsprechen dabei die Wurzeln der Fasern: Die motorischen Fasern verlassen das Mark als **Vorderwurzel**, die sensorischen erreichen es als **Hinterwurzel**.
Gemeinsam zu Spinalnerven gebündelt verlassen sie den Rückenmarkskanal durch die seitlichen Zwischenwirbellöcher. Den jeweiligen scheibenartigen Ausschnitt des Rückenmarks, aus dem die Fasern zu einem Nerven stammen, nennt man **Rückenmarkssegment**.

Im Zwischenwirbelloch liegt das **Spinalganglion**. Es enthält die Zellkörper der afferenten, also sensiblen Nervenfasern, die durch das Hinterhorn eintreten. Die peripheren sensiblen Nervenzellen haben also sehr lange Dendriten, die die Information zum Zellkörper tragen, und relativ kurze Axone, die gerade durch die Hinterwurzel bis zur aufnehmenden Rückenmarkszelle reichen[27].
Kurz nach ihrem Austritt aus dem Wirbelkanal teilen sich die Spinalnerven in einen **vorderen** und einen **hinteren Ast** (Ramus ventralis/dorsalis) auf. Die hinteren Äste sind dabei motorisch auf die autochthone Rückenmuskulatur und sensibel auf die Gegend nahe der Wirbelsäule beschränkt,

27 Diese Zellen erwecken im Lichtmikroskop den Eindruck, dass sie nicht zwei, sondern nur einen Zellfortsatz haben, der sich außerhalb des Perikaryons verzweigt. Man nannte sie deshalb einpolig: unipolar. Tatsächlich sind die zellkernnahen Anteile dieser Zellen jedoch lediglich seitlich quasi aus der Erregungsbahn herausgewachsen, weshalb diese Ganglienzellen **pseudounipolar** genannt werden.

während die vorderen Äste den ganzen übrigen Körper versorgen – ausschließlich aus ihnen gehen auch die Plexus für die Innervation der Extremitäten hervor.
Wurzeln und Äste gilt es gründlich zu unterscheiden, deshalb noch einmal: die Vorderwurzel ist rein motorisch, die Hinterwurzel sensorisch. Das hat mit den Ästen nichts zu tun: sowohl der hintere als auch der vordere Ast enthalten motorische und sensible Fasern.

4.15.3 Auf- und absteigende Bahnen

Im Rückenmark verlaufen motorische **Bahnen** abwärts und sensorische aufwärts. (Da die Zahl der Fasern durch die Abgänge der Spinalnerven von oben nach unten abnimmt, verringert sich auch der Durchmesser des Rückenmarks entsprechend.)
Diese Bahnen sind im Querschnitt des Rückenmarks nach ihren Funktionen sortiert angeordnet. Den motorischen Bahnen oder (zusammen mit den zugehörigen Zellkernen) **Systemen** ist in diesem Arbeitsbuch noch ein eigenes Kapitel gewidmet.
Die sensorischen Bahnen sind in ihrer Vielfalt komplizierter als die motorischen. Sie sollen hier nicht vertieft werden. Nur soviel sei zu ihnen gesagt: Ihre Ziele sind die *Oliven* des Stammhirns, die *Thalamuskerne* und das *Kleinhirn*. Dabei verlaufen vorne seitlich auf der Gegenseite ihrer Ankunft in der Hinterwurzel Fasern der „dumpfen" **protopathischen Sensibilität**, wie Schmerz, Temperatur, grobe Druck- und Vibrationsempfindung. Hinten zwischen den beiden Hinterhörnern dagegen liegen – jeweils gleichseitig, also auf der Seite, auf der Reiz auch eingetroffen ist – die Fasern der „exakten" **epikritischen Sensibilität**, die Informationen über Lokalisation und Art der Tastempfindung oder über die Extremitätenstellung vermittelt.

4.15.4 Reflexbogen

Reflexe sind stereotyp auf einen Reiz hin ablaufende Reaktionen der Muskulatur, die ohne Zwischenschaltung des Gehirns (das lediglich nachträglich „unterrichtet" wird) auf Rückenmarksebene ablaufen. Dabei gelangt ein sensibler Reiz durch die hintere Wurzel in das Rückenmark und löst dadurch eine Erregung mindestens einer motorischen Vorderhornzelle aus, die zu einer Muskelkontraktion führt. Ein solcher Ablauf ist ein **Reflexbogen**.
Nach dem Schema der neuronalen Verschaltung lässt sich der einfache vom zusammengesetzten Refexbogen unterscheiden. Der **einfache Reflexbogen** stellt den einfachsten Fall einer neuronalen Verschaltung überhaupt dar: Die afferente Faser bildet direkt die Verbindung mit dem Effektor-Motoneuron und erregt es unmittelbar. Da hier nur eine

einzige Synapse beteiligt ist, heißt dieser Reflex auch *monosynaptischer Reflexbogen*. Monosynaptische Reflexe sind immer **Eigenreflexe** wie der wohl bekannteste, der Patellarsehnenreflex: Beklopfen der Sehne unter der Kniescheibe führt zu einer minimalen, aber ruckartigen Dehnung der Oberschenkelmuskulatur. Dieser Reiz wird von speziellen in Muskel und Sehnen wahrgenommen und löst eine unmittelbare Reaktion des betroffenen Muskels aus.

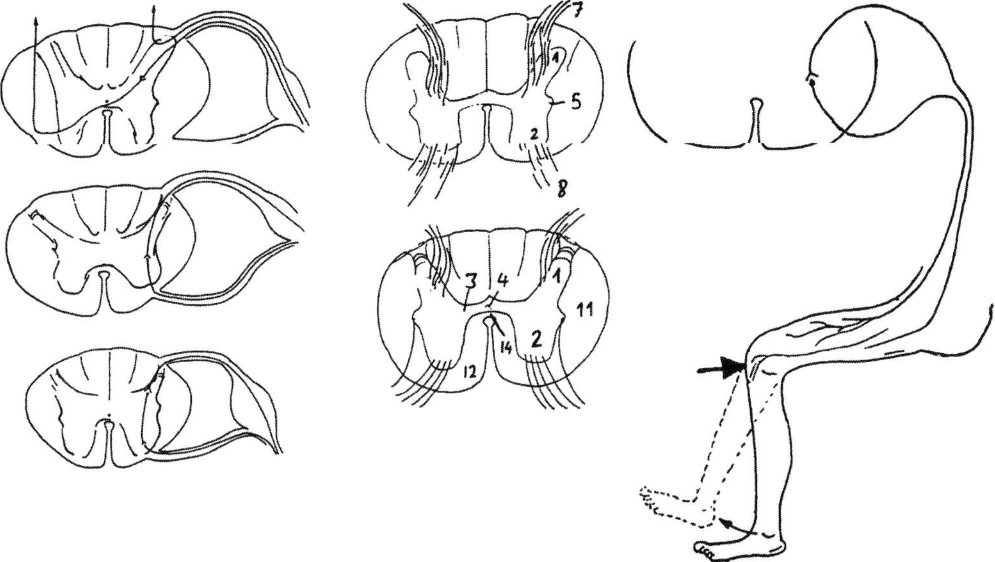

Beim **zusammengesetzten** oder **polysynaptischen Reflexbogen** dagegen sind mehr oder weniger viele andere Nervenzellen zwischen Afferenz und Efferenz geschaltet. Dabei kann der Impuls auch über mehrere Rückenmarkssegmente fortgeleitet werden. Diese Reflexe sind **Fremdreflexe**, denn reizaufnehmendes und reagierendes Organ sind nicht identisch. Ein typisches Beispiel sind Hautreflexe und Schmerz- und Abwehrreaktionen, bei denen auf einen in der Haut empfundenen Reiz hin unwillkürlich eine komplexere koordinierte Fluchtreaktion wie z.B. Wegziehen des Armes erfolgt.

Abb. 4.18 Rückenmarksquerschnitte und Reflexbogen

1 Hinterhorn, **2** Vorderhorn, **3** Zentrale Zwischensubstanz, **4** Zentralkanal, **5** Seitenhorn, **6** (hintere Seitenrinne), **7** Hinterwurzel, **8** Vorderwurzel, **9** Hinterstrang (epikritische Sensibilität)*, **10** (hinteres Septum), **11** Seitenstrang* und **12** Vorderstrang*, zusammen Vorderseitenstrang, **13** Fissura anterior (vord. Längseinschnitt), **14** Kommissur*
*der weißen Substanz

4.16 Aufbau einer motorischen Endplatte

Die motorische Endplatte ist eine Sonderform der Synapse (s. 4.12). Der wesentliche Unterschied zu einer „normalen" Synapse ist lediglich, dass die empfangende Seite keine Nerven-, sondern eine Muskelzelle ist. Auch in der motorischen Endplatte führt ein elektrischer Nervenimpuls durch die Freisetzung eines Transmitters zur Erregungsübermittlung. Der Erfolg ist jedoch keine Informationsübertragung im engeren Sinne, sondern die Kontraktion der Muskelfaser.

Vom **Motoneuron**, der motorischen Vorderhornzelle des Rückenmarks oder einer entsprechenden Zelle eines Hirnnerven-Kerngebietes, verläuft das Axon direkt zu den zugeordneten Muskelzellen. Es spaltet sich dabei in unterschiedlich viele Verzweigungen auf, an deren Ende jeweils eine motorische Endplatte eine Muskelzelle erreicht.
Dieser Verlauf wird auch **gemeinsame motorische Endstrecke** genannt, da nach Erreichen des Motoneurons keine steuernden Einflüsse mehr wirksam werden – erregende und hemmende Impulse werden spätestens im Motoneuron „verrechnet" und lösen entweder keine oder eine unmittelbar zur Kontraktion der abhängigen Muskelfasern führende Erregung aus.
Ein Motoneuron und die von ihm gesteuerten Muskelfasern (= -zellen) werden deshalb auch zusammen als **motorische Einheit** bezeichnet.

Mit der Membran der Muskelfaser, dem *Sarkolemm,* bildet die motorische Endplatte einen **synaptischen Spalt**. In ihn wird aus kleinen Bläschen im Zellplasma der motorischen Endplatte der Botenstoff freigesetzt. Motorische Endplatten haben **Acetylcholin** als einzigen Transmitterstoff. Das Acetylcholin diffundiert zur muskelseitigen Membran des synaptischen Spalts und löst dort eine elektrische Erregung aus, die unter anderem durch die Freisetzung von Calcium-Ionen im Zellinnern zur (mechanischen) Muskelkontraktion führt (elektromechanische Kopplung).

Wie aus dem Begriff der motorischen Einheit ersichtlich, kann ein Motoneuron unterschiedlich viele Nervenfasern versorgen. Sie alle werden durch einen einzigen Impuls des Motoneurons gleichermaßen zur Kontraktion gebracht. Das ist von Bedeutung für die Muskelkoordination und die Feinheit der Steuerung. Je weniger Fasern eines Muskels von derselben Nervenzelle gesteuert werden, umso mehr Nervenzellen sind an der Steuerung des Muskels beteiligt - und umso präziser ist die Steuerung bei gleicher Muskelmasse. So sind an der Steuerung der Hand- oder der Gesichtsmuskulatur im Vergleich zur Muskelmasse erheblich mehr Nervenzellen beteiligt als etwa an der der Oberschenkelmuskeln.

5 Atmungsorgane

Die Bedeutung der Atmungsorgane für das Sprechen ist unmittelbar ersichtlich: ohne Stimme kein Sprechen, ohne Schall keine Stimme. Schall aber ist in Schwingungen versetzte Luft. Wenn uns die Luft wegbleibt, verschlägt es uns zwangsläufig auch die Sprache. Erst das koordinierte Zusammenwirken von Atmungs-, Stimm- und Sprechorganen macht Sprechen möglich. Bei einer Vielzahl von Sprechstörungen handelt es sich hauptsächlich oder teilweise um Störungen der Atmung, so dass denn auch viele Standardwerke zur Therapie „Atem und Stimme" oder ähnlich heißen (z.B. Coblenzer, Muhar: Atem und Stimme, Österreichischer Bundesverlag).

Die primäre Aufgabe der Atmung ist die Versorgung des Körpers mit Sauerstoff durch den Gasaustausch zwischen Luft und Blut in der Lunge. Sie stellt das **Gasaustauschsystem** dar, dem das **gasleitende System**, die Atemwege, gegenüberzustellen ist. In deren Verlauf befinden sich die Stimm- und Sprechorgane, die jedoch gesondert besprochen werden.
Da wir uns die Mühe machen müssen, die Atemluft durch aktive Arbeit zu bewegen, zählt zu den Atmungsorganen außerdem ein Teil des **Bewegungsapparates**, nämlich der Brustkorb samt der ihn tragenden Wirbelsäule und die auf sie einwirkenden Muskeln. Sie alle werden in diesem Kapitel besprochen.

5.1 Aufbau des Thorax aus Knochen, Bändern, Gelenken und Muskeln

Der Thorax oder Brustkorb bildet den schützenden „Panzer" (das griechische Wort meint eigentlich den Brustpanzer der Krieger) um die Brusteingeweide: das Herz, die beiden Lungenflügel und den Thymus (ein Organ des Immunsystems, das sich im Laufe des Erwachsenenalters zurückbildet).

Gegenstand der folgenden drei Abschnitte ist der Aufbau des Thorax selbst und seine Funktion für die Atemmechanik. Das Zwerchfell bildet die bewegliche Grenze zwischen Brust- und Bauchraum. Da Bewegungen der einen Körperhöhle deshalb mit entsprechenden Bewegungen der anderen verknüpft sind, gehören Zwerchfell und Muskeln der Bauchdecke ebenfalls hierher[28].

Wie so häufig in der Anatomie ergibt sich das Verständnis für das Detail erst aus der Kenntnis des Zusammenhangs. An Vorkenntnissen genügt es, zu wissen, dass die Einatemluft vom Mund-Nasen-Rachenraum durch die Luftröhre und deren Aufzweigungen, die Bronchien, in die Lungen hinein und als Ausatemluft auf demselben Wege wieder herausgelangt. Bewegt wird sie dabei durch die Änderung der Druckverhältnisse in den Lungen: Zum Einatmen wird in der Lunge ein Unterdruck erzeugt, zum Ausatmen ein Überdruck.
Außerdem hilft es, sich die Prinzipien seröser Höhlen noch einmal vor Augen zu halten und zu wissen, dass die Lunge selbst aufgrund elastischen Bindegewebes dazu neigt, sich zusammenzuziehen und so die Ausatmung unterstützt. Erst durch die aneinander liegenden Blätter des Lungenfells wird sie zu ihrer normalen Größe aufgespannt.

5.1.1 Wirbelsäule und knöcherner Thorax

5.1.1.1 Wirbelsäule und autochthone Rückenmuskulatur

Die Wirbelsäule trägt den gesamten Stamm. Beim Vierfüßler bildet sie eine Art Brückenkonstruktion zwischen den „Stützen" der Vorder- und Hinterbeine. An dieser „Brücke" sind Brust- und Bauchorgane sowie der Kopf aufgehängt. Ein langer Strang Muskeln längs der Wirbelsäule gibt ihr gleichzeitig Halt und Bewegungsmöglichkeit.

Da der Mensch zumindest anatomisch aufrecht geht, um mit den dadurch freigewordenen und zu Händen spezialisierten Vorderfüßen hohe kulturelle Leistungen zu vollbringen, lässt sich die menschliche Wirbelsäule eher mit einem „Kran"[29] vergleichen.

28 Die Tatsache, dass die Bauchwand an der Atmung beteiligt ist, lässt schon erahnen, dass der menschliche Körper auch für die Logopädie **nicht** am Rippenbogen aufhört. Haltung und Anspannung der genannten Muskelgruppen hängen selbstverständlich mit denen des ganzen Körpers untrennbar zusammen, so dass in der Therapie häufig Übungen angewendet werden, die durchaus die Extremitäten mit einbeziehen. Für künftige Ausgaben des Lernzielkatalogs wäre deshalb wünschenswert, auch gewisse Grundkenntnisse des übrigen Bewegungsapparates aufzunehmen.

29 Solch technische Beispiele sind unzulänglich und entstellend. Unsere technischen Errungenschaften sind meist der Natur nachgebildet, nicht umgekehrt. Trotzdem helfen sie manchmal dem Verständnis.

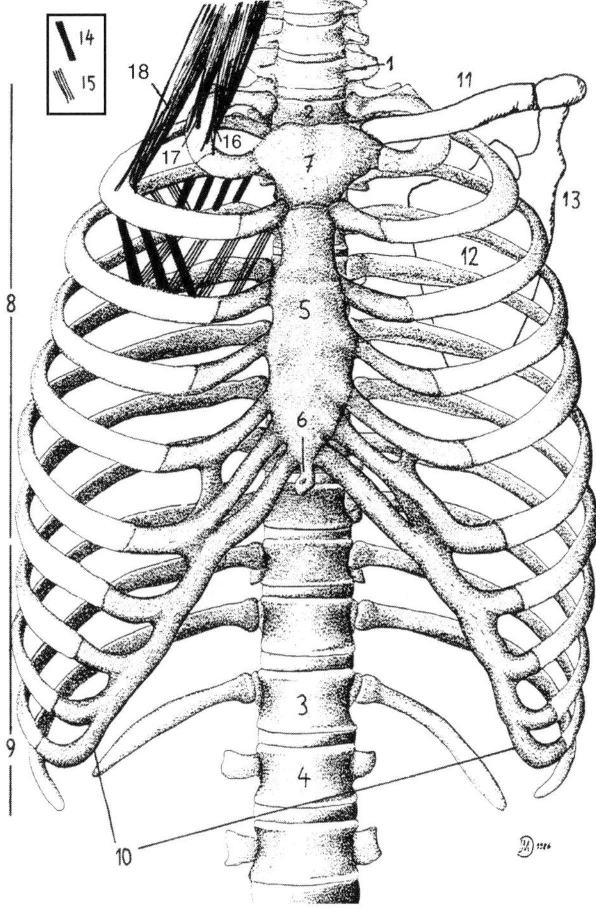

Abb. 5.1 Knöcherner Thorax mit Intercostalmuskulatur (schematisch) und Mm. scaleni

1 7. Halswirbel (C7), **2** 1. Brustwirbel (Th 1), **3** 12. Brustwirbel (Th 12), **4** 1. Lendenwirbel (L1), **5** Brustbein (Sternum) mit **6** Schwertfortsatz (Processus xiphoideus), **7** Sternumgriff (Manubrium sterni), **8** Rippen 1 bis 7 mit direkter Verbindung zum Sternum („echte Rippen"), **9** Rippen 8 bis 12 mit indirekter oder ohne Verbindung zum Sternum („falsche Rippen"), **10** Rippenbogen, **11** Schlüsselbein, **12** Schulterblatt mit **13** Gelenkpfanne für den Kopf des Oberarmknochens, **14** Verlauf der Mm. intercostales externi, **15** Verlauf der Mm intercostales interni, **16** M. scalenus anterior, **17** M. scalenus medius, **18** M. scalenus posterior. (MD)

Der Kopf krönt die Wirbelsäule, Brust- und Bauchraum sind ventral und seitlich, die obere Extremität dorsal und seitlich an ihr aufgehängt, wobei der Aktionsraum der Arme ebenfalls weitgehend vor der Wirbelsäule liegt. Über Kreuzbein und Becken wird die annähernd senkrecht einwirkende Druckbelastung der Wirbelsäule ähnlich einem gotischen Bogen auf die beiden Beine verteilt[30]. Dabei nimmt das Becken der Wirbelsäule noch einen Teil des Gewichts der Bauch- und Beckenorgane ab.

Den von oben einwirkenden Druck fängt die Wirbelsäule auf zwei Wegen ab. Zum einen befinden sich zwischen je zwei Wirbeln eine **Zwischenwirbelscheibe** (Discus intervertebralis), landläufig auch als Bandscheibe bekannt. Sie hat den Aufbau einer Symphyse (s. 0.2.1): Ein äußerer Faser-

30 Der Vergleich ist allerdings ungenau: Ein gotischer Bogen wird (idealerweise) nur auf Druck belastet. Die Einheit aus menschlichem Kreuzbein und Becken ergibt jedoch zwei seitensymmetrische „Achten", die die Last zum Teil in Zugkräfte umlenken. Dadurch wird eine höhere Stabilität und Elastizität erreicht und so die Frakturgefahr verringert.

ring umschließt einen weicheren Gallertkern. Dadurch wirkt sie als druckfestes, elastisches Polster.
Zum anderen ist die Wirbelsäule als Ganzes in der Medianebene doppelt S-förmig gekrümmt. In Hals- und Lendenbereich ist sie nach vorne konvex, im Brustbereich nach hinten konvex gebogen. Eine nach vorn konvexe Biegung heißt **Lordose**, eine nach hinten konvexe **Kyphose**. Man spricht deshalb von der Hals- bzw. Lendenlordose und der Brustkyphose. Diese Biegungen sind physiologisch, im Gegensatz zu pathologischen (krankhaften) Seitwärtsverbiegungen, den Skoliosen. Zu starke oder zu schwache Lordosen und Kyphosen können ebenfalls krankhaft sein.

Da die Beine noch annähernd so stehen wie die des Vierfüßlers, nämlich senkrecht auf dem Boden, die Longitudinalachse des Körpers sich aber im Übrigen um einen rechten Winkel aufgerichtet hat, hat die menschliche Wirbelsäule einen anatomischen Knick. Dieser Knick befindet sich am Übergang zum Kreuzbein und ist Ursache für mancherlei Wirbelsäulenleiden, vor allem für den Bandscheibenvorfall.

Wirbelkörper: Das wiederkehrende Strukturelement im segmentalen Aufbau der Wirbelsäule ist der Wirbelkörper. Es gibt insgesamt 32 bis 34 Wirbel, die sich nach verschiedenen Abschnitten benennen lassen:

7 **Hals- oder Cervikalwirbel** (C_1 bis C_7)[31] bilden die Halswirbelsäule (HWS),
12 **Brust- oder Thorakalwirbel** (Th_1 bis Th_{12}) die Brustwirbelsäule (BWS) und
5 **Lenden- oder Lumbalwirbel** (L_1 bis L_5) die Lendenwirbelsäule (LWS).
5 **Sakralwirbel** (S_1 bis S_5) sind zum **Kreuzbein** (Os sacrum) zusammengewachsen.
3 **bis 5 Steiß- oder Coccygealwirbel**, die Überreste des Schwanzansatzes.

In den einzelnen Bereichen unterscheiden sich die Wirbelkörper in ihrem Bau erheblich. Die Halswirbelsäule ist sehr beweglich, weil die Gelenkflächen der Wirbelkörper hier eher flach stehen, die Brustwirbelsäule dagegen kann vor allem Seitwärtsbeugungen ausführen, die Lendenwirbelsäule vorwiegend Vor- und Rückwärtsbeugungen. Von oben nach unten werden die Wirbelkörper außerdem zunehmend höher und breiter.

Als Prototyp eines Wirbels sei hier ein Brustwirbel vorgestellt. Wie alle Wirbel besteht er aus einem **Wirbelkörper**, einem **Wirbelbogen**, der

31 Die angegebenen Abkürzungen gelten auch für die Rückenmarksnerven. Da diese jeweils zwischen zwei Wirbeln austreten, werden sie nach dem jeweils oberen Wirbelkörper benannt, außer im Halsbereich: Der erste Cervikalnerv tritt zwischen Schädel und erstem Halswirbelkörper aus (C_1), so dass unter dem siebten Halswirbelkörper der **achte** Cervikalnerv (C_8) austritt.

das Wirbelloch umschließt, und verschiedenen **Knochenfortsätzen**: den Gelenkfortsätzen, dem Dornfortsatz und den zwei Querfortsätzen.
Zwischen je zwei Wirbelkörpern findet sich eine *Zwischenwirbelscheibe* (s.o.). Außerdem ziehen über Vorder- und Rückseite des Wirbelkörpers verschiedene Bänder, die die Wirbel miteinander verbinden.
Die Kette der Wirbelbögen, die sich nach dorsal an die Wirbelkörper anschließen, umschließt den **Wirbelkanal**, in dem das Rückenmark liegt. Die aus dem Rückenmark austretenden Spinalnerven verlassen den Kanal durch die **Zwischenwirbellöcher**, die wiederum durch einen oberen und unteren Einschnitt in je zwei übereinander liegenden Wirbelbögen gebildet werden.
Die Wirbelfortsätze dienen zwei verschiedenen Zwecken: **Dornfortsatz** und **Querfortsatz** sind die Ansatzstellen der *autochthonen Rückenmuskulatur* [32].
Die **Gelenkfortsätze** dagegen stellen die bewegliche Verbindung zum nächsthöheren bzw. -tieferen Wirbel her: von ihnen gibt es jeweils zwei untere und zwei obere an jedem Wirbel. Das bedeutet, dass die Zwischenwirbelscheiben lediglich der Lastaufnahme dienen. Die eigentliche Bewegung der Wirbelsäule und deren Führung geschieht in den Zwischenwirbelgelenken auf Höhe des Wirbelbogens. Dadurch ist sichergestellt, dass das Rückenmark bei den Bewegungen der Wirbelsäule nur minimal bewegt und nicht eingeklemmt wird.
Als Besonderheit verfügen die Brustwirbel an jeder Seite über zwei Gelenkflächen, an denen jeweils eine Rippe ansetzt.

Autochthone Rückenmuskulatur

In dem von den Dorn- und Seitenfortsätzen der Wirbel gebildeten Dreieck verläuft über die gesamte Länge der Wirbelsäule ein kräftiger Muskelstrang, die autochthone Rückenmuskulatur (grch: αυτοχθονος - am Orte geboren, im Gegensatz zur aus dem Schultergürtel „eingewanderten" oberflächlichen Rückenmuskulatur). Sie lässt sich in eine Vielzahl einzelner Muskeln unterteilen, die zu mehreren Systemen zusammengefasst werden. Sie verbinden die Wirbelfortsätze nach dem Prinzip „jeder mit jedem": Es gibt Muskelverbindungen der Dornfortsätze untereinander von einem zum nächsten oder über mehrere Etagen hinweg; dasselbe gilt für die Längsverbindungen der Seitenfortsätze und für Diagonalverbindungen von Seiten- mit Dornfortsätzen.
Die gesamte autochthone Rückenmuskulatur wird auch als *M. erector spinae* (lat. erector - Aufrichter, spina - Dorn, hier i.S. von Wirbelsäule) zusammengefasst. Neben dem Aufrichten bzw. Rückwärtsbeugen kann die „ein-

32 Autochthon heißt „am Orte geboren". Damit sind diejenigen Rückenmuskeln gemeint, die direkt auf die Wirbelsäule wirken. Von ihnen sind die „eingewanderten" Rückenmuskeln zu unterscheiden, die das Relief der Rückenoberfläche prägen. Sie wirken auf den Schultergürtel und sind von dort im Laufe der Entwicklung die Wirbelsäule herabgewandert, um eine größere Ursprungsfläche und einen besseren Hebel zu haben.

heimische Rückenmuskulatur" die Wirbelsäule auch drehen und seitwärtsbeugen.

5.1.1.2 Rippen und Brustbein

Rippen und Brustbein (**Sternum**) bilden neben der Wirbelsäule den knöchernen Thorax. Die Rippen verlaufen von ihrem jeweiligen Wirbelkörper aus zunächst ein Stück nach dorsal, um dann annähernd kreisförmig nach vorne zum Brustbein zu laufen, das gegenüber der Wirbelsäule die Mitte der Vorderseite des Brustkorbs bildet. Dabei verlaufen die Rippen auf der ganzen Strecke von hinten oben nach vorne unten, d.h. dieselbe Rippe wird am Brustbein deutlich tiefer getastet als der Wirbel liegt, an dem sie entspringt.
Durch diesen ringförmigen Aufbau entsteht eine **obere** und eine **untere Thoraxöffnung** - oben schließt sich der Hals an, unten der Bauchraum.
Die Rippen werden von den oberen nach unten hin länger, der Thoraxdurchmesser damit größer, weshalb die obere Thoraxöffnung erheblich kleiner ist als die untere.
Das Brustbein ist deutlich kürzer als die Brustwirbelsäule - etwa halb so lang. Das führt dazu, dass die meisten Rippen ihren tiefsten Punkt seitlich erreichen, um zum Brustbein wieder aufzusteigen.
Dieses letzte Stück der Rippen bis zum Sternum besteht aus Knorpelgewebe. Die sieben oberen Rippen erreichen dabei als so genannte „echte Rippen" direkt das Brustbein. Die nächsten drei - die Rippen 8 bis 10 - erreichen das Brustbein nur indirekt, indem sie sich dem knorpeligen Ansatz der 7. Rippe anschließen. Mit ihm zusammen bilden sie dabei einen gemeinsamen Bogen, den **Rippenbogen**, so dass sich unter dem Brustbein eine annähernd dreieckige Öffnung nach ventral befindet.
Die Rippen 11 und 12 erreichen das Sternum meist überhaupt nicht mehr.
Da die 8. bis 12. Rippe keinen direkten (oder überhaupt keinen) Kontakt zum Sternum haben, werden sie auch als „falsche Rippen" bezeichnet.

An den Wirbeln befinden sich an jeder Seite zwei Gelenkflächen für eine Rippe (s.o.), was bedeutet, dass jede Rippe an zwei Punkten mit dem Wirbel verbunden ist. Dadurch ergibt sich eine einzige feste Achse, um die sich eine Rippe gegenüber dem Wirbelkörper bewegen kann. Diese Achse verläuft diagonal von vorne medial nach hinten lateral.
Bei der Einatmung (**Inspiration**) drehen sich die Rippen um diese Achse nach oben, das Brustbein hebt sich, das Thoraxvolumen wird sowohl nach ventral wie zu beiden Seiten vergrößert.
Umgekehrt bei der Ausatmung (**Exspiration**): Die Rippen drehen sich nach unten, sowohl von der Seite wie von vorne betrachtet wird der Thorax kleiner und das Brustbein senkt sich.

Die Angaben über die Zahl der verschiedenen Rippen sind der Regelfall, es gibt jedoch eine beachtliche Zahl von Variationen, die ebenfalls normal sind, solange sie keine Beschwerden bereiten.
Schon die Gesamtzahl der Rippen kann von 11 bis 13 schwanken. Zusätzliche Rippen können vom untersten Hals- oder obersten Lendenwirbel entspringen. Als Halsrippe können sie dabei erhebliche Beschwerden machen, weil sie auf andere Organe oder Leitungsbahnen drücken, und müssen u.U. chirurgisch entfernt werden.
Klinisch belanglos und häufiger sind dagegen fehlende Rippen und unterschiedliche Übergänge von den „echten" zu den „falschen" Rippen. So kann bereits die siebte Rippe eine „falsche" sein, oder die achte noch eine „echte", die elfte kann noch Anschluss an den Rippenbogen finden usw.
Auf dieser Variabilität, die auch bei anderen Säugetieren auftritt, beruhte die Möglichkeit, Mastschweinen ein zusätzliches Rippenpaar samt Kotelett anzuzüchten.

5.1.1.3 Schultergürtel

Die Knochen des Schultergürtels sind das Schulterblatt, das Schlüsselbein und der Oberarmknochen.
Das **Schulterblatt** hat etwa die Form eines auf der Spitze stehenden Dreiecks. Schräg über seine dorsale Außenfläche zieht ein Kamm, der dem Trapezmuskel als Ansatz dient. Er bildet nach außen oben einen Ausläufer, die Schulterhöhe (**Akromion**). Außerdem gibt es den rabenschnabelartigen Fortsatz zur Vorderseite hin, an dem ein Teil des Bizepsmuskels entspringt. Er hat jedoch in diesem Zusammenhang keine große Bedeutung. An seinem lateralen Eckpunkt bildet das Schulterblatt die Gelenkpfanne des Schultergelenks, das von der Schulterhöhe quasi überdacht wird.
Das **Schlüsselbein** ist ein schwach S-förmig gebogener Knochen, der durch echte Gelenke das obere Ende des Brustbeins mit der Schulterhöhe verbindet.

Entscheidend für das Verständnis von Schultergürtel und Schultergelenk ist, dass das Schulterblatt, das den größten Teil der Armlast auf den Rumpf überträgt, keine direkte knöcherne oder gelenkige Verbindung zum Rumpf hat. Die Kraftübertragung erfolgt durch Bänder und Muskeln, die zusammen den Rumpf an den Armen wie in einer Schlinge halten. Das Schlüsselbein dagegen dient mehr der Führung als der Lastaufnahme. Das macht Sinn, wenn man wiederum das vierfüßige Säugetier betrachtet, bei dem es sich genauso verhält: die Hauptlast des Körpers ruht hier auf den Vorderbeinen. Die muskuläre Aufhängung ermöglicht eine Federung und ist gleichzeitig weniger anfällig für Gelenkschäden und Knochenbrüche.
Aus diesem Grund verzichtet die Natur bei den Katzen übrigens auch noch auf das Schlüsselbein: Der vollständig muskulär aufgehängte Schultergürtel verträgt auch kräftigere Stürze, da kein Knochen mehr brechen kann.

Außerdem macht er die Katze gelenkiger, und dieses Prinzip trifft auch beim Menschen zu: Sobald der Arm seitwärts über die Horizontale gehoben wird, findet diese Drehung nicht mehr im Schultergelenk selbst, sondern als Drehung des ganzen Schulterblattes gegen den Rumpf statt.

5.2 Atem- und Hilfsatemmuskulatur und ihre Innervation

5.2.1 Übersicht über die Atemmechanik

Das Volumen des Thorax kann zur Atmung auf zwei Wegen vergrößert und verkleinert werden: Zum einen erlaubt die Stellung der Rippen - wie oben besprochen - eine Umfangsänderung des knöchernen Thorax selbst, zum anderen ist die Grenze zum Bauchraum - das Zwerchfell - ein Muskel, der die Begrenzung des Brustraumes in der unteren Thoraxöffnung nach oben oder nach unten verschieben kann.
Dadurch lassen sich zwei Mechanismen der Atmung unterscheiden, die Brust- oder Rippenatmung und die Bauch- oder Zwerchfellatmung.

Beim Erwachsenen wirken beide Mechanismen koordiniert zusammen. Ein Mechanismus ist letztlich ohne den anderen nicht funktionsfähig: Zur Brustatmung muss das Zwerchfell gegenhalten, und die Zwerchfellatmung ist auf einen stabilen Thorax angewiesen. Entfällt dieser Gegenhalt durch den jeweils anderen Atemmechanismus, kommt es zur paradoxen Atmung. Das ist z.B. bei einer Rippenserienfraktur, Knochenbrüchen mehrerer benachbarter Rippen, der Fall: Wenn sich das Zwerchfell bei der Einatmung senkt, gibt der instabile Thorax nach, sein Volumen verkleinert sich scheinbar; umgekehrt bei der Ausatmung. Die Thoraxbewegungen erfolgen also genau umgekehrt zu den Atemphasen, und es wird nur wenig oder keine Luft bewegt.

Bei Säuglingen und Kleinkindern stehen die Rippen schon von sich aus in Inspirationsstellung, also annähernd waagerecht. Sie sind deshalb zur Brustatmung nur bedingt fähig.

5.2.2 Muskulatur des Thorax

An der Rippenatmung sind im Wesentlichen zwei Muskelgruppen beteiligt: die Interkostalmuskeln und die Treppenmuskeln.

Die Zwischenrippen- oder Interkostalräume (lat. costa - Rippe) werden durch Muskelfasern ausgefüllt. Sie liegen in zwei Lagen mit unterschiedlicher Verlaufsrichtung übereinander: Die außen liegenden **Mm. intercostales externi** verlaufen von hinten oben nach vorne unten, die innen liegenden **Mm. intercostales interni** dagegen von hinten unten nach vorne oben.
Vereinfachend kann man sagen, dass die äußeren Interkostalmuskeln die jeweils nächsttiefere Rippe hochziehen und damit die Inspiration bei der Brustatmung besorgen, die inneren dagegen die nächsthöhere Rippe herabziehen und so die Exspiration bewirken. Neuerdings wird diese klare Vorstellung infrage gestellt. Solange die Gelehrten sich nicht einig sind, soll hier jedoch die bisherige Vorstellung beibehalten werden.

Die Treppenmuskeln (**Mm. scaleni**) bilden die Fortsetzung der Interkostalmuskeln nach kranial. Sie entspringen seitlich an den Halswirbeln und ziehen seitlich zu den oberen beiden Rippen. Ihre Ansätze an den Rippen geben dabei den Eindruck einer Treppenstufe, daher ihr Name. Sie ziehen die beiden oberen Rippen - und damit unter Einschaltung der Interkostalmuskeln als Fortsetzung alle Rippen - nach oben. Sie bewirken damit wesentlich die Einatmung bei der Rippenatmung.

5.2.3 Das Zwerchfell

Das Zwerchfell hat seinen Namen daher, dass es quer (mhdt.: zwerch) im Körper sitzt und damit den Brust- vom Bauchraum trennt. Es handelt sich dabei um eine Muskelplatte, die eine nach oben gewölbte Kuppel bildet. In ihrer Mitte befindet sich eine Sehnenplatte, von der aus die Muskelfasern nach außen zur Rumpfwand ziehen. Dort enden sie nach hinten in Sehnenzügen, die von der Wirbelsäule entspringen, seitlich und vorne an den unteren Rippen und am Rippenbogen.

Dadurch, dass die Verbindung zur Wirbelsäule über Sehnenzüge erfolgt, entsteht ein Durchlass von der Form eines gotischen Bogens. Hier tritt die Aorta vom Brustbereich in den Bauchraum. Ähnliche Durchlässe gibt es für die große Hohlvene und die Speiseröhre.

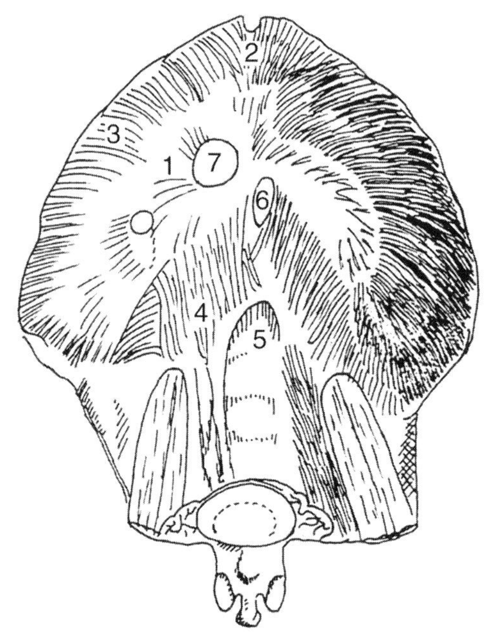

Abb. 5.2 Ansicht des Zwerchfells von vorne unten

1 Zentralsehne (Centrum tendineum), **2** Brustbeinanteil, **3** Rippenanteil, **4** Lendenanteil der Zwerchfellmuskulatur. Durchtrittsöffnungen für **5** Aorta (Hiatus aorticus), **6** Speiseröhre (Hiatus oesophageus) und **7** untere Hohlvene (Foramen venae cavae). (PN)

Wichtig für das Verständnis des Zwerchfells ist seine Kuppelform. Sie führt dazu, dass die Muskelfasern nicht nur von innen nach außen, sondern gleichzeitig von (innen) kranial nach (außen) kaudal verlaufen. Ihr Verlauf entspricht dem der Pfeiler eines Gewölbes. Verkürzen sich diese Fasern, senkt sich das Gewölbe und flacht ab. Entspannen sie sich, kann sich die Wölbung verstärken und die Kuppel höher werden. Dass sie dies tatsächlich und gegen die Schwerkraft tut, liegt an den Druckverhältnissen: Im Brustraum herrscht mit zunehmender Einatmung durch die Dehnung der elastischen Lungenfasern ein Unterdruck, im Bauchraum dagegen durch die Ausdehnung der Gase im Darm ein Überdruck.

Kontraktion des Zwerchfells führt so zur Vergrößerung des Thoraxvolumens nach unten und damit zur Einatmung, Erschlaffung zur Ausatmung. Der Inhalt des Bauchraums wird dabei selbstverständlich mitbewegt: bei der Einatmung muss der nach vorne gegen die Bauchdecke ausweichen, die sich dadurch vorwölbt und bei der Ausatmung wieder zurücksinkt.

5.2.4 Atemhilfsmuskulatur

Unter diesem Begriff wird eine Reihe Muskeln zusammengefasst, die nur eine geringe, ineffiziente Wirkung auf die Rippen haben, so dass sie normalerweise nicht an der Atmung beteiligt sind. Erst bei Atemnot werden sie zuhilfe geholt.

Ein Teil von ihnen gehört zu den Halsmuskeln, wie der Kopfwendermuskel, oder zu den Muskeln des Schultergürtels, wie der große und der kleine

Brustmuskel für die Einatmung und der breite Rückenmuskel für die Ausatmung. Ihr Einsatz führt zu dem typischen Bild eines Menschen mit Atemnot:
Die Halsmuskeln treten bei der Einatmung deutlich hervor, während der Kopf womöglich überstreckt wird, um die Wirkung der Treppenmuskeln zu erhöhen. Dabei stützt sich der Kranke vornübergebeugt mit den Armen auf, um die Wirkung der Brustmuskeln zu unterstützen.

5.3 Aufbau der Bauchwand aus Muskeln und Aponeurosen

Das zum Zwerchfell Gesagte zeigt, dass die Muskulatur der Bauchdecke ebenfalls an der Atmung beteiligt ist.
Anders als der Thorax verfügt der Bauchraum nicht über einen knöchernen Schutzmantel. Das Skelett lässt ihn nach vorne und zu den Seiten offen. Die nötige Schutzfunktion für die Bauchorgane übernehmen deshalb die Bauchmuskeln.
Erst durch diese Kombination harter und weicher Körperwände ist es den inneren Organen möglich, insgesamt ihr Volumen zu ändern - was neben dem Wechsel der Darm- oder Blasenfüllung vor allem für die Schwangerschaft unerläßlich ist. Die Bauchmuskulatur ist außerdem erheblich an der Körperhaltung beteiligt.
Der Bewegungsapparat der Bauchdecke besteht aus zwei Anteilen, der Muskulatur selbst und großen Sehnenplatten, über die die Muskeln am Skelett ansetzen und die den sich überkreuzenden Muskelverlauf ermöglichen.

5.3.1 Muskeln der Bauchwand

Die Bauchmuskeln sind in vier Lagen mit unterschiedlichen Zugrichtungen angeordnet, die zusammen ein doppeltes Kreuz ergeben: ein stehendes und ein um 45° gedrehtes.

In der Mitte der Bauchdecke verläuft der **gerade Bauchmuskel** (*M. rectus abdominis*) von den Knorpeln der 5. bis 7. Rippe bis zum Schambeinkamm. Er nimmt also einen annähernd senkrechten oder longitudinalen Verlauf. Dabei wird der Muskel durch mehrere sehnige Zwischenstücke quer unterteilt, die bei schlanken und muskulösen Menschen das Relief der Bauchdecke prägen.

Er wird von einer Sehnenscheide umhüllt (Rektusscheide, s. 5.3.2), die zugleich der **lateralen Muskelgruppe** als Ansatz dient. Sie besteht von außen nach innen geschichtet aus

- dem **äußeren schrägen Bauchmuskel** (*M. obliquus externus abdominis*), dessen Fasern von hinten seitlich oben nach vorne medial unten verlaufen: Er entspringt mit acht Zacken seitlich an den knöchernen Anteilen der 5. bis 12. Rippe und setzt außer an der Sehnenscheide des geraden Bauchmuskels noch am vorderen Teil des Beckenkamms an,
- dem **inneren schrägen Bauchmuskel** (*M. obliquus internus abdominis*) mit annähernd umgekehrtem Faserverlauf vom vorderen Anteil des Beckenkamms nach medial vorne oben zu Rektusscheide und den Rändern der 10. bis 12. Rippe sowie schließlich
- dem **queren Bauchmuskel** (*M. transversus abdominis*) mit annähernd waagerechtem Verlauf von der 7. bis zur 12. Rippe, der Sehnenscheide der tiefen Rückenmuskeln und dem vorderen Beckenkammanteil quer zur Rektusscheide.

Alle Bauchmuskeln werden von den Interkostalnerven innerviert.

Ihre Entspannung ist Voraussetzung für die Einatmung. Eine verkrampfte oder angespannte Bauchdecke macht eine lockere Bauchatmung und damit freies, ungehindertes Sprechen oder Singen ebenso unmöglich wie eine vornübergekrümmte Körperhaltung. In beiden Fällen werden Atmung und damit Stimme gepresst.

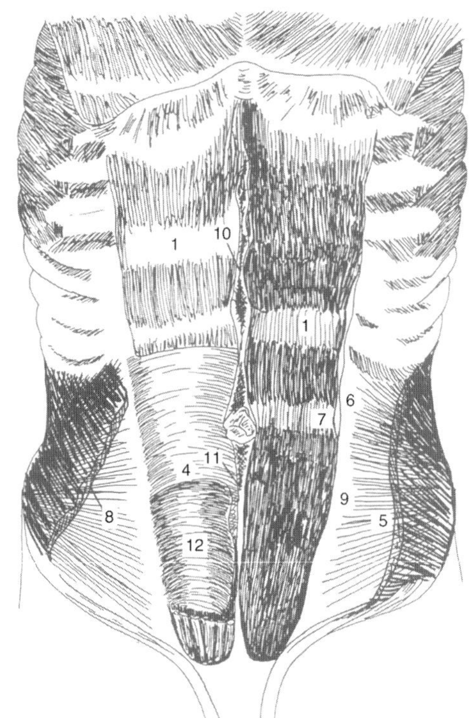

Abb. 5.3 Bauchwand von vorne und schematischer Schnitt durch die Rektusscheide

1 gerader Bauchmuskel (M. rectus abdominis), **4** Linea arcuata, **5** Aponeurose des inneren schrägen Bauchmuskels mit **6** und **7** Aufteilung in vorderes und hinteres Blatt der Rektusscheide, **8** äußerer schräger Bauchmuskel, **9** querer Bauchmuskel, **10** und **11** Linea alba, **12** innere Bauchwandfaszie (**13** M. pyramidalis, inkonstant). (PN)

Anspannung der Bauchdecke bewirkt eine Druckerhöhung im Bauchraum, die über das Zwerchfell an den Thorax weitergegeben wird. Dadurch ist einerseits forcierte Ausatmung möglich, andererseits aber auch die Stabilisierung des Rumpfes z.B. für kurze, maximale körperliche Anspannung. Dazu wird durch Verschluss der Stimmritze die Luft in den Lungen gehalten, zum Beispiel durch Sprechen des K-Lautes in „Hau-Ruck". Beim Husten geschieht beides nacheinander: Anspannung der Bauchmuskeln bei verschlossener Stimmritze steigert den Druck im Thorax, plötzliche Freigabe der Stimmritze lässt die Luft unter hohem Druck entweichen - und mit ihr das störende Sekret oder einen verschluckten Gegenstand. Daher kommt es, dass man nach einigen Tagen heftigen Hustens durchaus einen Muskelkater in der Bauchdecke spüren kann (aber auch, dass bei vorhandenem Muskelkater das Lachen oder Husten besonders schmerzt).

5.3.2 Aponeurosen und Rektusscheide

Als Aponeurosen werden flächig ausgebreitete Muskelansatzsehnen bezeichnet.
Da der gerade Bauchmuskel vom Schambeinkamm direkt zu den Rippenknorpeln verläuft, setzt er muskulär an und braucht keine Ansatzsehne. Die lateralen Muskeln setzen jedoch funktionell in der Mittellinie der Bauchwand an. Um diese Linie anatomisch zu erreichen, müssen sie irgendwie an den geraden Bauchmuskeln vorbei. Das tun sie, indem sie sie mit großen Sehnenblättern überkreuzen.
Die Aponeurose des äußeren schrägen Bauchmuskels zieht außen über den gleichseitigen geraden Bauchmuskel, die des queren Bauchmuskels innen. Die Sehne des inneren schrägen Bauchmuskels spaltet sich in zwei parallele Blätter, von denen sich eines der Sehne des inneren, das andere der des äußeren Bauchmuskels anschließt.

Diese Anordnung der Sehnenplatten gilt genau genommen nur für die oberen zwei Drittel bis drei Viertel der Bauchwand. Etwa in der Höhe des vorderen Endes des Beckenkamms öffnet sich die Rektusscheide nach innen. Das innere Blatt endet hier in einer bogenförmigen Linie, und bis herab zum Schambein nehmen alle Sehnen den Weg außen um den geraden Bauchmuskel.

Auf diese Weise bilden die Aponeurosen der lateralen Bauchmuskelgruppe einen Sehnenschlauch um den geraden Bauchmuskel, die **Rektusscheide**. In der Mitte zwischen beiden Mm. recti abdominis sind die Aponeurosen beider Seiten miteinander in einer schmalen, derben Linie verbunden, der **Linea alba** (lat.: albus, -a - weiß), wobei sich ein Teil der Fasern überkreuzt.

5.3.3* Leistenkanal

Die Keimzellen liegen bei beiden Geschlechtern primär innerhalb der Bauchhöhle und sind von Bauchfell überzogen. Beim männlichen Fetus wandern sie durch die Bauchdecke nach außen in den Hodensack. Dabei nehmen die Hoden ihr Bauchfell mit, indem sie es durch die Bauchwand ausstülpen (was die Ursache für deren besondere Schmerzempfindlichkeit ist: Das Bauchfell ist eines der schmerzempfindlichsten Organe überhaupt).

Da die Harnröhre jedoch weiterhin an der im Becken gelegenen Harnblase beginnt, müssen die Samenleiter einen großen Bogen machen, um vom Hoden durch die Leiste der Bauchwand und das Becken wieder zum Penis und zur Harnröhre zu gelangen.

Der Durchtritt durch die Bauchdecke schwächt diese natürlich. Das ist insofern schlecht, als gerade sie ja bei der Bauchpresse besonders großen Druck auszuhalten hat. Um diesen Schwachpunkt möglichst klein zu halten, tritt der Samenleiter nicht gerade, sondern diagonal durch die verschiedenen Faszienblätter: von innen zum Hoden absteigend tritt er am lateralen Ende des schräg nach medial abwärts verlaufenden Leistenbandes ein. Dabei entsteht eine Öffnung in der Aponeurose des am weitesten innen gelegenen **queren Bauchmuskels**. *Nun weiter nach medial verlaufend, nimmt er seinen Durchtritt durch die nächste Schicht, die Aponeurose des* **inneren schrägen Bauchmuskels**, *etwas nach medial unten versetzt. Dasselbe geschieht beim Durchtritt durch die Sehnenplatte des* **äußeren schrägen Bauchmuskels**. *Die Durchtrittsstellen durch die Aponeurosen sind also angeordnet wie diagonal versetzte Tore in hintereinander stehenden Kulissen, so dass an jeder Stelle der Bauchwand mindestens zwei Sehnenlagen übereinander erhalten bleiben.*

Der so entstandene Leistenkanal ist unter normalen Verhältnissen hinreichend stabil. Er bleibt jedoch eine mögliche Schwachstelle und Bruchpforte, übrigens nicht nur beim Menschen. **Leistenbrüche** *(Inguinal- oder Leistenhernien)*[33] *entstehen relativ häufig. Dabei treten Darmschlingen durch die Sehnenplatten der Bauchwand. Leistenbrüche können als indirekte Brüche den Weg des Samenleiters nachvollziehen und lateral innen in die Bauchdecke eintreten, um medial unter der Haut tastbar zu sein, oder als direkte Brüche weiter medial an der äußeren Öffnung des Leistenkanals mit Gewalt den geraden Weg nehmen.*

33 Unterscheide: Weichteil(durch-)brüche = Hernien, z.B. Leisten- (oder Inguinal-), Nabelhernie im Gegensatz zu Knochenbrüchen = Frakturen.

5.4 Aufteilung und Wandaufbau des Bronchialbaums bis zu den Alveolen

5.4.1 Übersicht

Lungen und Bronchialsystem dienen zusammen dazu, die Aufnahme von Sauerstoff aus der Luft in das Blut und die Abgabe von Kohlendioxid aus dem Blut an die Außenluft zu ermöglichen. Dabei wird das gasleitende System, die Atemwege, von dem Gasaustauschsystem unterschieden.

Das Bronchialsystem ist Bestandteil der Atemwege. Es ist ein Röhrensystem und bildet die so genannten tiefen Atemwege im Unterschied zu den oberen, die den Mund-Nasen-Rachen-Raum bis hin zum Kehlkopf umfassen.

Der eigentliche Gasaustausch zwischen Blut und Luft geschieht in den Lungen. Um dafür eine möglichst große Austauschfläche zu bilden, teilen sich die Bronchen in der Lunge in immer kleinere Äste auf, bis sie am Ende in die Lungenbläschen, die Alveolen, münden, an deren Wänden der Gasaustausch mit dem Blut der Lungenkapillaren stattfindet. Die Alveolen bilden das eigentliche Lungengewebe, das in seiner Form und Konsistenz einem Schwamm ähnelt.

5.4.2 Der Bronchialbaum

Da sich die Bronchen in immer kleinere Äste aufteilen, spricht man auch vom Bronchialbaum. Dieser Baum steht auf dem Kopf. Sein Stamm ist die Luftröhre, **Trachea**. Sie teilt sich im Luftröhrensporn (*Bifurcatio tracheae*) in ihre beiden Hauptäste, den linken und den rechten Haupt- oder Stammbronchus auf. Die Stammbronchien teilen sich links in zwei und rechts in drei Lappenbronchen, diese wieder in jeweils zwei bis fünf Segmentbronchen.

Die Aufteilung der Bronchen definiert zugleich die Gliederung der Lunge selbst: Durch die beiden **Stammbronchen** erreicht die Luft die linke und die rechte Lunge. Sie teilen sich in zwei (links) bzw. drei (rechte Lunge) **Lappenbronchen**, aus denen links insgesamt 9, rechts 10 **Segmentbronchen** hervorgehen. Für die medizinische Diagnostik und therapeutische Konsequenzen ist die Identifizierung der einzelnen Segmentbronchen von großem Nutzen. Mittels der *Bronchoskopie* können sie einzeln betrachtet und untersucht werden.

Jenseits der Segmentebene kann diese Gliederung ohne nennenswerten praktischen Nutzen noch über weitere Ebenen fortgesetzt werden.
Am Ende stehen die Bronchioli und als kleinste Zweige die Endbronchioli, die die letzte Aufteilung des Röhrensystems bilden, bevor es in die Alveolen und damit in das Gasaustauschsystem übergeht - die Blätter des Bronchialbaumes, um bei dem Bild zu bleiben.

5.4.3 Wandaufbau der Bronchen

Der Wandaufbau der tiefen Atemwege folgt einer gemeinssamen Gliederung in drei Schichten:

- Schleimhaut (Mukosa) mit Submukosa als innerste Schicht,
- Faser-Muskel-Wand bzw. Faser-Muskel-Knorpel-Wand und
- äußere Bindegewebsschicht (Adventitia).

Im Verlauf von der Trachea über die Stammbronchen bis zu den Endbronchioli verändert sich dieser Aufbau im Einzelnen jedoch erheblich, wobei die Veränderung vor allem die mittlere Schicht betrifft.

Trachea: Ihr Aufbau entspricht weitgehend dem der großen Bronchen. Die Trachea erhält ihre Form durch etwa 16 hufeisenförmige Knorpelspangen, die durch elastisches und kollagenes Bindegewebe miteinander verbunden sind. Nach ventral bilden sie geschlossene Bögen, während sie nach dorsal offen sind. Die Wand des dorsalen Teils wird durch Muskelzüge gebildet und ist nicht gebogen, sondern eben.
Durch diesen Aufbau werden gegensätzliche Anforderungen an Festigkeit und Beweglichkeit erfüllt:

- Das steife Knorpelgerüst macht Trachea und große Bronchen druckstabil. Das ist notwendig, weil bei der Einatmung in den Atemwegen ja ein Unterdruck herrscht, um die Luft einzusaugen. Wären Luftröhre und Bronchen weich, würden sie durch den Sog zusammengedrückt und damit verschlossen.
- Die Segmentierung in einzelne Spangen gewährleistet im Gegensatz zu einem durchgehenden Rohr die Biegsamkeit der Atemwege, durch die sie sich den Atembewegungen, aber auch anderen Bewegungen (schlucken, Hals beugen und drehen) anpassen können.
- Durch die halboffene Hufeisenform des Knorpels ist es der glatten Muskulatur der Hinterwand möglich, den lichten Durchmesser in gewissem Maße zu verringern. Die Bedeutung dieses Mechanismus für die Regulation der Druckverhältnisse sollte allerdings nicht überschätzt werden.

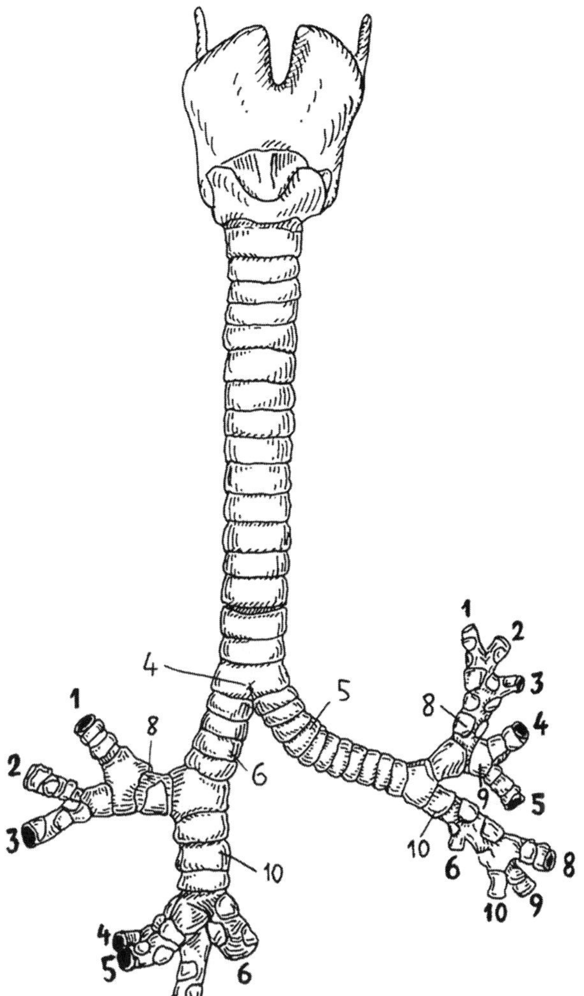

Abb. 5.4 Kehlkopf, Luftröhre und Bronchialbaum bis zu den Segmentbronchen

Die fettgedruckten Ziffern an den Anschnitten der Segmentbronchen bezeichnen deren Nummerierung.
Einfache Ziffern:
4 Luftröhrensporn (Bifurcatio tracheae),
5 linker,
6 rechter Stammbronchus (Beachte die stärkere Biegung des linken Stammbronchus),
8 oberer,
9 mittlerer (nur rechts!),
10 unterer Lappenbronchus.
(PN)

Die Schleimhaut der Trachea wird durch ein Flimmerepithel gebildet.

Große Bronchen: Der wesentliche Unterschied zur Trachea besteht darin, dass der Knorpelanteil der mittleren Wandschicht aus teilweise zusammenhängenden, unregelmäßig geformten Platten besteht.

Kleine Bronchen: Um die Schleimhaut herum liegt spiralförmig angeordnete glatte Muskulatur (**Spiralmuskeln**), die die Lichtungsweite verändern kann. Der Knorpelanteil der mittleren Schicht wird geringer und fehlt jenseits der Segmentbronchen ganz.

Bronchiolen: Die mittlere Wandschicht wird nur von glatter Muskulatur gebildet, deren Spannung (Tonus) entscheidend den Atemwegswiderstand beeinflusst - ähnlich wie der Gefäßtonus der Arteriolen den Blutdruck.

Im Bereich kurz vor dem Übergang in die Alveolen sind die Spiralmuskeln von besonderer Bedeutung. Sie steuern den Luftstrom in die Alveolen – und aus ihnen heraus.

Aus den recht ungenauen Bezeichnungen große und kleine Bronchen lässt sich bereits entnehmen, dass die Übergänge zwischen den beschriebenen Charakteristika fließend sind. Eine klare Grenze gibt es nicht, doch dürfte ein merklicher Übergang sich ungefähr im Bereich der Lappenbronchen zeigen.

5.4.4 Messgrößen des Lufttransports

Grundsätzlich andere Methoden werden benötigt, um die Gasaustauschfunktion der Lungenalveolen abzuschätzen. Einen Überblick gibt die Blutgasanalyse, eine physikalisch-chemische Untersuchung an frischem Arterien- oder Kapillarblut, die auf Intensivstationen zur Routine gehört.

Um die Funktion des Bronchialsystems zu beurteilen, ist es möglich, unter verschiedenen Bedingungen ein- und ausgeatmete Luftmengen zu messen und daraus weitere Größen zu errechnen. Die Bedeutung dieser verschiedenen Messgrößen zu kennen ist wichtig, da ihre Veränderung Aufschluss über verschiedene Atemwegs- und Lungenerkrankungen und deren Verlauf geben kann. Es schadet gewiss nicht, sich die fettgedruckten unter den folgenden Zahlen zu merken, um eine Vorstellung von der Größenordnung unserer Atemtätigkeit zu haben.

Die Stellung von Thorax und Zwerchfell nach einer normalen Ausatmung in Ruhe wird als Atemruhelage bezeichnet. Trägt man die Atemvolumina in ein Koordinatensystem gegen die Zeit auf (z.B. durch einen Messschreiber), entspricht die Atemruhelage der Nullinie.
Wird aus dieser Lage - immer noch unter Ruhebedingungen - eingeatmet, so vergrößert sich der Lungeninhalt um das Atemzugvolumen, ca. 0,5 Liter.

Genauer handelt es sich dabei um das Ruhe-Atemzugvolumen. Bei maximaler Atemtätigkeit werden mit jedem Atemzug erheblich größere Volumina bewegt, es kommt zur maximalen Inspiration und zur maximalen Exspiration.

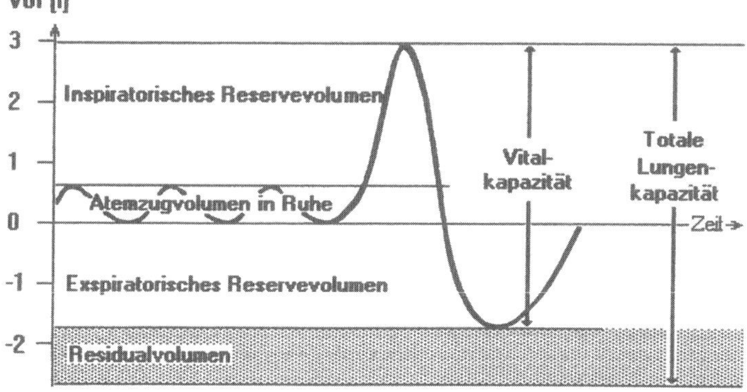

Abb. 5.5 Messgrößen der Atmung

Erklärung im Text

Die bei maximaler Inspiration zusätzlich eingeatmete Luftmenge ist das inspiratorische Reservevolumen. Es beträgt beim Erwachsenen durchschnittlich ca. 3 Liter.
Bei der maximalen Exspiration wird die Nullinie unterschritten, das heißt es wird über die Atemruhelage hinaus Luft ausgeatmet. Dieses zusätzliche Ausatemvolumen, das exspiratorische Reservevolumen, beträgt ca. 1,5 l.

Klinischer Exkurs: Obstruktive Atemwegserkrankungen und Asthma bronchiale

Eine Störung der Atemregulation durch die Spiralmuskeln liegt dem Asthma bronchiale zugrunde. Es handelt sich dabei um einen Krampf der Spiralmuskeln in den Endbronchiolen - einen Bronchospasmus. Die Ursachen dafür können vielfältig sein, häufig sind es Allergien. Als Folge des Bronchospasmus wird ein höherer Druck für das Ein- wie für das Ausatmen benötigt – theoretisch. Praktisch bemerkbar macht sich dies jedoch bei der Ausatmung stärker als bei der Einatmung. Dies kommt daher, dass der erhöhte intrathorakale Druck beim Ausatmen zusätzlich zur Verkleinerung des Querschnitts der Bronchioli und Alveolarausgänge beiträgt. Eine Möglichkeit, diesen Effekt zu verringern, besteht – auf den ersten Blick paradoxerweise – darin, durch Spitzen des Mundes wie zum Pfeifen das Ausatmen scheinbar zu erschweren. Tatsächlich bleiben durch den so erhöhten Gegendruck jedoch die Bronchioli eher offen, das Ausatmen fällt etwas leichter.
Das Asthma bronchiale zählt zu den obstruktiven Atemwegserkrankungen[34] *(lat.: obstruere - verstopfen), d.h. zu Störungen der Atmung durch eine krankhafte Verringerung des Strömungsquerschnitts der tiefen Atemwege. Die Bronchitis zählt ebenfalls dazu, jedoch liegt der Atemwegsverengung hier eine Entzündung zugrunde.*

Addiert man die Beträge von (Ruhe-)Atemzugvolumen und exspiratorischem sowie inspiratorischem Reservevolumen, erhält man das Volumen, das ein Mensch maximal in einem Atemzyklus bewegen kann, die Vitalkapazität. Sie beträgt im Durchschnitt etwa 4,5 Liter, schwankt aber von Individuum zu Individuum in Abhängigkeit vom Trainingszustand erheblich, so dass noch Werte von 2,5 Liter bis 7 Liter normal sein können.
Um die totale Lungenkapazität zu erhalten, muss man zur Vitalkapazität noch das Residualvolumen hinzurechnen, das ist jenes Restvolumen an Luft, das auch bei maximaler Exspiration in der Lunge verbleibt. Dieses Restvolumen lässt sich allerdings nur mit aufwendigeren Methoden bestimmen.

34 Das Gegenstück zu den obstruktiven Atemwegserkrankungen sind die **restriktiven** Atemwegserkrankungen (lat. restringere - einengen). Dabei ist im Gegensatz zu den obstruktiven Erkrankungen vorwiegend die **Inspiration** durch eine Behinderung der Lungenentfaltung betroffen, z.B. infolge von Verwachsungen der Pleurablätter oder durch einen Pleuraerguss, eine Flüssigkeitsansammlung im Pleuraspalt.

5.5 Pleurahöhlen, ihre Auskleidung und Komplementärräume

Die Lungen haben keine Eigenform, sondern erhalten ihre äußere Gestalt quasi als plastischer Ausguss des zur Verfügung stehenden Raumes im Thorax.

Er wird außen von der Thoraxwand, unten vom Zwerchfell, nach medial vom Mediastinum und nach oben von den Halseingeweiden begrenzt.
Dadurch entsteht die charakteristische, sich nach oben verjüngende Form der Lungen, deren dorsale, laterale, ventrale und apikale (lat.: apex - Spitze) Fläche aus einer einzigen konvexen Wölbung besteht, während die Medialfläche und die Unterseite zwei voneinander abgegrenzte konkave Wölbungen bilden.

Da sich außerdem einzelne Strukturen in die Lungenoberfläche eindrücken, erhalten sie neben der charakteristischen Form eine Vielzahl von *Impressionen* (lat.: imprimere - eindrücken).

An der konvexen Oberfläche findet sich so die Struktur der Rippen abgebildet, an der Mediastinalfläche hinterlassen links die Aorta, nach oben die A. subclavia und außerdem natürlich das Herz, rechts vor allem V. azygos und die Speiseröhre Impressionen.
Die Lungen sind umgeben von den beiden Blättern des Lungenfells (**Pleura**), das ihnen bei der Atmung die Verschiebung und Größenveränderung gegenüber der Thoraxwand ermöglicht. Zum Mediastinum hin öffnet sich die Pleura mit der Umschlagstelle der beiden Blätter, dem **Lungenhilum** (traditionell, aber falsch auch -hilus genannt). Durch das Hilum gelangen die Bronchien, Pulmonalgefäße, Lymphgefäße und Nerven zu den Lungen.

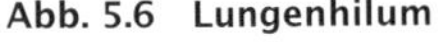

Abb. 5.6 Lungenhilum

A: rechte, **B**: linke Lunge. **1** Oberlappen, **2** Mittellappen (nur rechts!), **3** Unterlappen. **4** und **6** großer oder schräger, **5** kleiner oder horizontaler Lappenspalt. Impressionen von **7** A. subclavia, **8** Speiseröhre, **9** Herz (bezeichnet die gesamte angedeutete Wölbung), **10** Aorta. Schnittflächen: **11** und **12** Stammbronchen mit sichtbarer Teilung in Lappenbronchen, dunkel Lungenarterien, hellgrau Lungenvenen, **13** Umschlagstelle der Pleura. (PN)

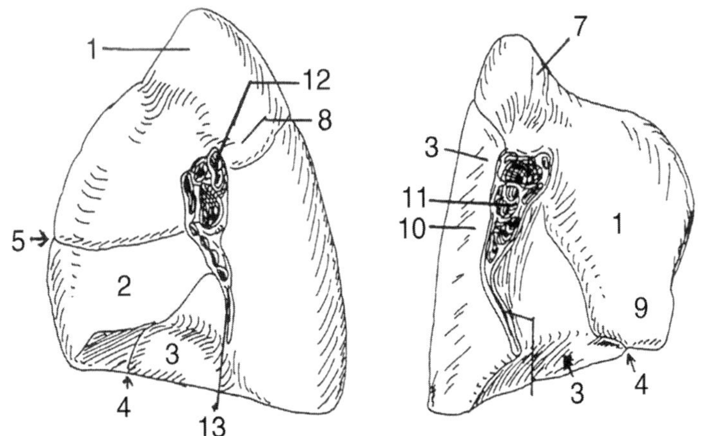

Der grundsätzliche Aufbau seröser Höhlen darf als bekannt vorausgesetzt werden (siehe 0.2.2). Als Wiederholung: Eigentlich handelt es sich um ein einziges epitheliales Blatt, das sich durch Einstülpung zu zwei Lagen übereinander gelegt und dabei eine Umschlagfalte (Hilum, s.o.) gebildet hat.

Klinischer Exkurs: Krankhafte Veränderungen an der Pleura

Durch Entzündungen können die beiden Blätter miteinander verkleben, wenn sich Narben bilden. Dann wird die Bewegung und damit Entfaltung der Lungen insgesamt eingeschränkt.

Der Pleuraspalt kann sich jedoch auch vergrößern und damit das Lungenvolumen einschränken. Ursache dafür kann ebenfalls eine Entzündung sein. Während die Verklebung eigentlich als Ausdruck der (Defekt-) Heilung nach der Entzündung eintritt, kann es währenddessen zu einer vermehrten Absonderung von Flüssigkeit in den Pleuraspalt kommen. Aber auch andere Störungen, zum Beispiel des Stoffwechsels, kommen als Ursache infrage. Eine Unterscheidung ist zum Teil an der Zusammensetzung der Flüssigkeit möglich.

In jedem Fall sammelt sich dann mehr oder weniger Flüssigkeit im Pleuraspalt an, und man spricht von einem Pleuraerguss, der zu Atemnot und Hustenreiz führen kann.

Als **Pneumothorax** *bezeichnet man das Eindringen von Luft in den Pleuraspalt. Dies kann nur geschehen, wenn eines der beiden Pleurablätter verletzt wurde. Das Lungenfell kann unter Umständen, etwa bei vorbestehenden Erkrankungen wie dem Lungenemphysem, spontan einreißen und Luft aus den Lungen in den Pleuraspalt lassen. Bei Verletzungen des Thorax von außen kann es dagegen zum traumatischen Einriss sowohl des inneren wie des äußeren Pleurablattes kommen. Ist das äußere betroffen, besteht meist eine Verbindung zur Körperoberfläche, durch die Außenluft in den Pleuraspalt gerät. In jedem Fall zieht sich die Lunge aufgrund ihrer elastischen Beschaffenheit zusammen, da sie ja nur durch das Aneinanderhaften der Pleurablätter entfaltet wird. Ist die andere Lunge nicht zufällig gleichzeitig betroffen, so muss diese Situation zwar sofort behandelt werden, ist aber nicht akut lebensgefährlich. Wundverschluss (bei äußeren Verletzungen als Ursache) und Absaugen der eingedrungenen Luft über einige Tage führt meist zur vollständigen Heilung.*

Es kann jedoch auch zum sehr viel bedrohlicheren **Ventilpneumothorax** *kommen, bei dem akute Lebensgefahr besteht. Dabei lässt die Pleuraöffnung Luft nur bei der Einatmung durch, während sie sich durch den Gegendruck der Ausatmung verschließt. Auf diese Weise sammelt sich immer mehr Luft im Pleuraspalt an, und das verbleibende Volumen im ganzen Thorax wird immer kleiner. Nach kurzer Zeit wird dadurch auch die andere Lunge zusammengedrückt, und es kommt zu schwerster Atemnot. Die Kompression des Herzens kann außerdem nach weiterer Zeit zu vielfältigen Kreislaufproblemen führen.*

Wie alle serösen Höhlen besteht die Pleurahöhle demnach aus zwei Blättern, einem eingeweideseitigen, Pleura viszeralis oder **Lungenfell**, und einem wandseitigen, Pleura parietalis oder **Rippenfell**. Zwischen ihnen besteht der **Pleuraspalt** als Verschieberaum, der wenige Milliliter seröser Flüssigkeit enthält.

Da die Lungen sich ausdehnen müssen, verfügt die Pleura über Reserveräume, die **Recessus**. Seine größte Ausdehnung kann das Lungenvolumen nach unten, zum Bauchraum hin, erreichen. Zwischen der nach oben gewölbten Zwerchfellkuppel und der Thoraxwand befindet sich deshalb der größte Verschiebespalt, der *Recessus costodiaphragmaticus* (lat.: costa - Rippe, grch: διαφραγμα - Zwerchfell). Ein kleinerer Recessus zum Mediastinum hin ist klinisch weniger bedeutend, soll hier aber nicht unerwähnt geblieben sein.

Die Lage und Form des Zwerchfells führt dazu, dass die Lungengrenzen hinten deutlich tiefer (ungefähr auf Höhe des 10. bis 12. Brustwirbelkörpers) liegen als vorne (etwa zwei Brustwirbelkörper höher). Da auch die Recessus nach hinten tiefer reichen, kann sich die Lunge dorthin außerdem weiter ausdehnen. Merke: Der Unterrand der *Pleura* bleibt immer auf derselben Höhe, durch seine Auf- oder Abfaltung ermöglicht er lediglich Bewegungen des *Lungenrandes.*

5.6 Eintcilung dcr Lungcn

Die Einteilung der Lungen folgt der des Bronchialsystems (s. 5.4.2). Die linke Lunge ist etwa um ein Viertel kleiner als die rechte und, wie unter 5.4.2 zu sehen ist, auch etwas anders gegliedert, weil sie mehr Platz an das Herz abtreten muss, das den größten Teil des angrenzenden Mediastinums einnimmt.
Entsprechend der Aufzweigung der Bronchen lassen sich Lungenlappen, Lungensegmente und Lungenläppchen (*Lobuli*) unterscheiden.
Die Lungen sind den *Lappenbronchen* folgend in zwei (linke Lunge) bzw. drei (rechte Lunge) an der Oberfläche unterscheidbare **Lungenlappen** gegliedert. Sie lassen sich von außen anhand der Lappenspalten unterscheiden, in die die viszerale Pleura weit hineinreicht.
Die Lappen lassen sich weiter in einzelne **Segmente** unterteilen, die durch Bindegewebe voneinander getrennt sind und deren Grenzen die Bronchialäste nicht überschreiten. Die rechte Lunge hat 10, die linke durchschnittlich 9 einzeln benennbare Segmente. In der Medizin ist die Zuordnung krankhafter Prozesse zu einzelnen Segmenten beispielsweise anhand des Röntgenbildes möglich.

Die **Läppchen** haben keine konstante Zuordnung zum Bronchialsystem mehr, sind jedoch ebenfalls von eigenen Bindegewebsmembranen umhüllt. Auf der Lungenoberfläche lassen sie sich als kleine Vielecke mit einem Durchmesser von einem halben bis 3 Zentimeter erkennen. Sie können ungefähr der Ebene der Endbronchiolen zugeordnet werden.

5.7 Aufbau der Alveolarsepten

Die kleinsten Einheiten des Lungenparenchyms sind die Alveolen. Sie werden durch die Alveolarsepten voneinander getrennt. Dies sind keine schlichten Trennwände: Sie enthalten die Lungenkapillaren, so dass jede Alveole von einem Kapillarnetz umgeben ist. Die Grenzfläche zwischen blut- und luftgefülltem Raum bildet dabei eine extrem dünne, teilweise nur elektronenmikroskopisch nachweisbare Membran. An ihr findet durch passive Diffusion die Aufnahme von Sauerstoff in das Blut und die Abgabe von Kohlendioxid an die Luft statt. Zum Zwecke der Anschauung: Die Dicke dieser Grenzfläche beträgt durchschnittlich etwas mehr als 2 µm, das sind zwei tausendstel Millimeter, weniger als ein Drittel des Durchmessers eines roten Blutkörperchens.

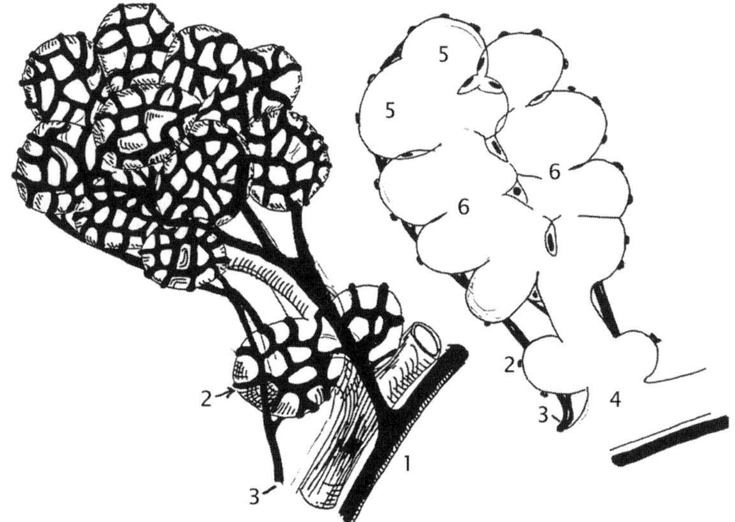

Abb. 5.7 Lungenalveolen

Links: Ansicht, **rechts:** Schnittbild. **1** Lungenarteriole (dunkel, da sauerstoffarmes Blut!), **2** Alveole, links mit anliegenden Kapillaren, **3** Lungenvenole, **4** Bronchiolus respiratorius aus Bronchiolus terminalis, **5** Alveolarsäckchen, **6** Alveolargänge. (PN)

Atemmechanisch betrachtet bildet das Bronchialsystem ein vergleichsweise starres Röhrensystem, während die Übertragung der Volumenänderung des Thorax auf die Lunge sich im Wesentlichen auf die Alveolen auswirkt. Sie verändern ihren Durchmesser etwa um den Faktor 3, von 0,15 mm in Ausatemstellung auf 0,4 mm in Einatemstellung.

Um sich Bedeutung und Funktion der Alveolen klarzumachen, helfen einige weitere Zahlen, die auswendig zu wissen jedoch in der Regel überflüssig ist:
Die gesamte Oberfläche der Alveolen - das heißt, die Gasaustauschfläche - ergibt ungefähr eine Fläche von 100 m^2. Sie wird pro Minute von ungefähr 4,8 bis 5,5 Litern Blut umspült, während das Atemzeitvolumen, die pro Zeiteinheit ein- und ausgeatmete Luftmenge, von 7,5 Litern pro Minute in Ruhe bis zu über 100 l/min bei maximaler Belastung reicht.

Klinischer Exkurs: Lungenemphysem

Besteht eine obstruktive Atemwegserkrankung über längere Zeit, z.B. als chronische Bronchitis, von der die Hälfte aller Zigarettenraucher über 40 Jahre betroffen ist, kommt es zu weiteren Veränderungen der Lunge, an deren Ende das Lungenemphysem und die Rechtsherzinsuffizienz stehen:
Der als Folge der Erkrankung dauernd erhöhte Ausatemdruck schädigt die zarten Wände der Alveolen auf zweierlei Weise. Erstens beeinträchtigt er die Membranen bzw. deren Ernährung direkt, und zweitens führt er dazu, dass die Ausgänge der Alveolen zu den Endbronchiolen hin durch den erhöhten Umgebungsdruck zusammengepresst werden und die Luft nicht mehr entweichen kann. Es ist für die Betroffenen deshalb sehr wichtig zu lernen, entspannt und langsam, ohne erhöhten Druck auszuatmen.

Führt der letztgenannte Mechanismus zu einer zusätzlichen Störung des Gastransports, so kommt es durch den ersten bald auch zu einer Störung des Gasaustausches: Die Alveolenwände sterben nach und nach ab, es kommt zu großen Aussackungen anstelle vieler kleiner Alveolen. Da der Gasaustausch aber an der Alveolenwand stattfindet, heißt das, dass die Gasaustauschfläche kleiner wird.

Diesen Zustand nennt man Lungenemphysem. Ein Lungenemphysem kann durch konsequente Behandlung der Grundkrankheit in frühen Stadien aufgehalten, jedoch nicht rückgängig gemacht werden.
Ein Lungenemphysem wirkt sich nicht nur auf die Atmung, sondern langfristig auch auf den Kreislauf aus. Der Untergang der Alveolarwände führt auch zum Untergang der umgebenden Lungenkapillaren und damit zu einer Verkleinerung des gesamten Kapillarstrombetts der Lunge. Dadurch erhöht sich nach dem Atemwiderstand auch der Strömungswiderstand und damit der Blutdruck. Die rechte Herzkammer muss mehr Arbeit leisten, um dieselbe Menge Blut aus dem Körperkreislauf durch die Lungen zu bewegen.

Das Herz passt sich dem durch Vermehrung seiner Muskelmasse an, es vergrößert sich und ein so genannter Cor pulmonale (wörtl. Lungenherz) entsteht. Sind seine Möglichkeiten zur Anpassung jedoch ausgeschöpft, kann es diese Mehrarbeit nicht mehr leisten, es kommt zur Herzinsuffizienz mit zunehmender Stauung von venösem Blut aus dem Körperkreislauf vor dem rechten Herzen bis hin zum Herzversagen.

5.8 Nasenhöhlen, Nasengänge und Nasennebenhöhlen

5.8.1 Form und Lage von Nasenhöhlen und Nasengängen

Die Nase beginnt außen im Gesicht mit den Nasenlöchern und endet an der Grenze zum Nasen-Rachen-Raum mit den inneren Naseneingängen, den *Choanen.* Entgegen dem Eindruck, den der Nasenrücken erweckt, verläuft der Weg von den Nasenlöchern zu den Choanen waagerecht.

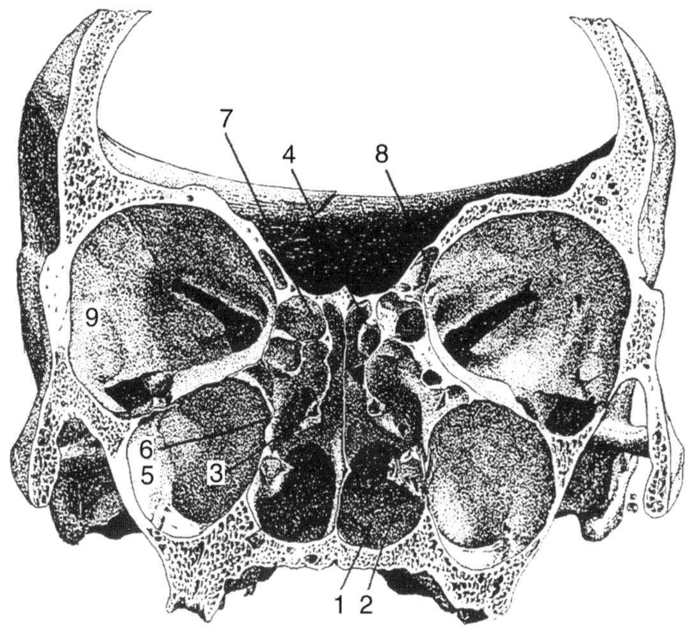

Abb. 5.8 Skelett von Nase und Nasennebenhöhlen, Frontalschnitt

1 Nasenhöhle mit **2** unterer, **3** mittlerer und **4** oberer Nasenmuschel; **5** Kieferhöhle (Sinus maxillaris) mit **6** Zugang (Plicas semilunaris), **7** Siebbeinhöhlen (Cellulae ethmoidales), **8** Stirnhöhlen (Sinus frontalis). (**9** Augenhöhle, Orbita). Nach Präparat der Anatomischen Sammlung der Medizinischen Hochschule Hannover. (MD)

Nach oben dem Verlauf des Nasenrückens folgend erreicht man hingegen die Riechschleimhaut, von der aus die Fasern der Geruchsnerven durch die Siebplatte in die Schädelhöhle gelangen.

Dies ist von klinischer Bedeutung. Man kann problemlos eine Sonde von der Dicke des Kleinfingers des Betreffenden durch die Nase in den Rachen und weiter durch die Speiseröhre in den Magen schieben, um Mageninhalt zu entfernen oder Nahrung zuzuführen. Dabei ist der Schlauch waagerecht, parallel zum Gaumen, vorzuschieben. Versucht man es parallel zum Nasenbein - und, da man bald auf ein Hindernis stößt, womöglich mit Gewalt -, besteht die Gefahr, die dünne Siebplatte des Siebbeins zu durchstoßen und damit die Schädelhöhle zu öffnen. Dass der Patient dadurch den Geruchssinn verliert, ist dann meist noch der kleinere Schaden.

Die Nasenhöhle wird seitlich durch den *Oberkieferknochen* und Teile des *Siebbeins* begrenzt, nach oben außerdem zum Teil durch das *Stirnbein* und nach unten durch den *Gaumenfortsatz* des Oberkieferknochens und ein eigenes *Gaumenbein.*
Dieser Raum wird durch die **Nasenscheidewand**, *Septum nasi,* unterteilt, deren vorderer Anteil aus Knorpel besteht, der hintere aus Knochen: einem Fortsatz des Siebbeins und einem eigenen Knochen, dem *Pflugscharbein.* Von der Seitenwand wölben sich dachartig die drei knöchernen Nasenmuscheln, *Conchae nasales,* in den Luftweg vor und unterteilen ihn in den **oberen**, **mittleren** und **unteren Nasengang**. Sie dienen der Vergrößerung der Nasenoberfläche.

5.8.2 Nasenschleimhaut

Die Nase ist mit zwei Arten von Schleimhaut ausgekleidet. Den größten Anteil hat mit der unteren und mittleren Nasenmuschel und der entsprechenden Höhe des Septums die **respiratorische Schleimhaut**. Sie hat einen Flimmerbesatz, der den Nasenschleim gleichmäßig auf der Oberfläche verteilt und rachenwärts befördert. Dadurch wird die Atemluft angefeuchtet und gleichzeitig von Staubpartikeln gereinigt. Venengeflechte in der Schleimhaut erwärmen die Atemluft und können die Schleimhaut anschwellen lassen, was sie z.B. bei einer Erkältung tun.
Riech- oder **olfaktorische Schleimhaut** findet sich auf der oberen Nasenmuschel. Sie ist als Sinnesorgan spezialisiert und hat keinen Flimmerbesatz.

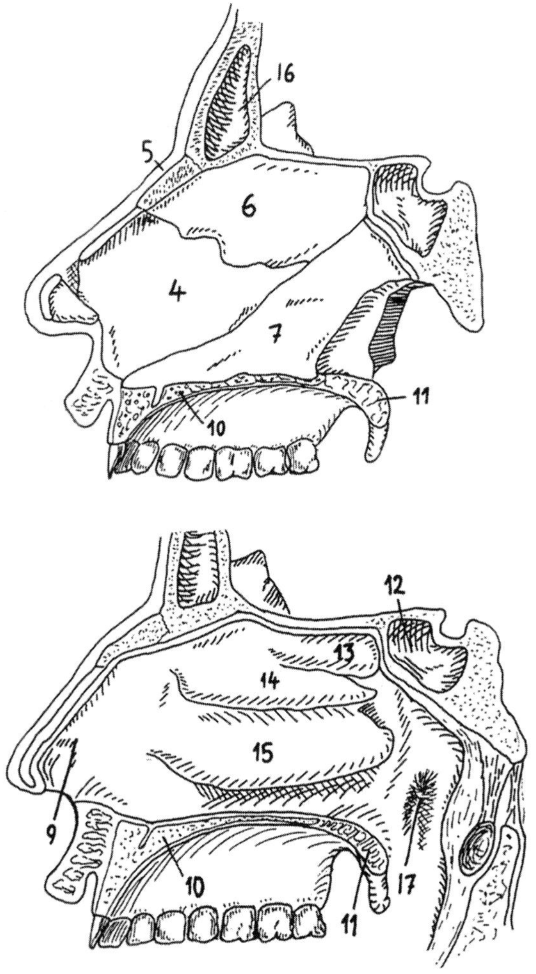

Abb. 5.9 Nasenskelett

Oben: Nasenscheidewand von lateral gesehen, **unten**: Seitenwand von medial gesehen. **4** knorpelige Septumlamelle, **6** knöcherne Siebbeinlamelle, **7** Pflugscharbein, **8** Haut, (**9** Limen nasi), **10** harter Gaumen, **11** weicher Gaumen, **12** Keilbeinhöhle, **13** obere, **14** mittlere, **15** untere Nasenmuschel, jeweils darunter die gleichnamigen Nasengänge, **16** Stirnhöhle, **17** Mündung der Ohrtrompete. (PN)

5.8.3 Nasennebenhöhlen

Im Laufe des Schädelwachstums nach der Geburt entstehen im Schädel durch einen relativen Knochenabbau Hohlräume, die Verbindung zur Nasenhöhle haben und wie sie mit Schleimhaut ausgekleidet sind, die Nasennebenhöhlen.

- **Kieferhöhle**, *Sinus maxillaris*: Die größte Nasennebenhöhle liegt seitlich neben der Nasenhöhle und bildet einen Hohlraum zwischen dem Boden der Augenhöhle und den Spitzen der Zahnalveolen. Ihr Zugang liegt im mittleren Nasengang zwischen mittlerer und unterer Nasenmuschel und erreicht den Sinus maxillaris kurz unter dessen Dach.

Der hochgelegene Zugang zur Kieferhöhle lässt Sekret schlecht abfließen, so dass eine Entzündung (Sinusitis) leicht zur Vereiterung führt. Dann muss die Höhle - evtl. durch einen künstlichen Zugang - von der Nase aus gespült werden.

- **Stirnhöhle**, *Sinus frontalis*: Die Stirnhöhlen liegen oberhalb von Nasenwurzel und Augenhöhlen im Stirnbein. Sie münden ebenfalls in den mittleren Nasengang.
- **Siebbeinzellen**, *Sinus* oder *Cellulae ethmoidales*: Die Siebbeinzellen liegen hinten zwischen Nasen- und Augenhöhle. Sie höhlen den Knochen bis auf eine hauchdünne Wand aus.
- **Keilbeinhöhle**, *Sinus sphenoidalis*: Sie schließt sich nach hinten an die Siebbeinzellen an und liegt zwischen Nasenhöhle und Innenseite der Schädelbasis unmittelbar unter der Sella turcica.

Da die Wand zwischen Keilbeinhöhle und Hypophysengrube ebenfalls hauchdünn ist, kann man die Hirnanhangdrüse (Hypophyse) durch die Keilbeinhöhle hindurch von der Nase aus operieren.

5.9 Pharynx: Einteilung, muskulärer Aufbau und Öffnungen

Im Rachen (*Pharynx*) kreuzen sich Luft- und Speiseweg: Die Nase liegt dorsal des Mundes, die Luftröhre aber ventral der Speiseröhre. Das hat Vor- und Nachteile. Einer der Nachteile ist, dass wir Speisen oder Getränke in den falschen Hals kriegen und uns verschlucken, einer der Vorteile, dass wir bei verstopfter Nase durch den Mund atmen können.

5.9.1 Gliederung des Rachens in Etagen

Der Rachen wird in drei Stockwerke eingeteilt: den Nasenrachenraum als oberstes Stockwerk, den Mundrachenraum als mittleres und schließlich den Kehlkopfabschnitt oder Unterrachenraum. Klare Grenzen finden diese Stockwerke nur auf der Ventralseite durch das Gaumensegel und den Oberrand des Kehldeckels.

5.9.1.1 Nasenrachenraum

Der Nasenrachenraum beginnt hinter den inneren Nasenöffnungen, den Choanen. Von ihm geht außerdem die **Ohrtrompete** zum Mittelohr ab. Sie dient dem Druckausgleich zwischen Mittelohr und Außenwelt am Trommelfell. Ihre Wände liegen normalerweise aneinander und verschließen sie luftdicht. Beim Schlucken werden sie jedoch auseinander gezogen und erlauben den Druckausgleich - daher der Ratschlag, bei lästigem Druck auf den Ohren mehrmals zu schlucken.

5.9.1.2 Mundrachenraum

Der Mundrachenraum wird zur Mundhöhle durch die Rachenenge abgegrenzt. Die wiederum wird von dem vorderen und dem hinteren Gaumenbogen gebildet.

5.9.1.3 Kehlkopfanteil

Der Kehlkopfanteil des Rachens ist in der Höhe definiert durch den Oberrand des geöffneten Kehldeckels und den Unterrand des Kehlkopfeingangs. Zwischen beiden spannen sich zwei Falten schräg von vorne oben nach hinten unten aus, die den Kehlkopfeingang seitlich begrenzen. Da sich hier ventral bereits der Kehlkopf befindet und der Kehlkopfeingang schräg steht, liegt dieser Teil des Rachens seitlich und dorsal vom Kehlkopfeingang.

Der seitlich neben dem Kehlkopf gelegene Teil bildet beidseits zwei Falten aus, die Recessus[35] piriformes. Sie leiten den Speisebrei am Kehlkopf vorbei in die Speiseröhre, während der Kehldeckel zwischen ihnen wie ein Wellenbrecher wirkt.

5.9.2 Muskulatur des Rachens

Die Muskulatur des Rachens besteht aus den Schlundschnürern und den Schlundhebern. Bei den **Schlundschnürern** handelt es sich um eine Gruppe von Muskeln, die an der Vorderseite des Rachens zu beiden Seiten entspringen und bogenförmig nach hinten zulaufen, bis sie an der Hinterwand des Rachens in der Medianebene eine Naht bilden. Ihre Fasern fächern sich längs auf und überlagern sich dabei, so dass die Rachenwand aus einander kreuzenden auf- und abwärtslaufenden Fasern besteht.
Es werden *oberer, mittlerer* und *unterer Schlundschnürer* (M. constrictor pharyngis superior, medius und inferior) unterschieden.

35 Singular und Plural dieses Wortes werden gleich geschrieben, der Plural wird jedoch mit langem „u“ ausgesprochen, der Singular mit dem gewohnten kurzen. Dasselbe gilt auch für seinen Genitiv.

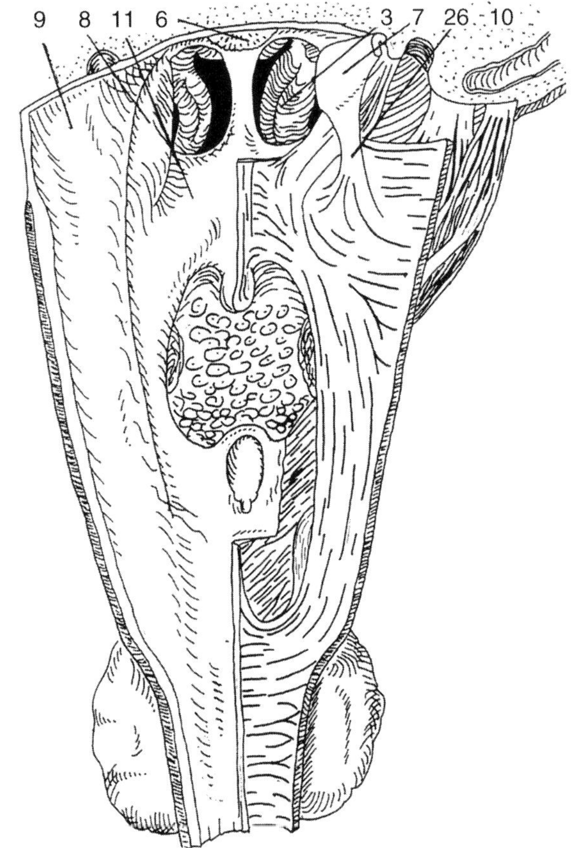

Abb. 5.10 Rachen von dorsal

Die hintere Rachenwand ist eröffnet, in der rechten Bildhälfte ist außerdem die Schleimhaut abgetragen.
1 Speiseröhre
2 Nasenhöhle
3 Blick durch die Rachenenge auf den Zungengrund,
4 Kehlkopfeingang,
5 Rachenmandel,
6 Knorpel des Ohrtrompetenausgangs,
7 Ohrtrompetenwulst,
8 Recessus pharyngis,
9 M. levator veli palatini mit
10 Muskelwulst (Levatorwulst)
11 Gaumenmandeln,
12 Zungenmandeln,
13 Recessus piriformis,
14 Muskelschicht der Schleimhaut,
15 M. palatopharyngeus,
16 M. salpingopharyngeus,
17 M. digastricus,
18 Schilddrüse. (PN)

Die **Schlundheber** sind im Vergleich zu den Schnürern wenig ausgeprägt. Es handelt sich um drei Muskeln, die man nicht einzeln zu kennen braucht. Gemeinsam ist ihnen, dass sie von Knochenfortsätzen der Schädelbasis kommend in die Rachenwand einstrahlen und den gesamten Rachen anheben, zum Teil auch erweitern können.

5.9.3* Speiseröhre

Ungefähr auf Höhe des Ringknorpels beginnt hinter dem Kehlkopfeingang mit dem Ösophagusmund die Speiseröhre (**Ösophagus**).
Die Speiseröhre ist beim Erwachsenen ungefähr 25 bis 30 cm lang. Ihr Wandaufbau entspricht grundsätzlich bereits dem der Darmwand:
Das Lumen ist mit Schleimhaut (Mukosa) ausgekleidet, die selbst eine dünne Muskelschicht enthält. Auf diese folgen von innen nach außen die Submukosa („Unterschleimhaut”), weiter eine kräftige Muskelwand und schließlich Bindegewebe, das den Ösophagus mit der Umgebung verbindet.
Die **Muskellage der Schleimhaut** ist keine gleichmäßige Schicht, sondern bildet schraubenförmige Längszüge. Dadurch entstehen Reservefalten, die

der Speiseröhre die nötige Ausdehnung um den gerade geschluckten Bissen ermöglichen. Sie geben ihr im Querschnitt ein sternförmiges Aussehen.

Die **eigentliche Muskelschicht** besteht im oberen Drittel aus quergestreifter Muskulatur und geht bis zum letzten Drittel in glatte Muskulatur über. Die gesamte Muskulatur ist jedoch **vegetativ** innerviert: Hat ein Gegenstand erst einmal die Hinterwand des Rachens berührt, läuft der Schluckvorgang unwillkürlich ab.

Unter der Schleimhaut des Ösophagusmundes befindet sich ein Venenpolster, das für einen gasdichten Verschluss des Ösophagus sorgt. Sind diese Venen durch krankhafte Veränderungen des Kreislaufsystems gestaut, können sie platzen und zu lebensgefährlichen Blutungen führen.

Beim Schlucken müssen mehrere Vorgänge koordiniert ablaufen: Während Speise oder Flüssigkeit befördert wird, müssen die Luftwege gegen deren Eindringen abgedichtet werden. Im Einzelnen geschieht dies in folgenden Phasen (nach **Lippert**, 1982):

- Durch Anspannen der Mundbodenmuskulatur wird der Speisebrei von der Zunge nach hinten gedrückt.
- Der **M. thyrohyoideus** hebt den Kehlkopf an. Dadurch wird der Fettpropf zwischen Zungenbein und Kehlkopf nach hinten gedrückt und der Kehldeckel verschlossen.
- Das **Gaumensegel** verschließt die hinteren Naseneingänge (Choanen).
- Die **Zunge** wird nach hinten gezogen und formt zusammen mit den Muskeln des vorderen Gaumenbogens den Bissen (oder besser Schluck), während der Speisebrei die **Schlundenge** passiert.

Bis hierhin lässt sich der Schluckvorgang willentlich steuern und damit auch abbrechen. Der weitere Ablauf geschieht unwillkürlich:

- Der Speisebrei passiert den **Kehldeckel**, indem er seitlich an ihm vorbei in die **Recessus piriformes** gleitet.
- Die Speiseröhre befördert die Speise auf dem Rest der Strecke in einer **peristaltischen Welle** zum Magen.

5.10 Lymphatisches Gewebe der Rachenwand

Oberflächlich unter der Rachenschleimhaut befindet sich lymphatisches Gewebe ähnlich den Lymphknoten. Durch dieses lymphatische Gewebe werden Krankheitserreger abgefangen, die sich sonst ungehindert von der mit Keimen reich besiedelten Mundschleimhaut über den Rachen in die tiefen Atemwege ausbreiten könnten. Es wird unter dem Begriff

lymphatischer Rachenring oder *Waldeyer*-Rachenring zusammengefasst. Er taucht im Lernzielkatalog gesondert auf, wird im Wesentlichen aber hier besprochen und unter 7.9 nicht noch einmal.

Treten Atemwegsinfekte gehäuft auf - wie das bei kleinen Kindern sehr oft der Fall ist - kann die Rachenmandel so groß werden, dass sie die Choanen verlegt. Das Kind atmet nur noch durch den Mund und erkrankt deshalb noch häufiger, denn die reinigende Wirkung der Nase fehlt. Heute verkleinert man die Rachenmandel dann operativ (Adenotomie), statt sie herauszunehmen (Aden**ek**tomie), wie das noch vor wenigen Jahrzehnten üblich war.

Rachenmandel: Am Dach des Nasenrachenraums befindet sich die Rachenmandel, *Tonsilla pharyngea* oder Tonsilla *adenoidea* (Vgl. auch im Folgenden Abb 5.10).
Im Bereich der Ohrtrompetenmündung findet sich ebenfalls lymphatisches Gewebe, die *Tonsilla tubaria.*
Vom Tubenausgang aus verläuft die Ohrtrompeten-Rachen-Falte nach unten. Sie wird von einem Muskel aufgeworfen, der zu den *Schlundhebern* (s.u.) zählt. Um sie herum befindet sich ebenfalls ein Teil des lymphatischen Rachenrings, der so genannte „**Seitenstrang**", der vielen durch die nach ihm benannte Seitenstrangangina im Zuge einer Erkältung bekannt sein dürfte.
Zwischen den Gaumenbögen liegen seitlich die **Gaumenmandeln**, Tonsillae palatina, die ebenfalls zum lymphatischen Rachenring zählen.

6 Stimmorgane

Der Kehlkopf, **Larynx,** bildet den Beginn der Luftröhre. Seine Aufgabe besteht zum einen - wie in 5.10.1 und 5.10.4 gesehen - darin, den Luftweg durch den Kehldeckel gegen den Nahrungsweg abzudichten. Die sehr viel aufwendigere zweite Aufgabe ist die, erstens durch die Stimmritze den Luftweg selbst zu verschließen und zweitens durch die Modulation dieses Verschlusses die durchströmende Luft in Schwingungen zu versetzen und so Töne zu erzeugen.

Der Kehlkopf ist damit das eigentliche Organ der Stimmbildung. Er bildet allerdings auch nicht viel mehr: Durch den Kehlkopf können Töne erzeugt und in der Höhe und teilweise im Klang moduliert werden. Die Klangfärbung, vor allem aber die Artikulation der Laute wird durch die Muskeln des Rachens und des Mundraums einschließlich der Zunge bewerkstelligt.
Die Fähigkeit zur Artikulation aber ist die Voraussetzung für ein hochentwickeltes und komplexes Zeichensystem wie die menschliche Sprache.

Sprechen ist deshalb auch ohne Kehlkopf möglich, wenn auch nur in Flüstersprache (wie traurigerweise Tausende Raucher, deren Kehlkopfkrebs operiert werden musste, beweisen). Umgekehrt verhilft den übrigen Säugetieren ihr Kehlkopf noch lange nicht zu der Möglichkeit, zu sprechen oder auch nur die Laute unserer Sprache nachzuahmen. Selbst bei den Menschenaffen als biologisch nahe Verwandte ist die stimmliche Kommunikation auf die Modulation von Tonhöhe und Klangfarbe beschränkt, Artikulation spielt keine Rolle.

Die Frage, weshalb ausgerechnet manche Papageienarten menschliche Stimmen perfekt nachahmen können, ist nicht restlos geklärt. Vor kurzem immerhin gelang es Forschern, durch Röntgenuntersuchungen singender Vögel festzustellen, dass ihr Gesang ganz ähnlich wie die menschliche Stimme im Kehlkopf erzeugt wird.

Auch wenn menschliches Sprechen ohne den Kehlkopf möglich ist, so bleibt er doch *das* Organ der Stimmbildung und damit von zentraler Bedeutung für unsere Fähigkeit, sprachlich zu kommunizieren - mithin eines der zentralen Organe für die Logopädie. Eine profunde Kenntnis der Anatomie des Kehlkopfs ist deshalb in diesem Beruf unumgänglich.

Dem kommt entgegen, dass der Kehlkopf im Grunde vollständig einfach aufgebaut ist.
Er besteht zunächst aus einem Knorpelgerüst, bei dem zwei Knorpel um eine transversale Achse gegeneinander gekippt werden können, der **Schildknorpel** und der **Ringknorpel**.
Zwischen diesen Knorpeln verlaufen zwei Bänder in Längsrichtung nebeneinander, die **Stimmbänder**. Der Abstand zwischen ihren vorderen und ihren hinteren Aufhängepunkten und damit ihre Spannung wird durch Kippung der Knorpel gegeneinander reguliert. Die vorbeiströmende Ausatemluft versetzt die Stimmbänder in Schwingungen, deren Frequenz (und

damit die Tonhöhe) von ihrer Spannung abhängt - je höher die Spannung, desto höher der Ton.
Zum Zwecke der Koordination mit der Atmung muss die Weite des Spalts zwischen den Stimmbändern, der **Stimmritze**, reguliert werden können. Dazu ist am hinteren Aufhängepunkt zwischen jedes *Stimmband* und den *Ringknorpel* ein **Stellknorpel** eingeschaltet. Die Stellknorpel können durch Muskeln so bewegt werden, dass sie die Stimmritzenweite und -form verändern.

Das sind bereits die Grundzüge von Aufbau und Funktion des Kehlkopfs.
Dem allzu leichten Wissenserwerb über den Kehlkopf steht leider entgegen, dass diese Knorpel sich nur mit Hilfe einer Vielzahl von Muskeln bewegen können, und dass auch diese Muskeln eigene Namen haben. Es gilt allerdings hier wie schon bei der infrahyalen Muskulatur, dass der Verlauf der Muskeln und ihre Benennung einer gewissen Systematik folgen.

6.1 Kehlkopfknorpel und Zungenbein mit Bandverbindungen

6.1.1 Kehlkopfskelett

Bis auf die Epiglottis handelt es sich dabei um hyalinen Knorpel. Die Epiglottis besteht, aus der Funktion leicht herleitbar, aus elastischem Knorpel.

Das Kehlkopfskelett besteht aus insgesamt 13 teils paarigen, teils unpaaren Knorpeln. Für das Verständnis der Funktion des Kehlkopfes bedeutend sind eigentlich nur fünf davon: der *Schildknorpel,* der *Ringknorpel*, die beiden *Stellknorpel* und die *Epiglottis,* der Kehldeckel.
Die übrigen Knorpel werden in der anatomischen Literatur als *kleine Kehlkopfknorpel* zusammengefasst. Sie werfen zum Teil kleine Höcker auf, die das Schleimhautrelief mitprägen. Es genügt zu wissen, dass es außer den fünf großen noch weitere Knorpel gibt und - eventuell - dass diese zumeist aus elastischem Knorpel bestehen.

Der **Schildknorpel**, *Cartilago thyroidea,* ist von vorne am Halsrelief gut zu erkennen. Er besteht aus zwei viereckigen Platten, die sich wie zu einem Schiffsbug zusammenfügen. In der Kiellinie dieses Bugs befindet sich oben ein Einschnitt. Er ist beim Mann meist ausgeprägt als „Adamsapfel" zu sehen. An der hinteren Kante jeder Platte befinden sich je ein oberes und ein unteres Horn.

Unterhalb des Schildknorpels befindet sich der **Ringknorpel**, *Cartilago cricoidea*, der seinen Namen der Ähnlichkeit mit einem Siegelring verdankt, dessen Siegelplatte nach dorsal zeigt. Etwas über dem unteren Rand der Siegelplatte befinden sich seitlich nach außen zeigend zwei Gelenkflächen, die mit den Enden der beiden Unterhörner des Schildknorpels zwei Gelenke formen.

Auf der Oberkante der „Siegelplatte" sitzen an den seitlichen Ecken, durch Gelenke mit dem Ringknorpel verbunden, die beiden **Stellknorpel**. Ihr offizieller Name lautet *Cartilagines arytaenoideae*; sowohl für den anatomischen als auch für den klinischen Sprachgebrauch genügt die Kurzform **Ary-Knorpel**.

Sie verfügen jeder über drei Fortsätze, einen nach vorn, einen nach lateral und einen nach oben gerichteten, die Stellknorpelspitze. Die beiden horizontalen Fortsätze sind von funktioneller Wichtigkeit: Am vorderen, dem *Stimmfortsatz*, ist jeweils das Stimmband befestigt, am seitlichen, dem *Muskelfortsatz*, setzen die Stellmuskeln an.

Die **Epiglottis**, der Kehldeckel, ist mit einem Stiel in der Medianlinie auf der Innenseite des Schildknorpels befestigt. Sie kann den Kehlkopfeingang durch Umklappen nach dorsal verschließen (s.o.: Schluckakt).

6.1.2 Bänder des Kehlkopfs

Die Verbindung zwischen Teilen des Kehlkopfskeletts wird wie sonst im Körper auch durch Bänder hergestellt. Dabei verbinden *innere Kehlkopfbänder* Teile des Kehlkopfskeletts miteinander, *äußere Kehlkopfbänder* den Kehlkopf mit dem Zungenbein und der Luftröhre. Die inneren Kehlkopfbänder werden zweckmäßigerweise im Abschnitt 6.3 besprochen, da sie wesentlich das Schleimhautrelief des Kehlkopfs prägen.

Von der Oberkante des Schildknorpels zum Zungenbein spannt sich die bandartige **Schildknorpel-Zungenbein-Membran** (*Membrana thyreohyoidea*) aus. Zwischen Unterkannte des Schildknorpels und Ringknorpel ist von vorne das **Ringknorpel-Schildknorpel-Band** (*Ligamentum cricothyreoideum*) tastbar.

6.1.3 Zungenbein

Das **Zungenbein**, *Os hyoideum*, ist ein U-förmiger Knochen, der sich unterhalb des Unterkiefers wie ein kleines u innerhalb des großen U des Unterkieferknochens befindet. Er markiert die Grenze zwischen Mundboden- und Halsregion. Neben den langen Fortsätzen – den Schenkeln des U – trägt dessen Bogen, der Zungenbeinkörper, noch zwei kurze Fortsätze.

6.2 Gelenke des Kehlkopfes: Form und Bewegungen

Für ein zusammenfassendes Bild über die Funktionsweise und Bewegungen des Kehlkopfs sei auf die Einleitung dieses Kapitels verwiesen.

Es gibt am Kehlkopf zwei verschiedene, paarige Gelenke: Das Schildknorpel-Ringknorpel-Gelenk und das Ringknorpel-Stellknorpel-Gelenk.

Das **Schildknorpel-Ringknorpel-Gelenk** wird zwischen der Innenfläche vom Unterhorn des Schildknorpels und der seitlichen Außenfläche des Ringknorpels gebildet. Seine Bewegungsachse verläuft transversal durch die beiden gegenüberliegenden Gelenke, so dass es eine Kippbewegung der beiden Knorpel gegeneinander ermöglicht.

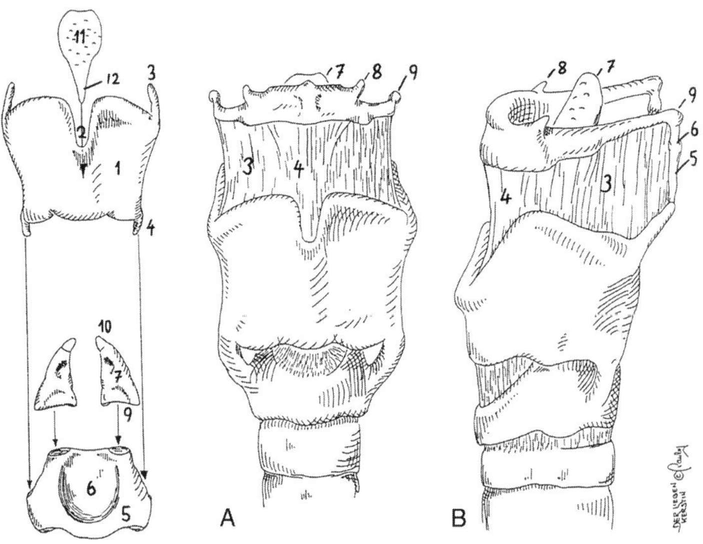

Abb. 6.1 Kehlkopf: Knorpel und Bänder

Links: Knorpelgerüst von vorne: **1** Schildknorpel mit **2** oberem Einschnitt, **3** oberem und **4** unterem Horn, **5** Ringknorpel mit **6** Siegelplatte, **7** Stellknorpel, (**8** Stimmforts., verdeckt), **9** Muskelfortsatz, **10** oberem Fortsatz. **Rechts:** Bänder und Bewegungsachsen der Knorpel, **A** von vorne, **B** von links, **C** von hinten: **1** Lig. cricothyreoideum, **2** Epiglottisstiel mit Anheftungsband, **3** Membrana thyreohyoidea, **4** verstärkte mediale, **5** laterale Fasern, **6** Zwischennorpelchen, **7** Epiglottis, **8** kleines, **9** großes Zungenbeinhorn. (PN)

Das **Ringknorpel-Stellknorpel-Gelenk** befindet sich zwischen der seitlichen Oberkante der Ringknorpelplatte und der Unterfläche des Stellknorpels. Die etwas nach außen abfallende, gewölbte Gelenkfläche und die recht lockere Kapsel erlauben drei Bewegungen: **Seitwärtsgleiten** nähert die Stellknorpel einander an oder entfernt sie um etwa 2 mm voneinander, **Kippen** um eine annähernd transversale Achse hebt und senkt die Stimmfortsätze, und **Drehung** um eine vertikale Achse nähert sie einander an oder entfernt sie voneinander.

Der Kehldeckel ist mit dem Schildknorpel durch einen Stiel aus elastischem Knorpel verbunden, der kein echtes Gelenk bildet.

6.3 Etagen und Schleimhautrelief des Kehlkopfes

Die inneren Kehlkopfbänder bestehen im Wesentlichen aus einer unter der Kehlkopfschleimhaut gelegenen elastischen Faserplatte, der *Membrana fibroelastica laryngis*. Sie bildet die **viereckige Membran**, *Membrana quadrangularis*, und den *Conus elasticus*, der seinerseits die Stimmbänder formt.

Vestibulum laryngis: Die Membrana quadrangularis kleidet die Innenseite des oberen Kehlkopfstockwerks aus. Sie beginnt am Kehldeckel und formt an ihrem unteren Ende die sog. *„falschen Stimmbänder"*, die **Taschenbänder**, Ligg. vestibularia. Sie werfen im Schleimhautrelief die Taschenfalten auf, die in den Luftweg ragen und zwischen sich eine Ritze, die Vorhofspalte, freilassen.

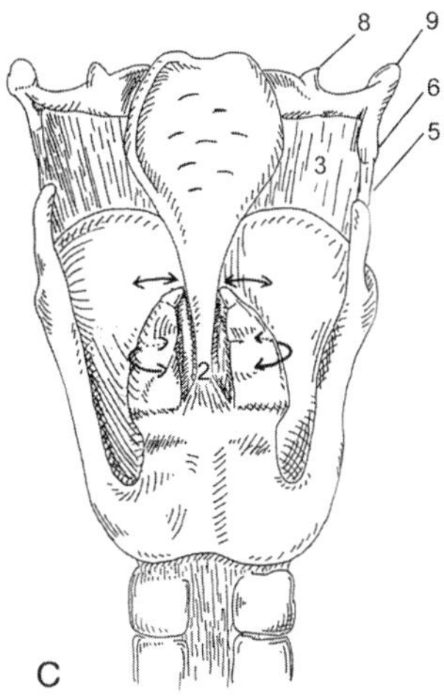

Der von der *Membrana quadrangularis* ausgekleidete Kehlkopfteil zwischen Kehlkopfeingang und Vorhofspalte wird als **Kehlkopfvorhof**, *Vestibulum laryngis*, bezeichnet.

Ventriculus laryngis: Das darunter liegende Zwischengeschoss zwischen Vorhofspalte und Stimmritze wird vielfach einfach Glottis genannt, was falsch ist, denn die Glottis bezeichnet in der anatomischen Nomenklatur den stimmbildenden Teil aus Stimmlippen und -ritze. Der *Ventriculus laryngis* ist beidseits zur *Morgagni-Tasche* erweitert. Eine Ausstülpung, Rest eines embryonalen Ganges, kann von ihr bis zum Zungenbein reichen.

Als **Cavum infraglotticum**, infraglottischer oder subglottischer Raum wird der erweiterte Raum unterhalb der Stimmfalten bis zum Beginn der Luftröhre bezeichnet.

6.4 Conus elasticus und Stimmlippen

Der **Conus elasticus** reicht von den Stimmbändern bis zur Innenseite des Ringknorpels herab. Genauer betrachtet sind die Stimmbänder die verstärkten oberen Ränder des Conus elasticus. Mit der Stellung der Stimmbänder verändert sich auch die Form des gesamten Conus elasticus.

Die **Stimmbänder** im engeren - sprich: anatomischen - Sinne sind die oben beschriebene Verdickung des Oberrandes des *Conus elasticus.*
Sie ziehen von der Innenseite des Schildknorpels etwa in der Mitte seiner bugartigen Vorderkante annähernd waagerecht zu den nach vorne zeigenden *Stimmfortsätzen* der Stellknorpel.
Ihre Oberfläche ist ebenso wie die übrige Innenfläche des Kehlkopfs mit Schleimhaut überzogen. Die vom Stimmband aufgeworfene Schleimhautfalte ist die **Stimmlippe** (*Plica vocalis*). Im klinischen wie im umgangssprachlichen Gebrauch wird „Stimmband" aber häufig im Sinne von „Stimmlippe" verwendet[36].
Die Stimmbänder werden zusätzlich noch durch jeweils einen *Stimmbandmuskel*, **M. vocalis**, verstärkt. Vergleicht man das Stimmband mit einer schwingenden Saite, dann kann der *M. vocalis* durch unterschiedlich starke Anspannung und durch Anspannung unterschiedlich vieler Fasern Spannung und Dicke der Saite und damit Tonhöhe und zum Teil die Klangfarbe beeinflussen.

Der Spalt zwischen den Stimmbändern ist die **Stimmritze**. Auch die Stellknorpel sind mit den Innenkanten ihrer Stimmfortsätze an der Bildung der Stimmritze beteiligt, so dass man im Verlauf der Stimmritze einen *Stimmbandanteil* und einen *Stellknorpelanteil* unterscheidet. Durch die Gleit- und Drehbewegung der Stellknorpel ändern die Stimmbänder ihre Stellung und verändern damit die Form der Stimmritze.

Die Form der Stimmritze kennt zwei „Grundstellungen":

- In der Atmungs- oder **Respirationsstellung** sind die Ary-Knorpel weit auseinander geglitten und ihre Stimmbandfortsätze ganz nach außen gedreht. Die Stimmritze ist weit geöffnet, um der Atmung möglichst wenig Widerstand entgegenzusetzen, und ergibt von oben betrachtet eine rautenähnliche Form.

36 Manche Lehrbuchautoren machen sich es noch schwerer und wollen weiter zwischen Stimmlippe und Stimmfalte unterscheiden. Eine solche Darstellung ist aber falsch. Die hier verwendete ist richtig!

- In der **Phonationsstellung** ist die Stimmritze durch Gleiten und Drehung der Stellknorpel nach innen geschlossen. Die Stellknorpel stehen unmittelbar nebeneinander und die Stimmfortsätze berühren sich auf ganzer Länge, so dass die Stimmritze die Form eines geraden Strichs erhält. Dadurch stehen die Stimmbänder im Strom der (Aus-)Atemluft, werden durch diese in Schwingungen versetzt und erzeugen ähnlich den Saiten einer Gitarre oder Violine Schallwellen.

Diese Stellung tritt auch bei der Leiche ein, sobald alle Muskeln entspannt sind. Sie hat daher in der anatomischen Literatur auch den wenig geschmackvollen Namen Kadaverstellung.

Zwischen diesen beiden extremen Positionen können die Stimmbänder weitere Stellungen einnehmen.
Neben der beschriebenen weit geöffneten Respirationsstellung, die bei verstärkter Atmung eingesetzt wird, gibt es noch eine mittlere Atemstellung, bei der die Muskeln der Stellknorpel entspannt sind. Die elastischen Stimmbänder wirken dann wie Gummibänder und bilden mit den Stimmfortsätzen der Stellknorpel jeweils eine gerade Linie. Die Stimmritze erhält dadurch die Form eines Dreiecks.

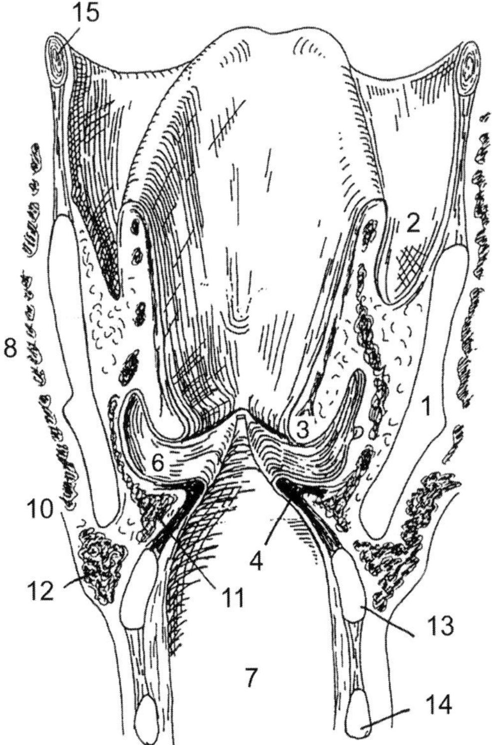

Abb. 6.2 Frontalschnitt durch den Kehlkopf, Ansicht von hinten

1 Schildknorpel (Schnittfläche), **2** Recessus piriformis, **3** Taschenfalte, Stimmlippe, **6** Ventriculus laryngis, **7** subglotischer Raum, **8** M. thyrohyoideus, **9** M. thyroepiglotticus, **10** M. sternothyreoideus, **11** M. vocalis, **12** M. cricothyreoideus, **13** Ringplatte, **14** Trachealknorpel, **15** Zungenbein. (PN)

Der Unterschied zwischen Stimmbandanteil und Stellknorpelanteil der Stimmbänder kommt bei der Flüstersprache zum Tragen. Beim Flüstern werden die Stimmbänder nicht vollständig in Phonationsstellung gebracht. Die Stellknorpel *drehen* zwar ihre Stimmfortsätze nach innen, bis die Stimmbänder aneinander liegen, sie *gleiten* aber nicht nach innen aufeinander zu.

So ist der Stimmbandanteil der Stimmritze zwar geschlossen wie in der Phonationsstellung, der Stellknorpelanteil aber bildet eine dreieckige Öffnung, durch die der größte Teil der Luft als „Nebenluft" die Stimmritze umgeht.

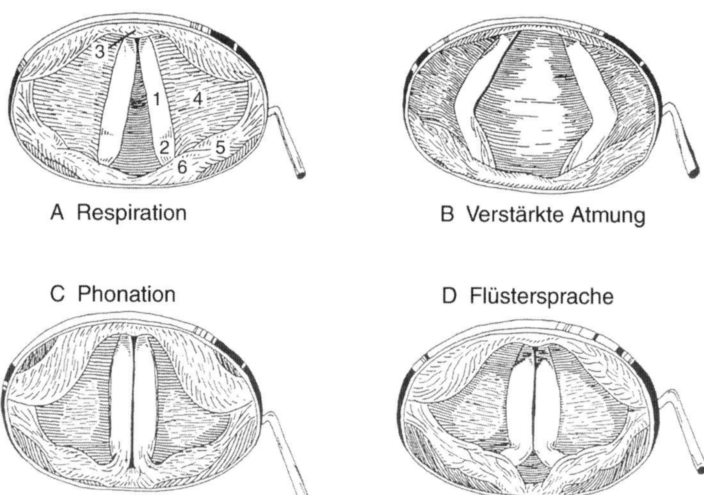

Abb. 6.3 Stellungen der Stimmritze in der Kehlkopfspiegelung (nach Pernkopf)

1 Stimmfalte der Stimmlippe, **2** Spitze des Stimmfortsatzes eines Stellknorpels, **3** Epiglottis, **4** Taschenfalte, **5** Tuberculum cuneiforme, **6** Tuberculum corniculatum. (PN)

6.5 Schleimhaut mit sensibler Innervation und Lymphabfluss

Da das Schleimhautrelief im Wesentlichen von den darunter liegenden Band- und Knorpelstrukturen bestimmt wird und außerdem die Grundlage der bereits geschilderten Etagengliederung des Kehlkopfs ist, wird diesbezüglich auf die vorhergehenden Abschnitte 6.3 und 6.4 verwiesen.

6.5.1 Feinbau der Schleimhaut

Der Feinbau der Schleimhaut ändert sich in den verschiedenen Etagen beträchtlich. Bis zur Oberseite der Epiglottis handelt es sich um das mehrschichtige, unverhornte Plattenepithel des Rachenraums.

Mit der Unterseite der Epiglottis beginnt das **drüsenreiche Flimmerepithel** der Atemwege zunächst mehrreihig, ab dem Vorhof handelt es sich dann um das zweireihige Flimmerepithel, das auch für den größten Teil des Bronchialsystems charakteristisch ist.

Zwischen Taschenfalten und Bronchen liegen allerdings zunächst noch die Stimmlippen, die aufgrund ihrer starken mechanischen Beanspruchung bei der Stimmbildung wesentlich robuster ausgestattet sind: Sie sind wie der Rachenraum von **mehrschichtigem Plattenepithel** bedeckt, das teilweise sogar verhornt wie auf der äußeren Haut. Bei der Kehlkopfspiegelung heben sich die Stimmlippen deshalb weißlich von der roten Umgebung ab.

In der Umgebung der Stimmlippen ist die Schleimhaut außerdem sehr fest mit dem darunter liegenden Bindegewebe verbunden. Das ist in den übrigen Kehlkopfetagen nicht der Fall. Dort kann die locker befestigte Schleimhaut deshalb leicht durch Entzündungen, Wespenstiche oder allergische Reaktionen anschwellen. Geschieht dies an Engstellen, etwa im Bereich der Taschenfalten (Glottisödem), kann dies zum Ersticken führen.

Klinischer Exkurs: Entzündungen der Kehlkopfschleimhaut bei Kindern

Die häufigste Form der kindlichen Entzündungen im Bereich von Kehlkopf und Luftröhre ist der **Infektkrupp**, *auch Pseudo-Krupp genannt* [37]. *Dabei handelt es sich um eine subglottische stenosierende Laryngotracheitis, so auch die medizinische Bezeichnung, also eine einengende Entzündung von Kehlkopf und Luftröhre vom infraglottischen Raum abwärts. Sie betrifft Kinder bis zum 3., selten bis ins 5. Lebensjahr und wird wahrscheinlich durch Viren ausgelöst und durch Luftverschmutzung verstärkt provoziert. Bis zu 5 % der Kinder dieser Altersgruppe erkranken mindestens einmal daran, gehäuft in der kalten Jahreszeit. Meist wachen die Kinder bei schon bestehendem Schnupfen und Fieber nachts plötzlich mit starkem, bellendem Husten und deutlich hörbaren Atemgeräuschen auf, und nach wenigen Stunden bessert sich die Symptomatik wieder. In seltenen Fällen nimmt die Krankheit jedoch einen akut lebensbedrohlichen Verlauf.*

Demgegenüber ist die **akute Epiglottis** *eine immer akut lebensdrohliche supraglottische stenosierende Laryngotracheitis, die durch Bakterien verursacht wird und ohne jahreszeitliche Häufung auftritt. Wie der Name sagt, ist dabei der Bereich oberhalb der Glottis, also Rachen und Kehlkopfeingang, betroffen.*

Bei dem „echten" Krupp handelt es sich um eine Verlaufsform der **Diphtherie**, *die den Kehlkopf befällt. Die Diphtherie ist auch heute noch in einem Zehntel bis einem Fünftel der Fälle tödlich.*

37 Ob man die an die Schwerindustrie erinnernde deutsche oder die vornehme französische und englische Schreibweise (Croup) wählt, ist egal: Angeblich ist die Bezeichnung lautmalerisch aus dem charakteristischen Geräusch entstanden, das die erkrankten Kinder von sich geben.

6.5.2 Sensible Innervation

Die Innervation des Kehlkopfes als Ganzes wird unter 6.7.2 ausführlich besprochen. Bis dahin möge folgende Information ausreichen: Der Kehlkopf wird von zwei Nerven versorgt, dem oberen und dem unteren Kehlkopfnerv. Beide stammen letztlich aus dem N. vagus. Der obere Kehlkopfnerv innerviert den oberen Anteil der Schleimhaut einschließlich Stimmritze, der untere den Rest.

6.5.3 Lymphabfluss

Etwa dieselbe Grenze, an der sich die Innervationsgebiete trennen, fungiert auch als Wasserscheide für den Lymphabfluss zu den tiefen Halslymphknoten. Oberhalb der Stimmritze fließt die Lymphe in die vorderen Drosselvenenlymphknoten (*Nodi lymphatici jugulares anteriores*), die unter dem Zungenbein nahe der *V. jugularis interna* liegen. Aus dem unteren Kehlkopfbereich erfolgt der Abfluss dagegen in Lymphknotengruppen vor dem Kehlkopf und der Luftröhre (*Nodi lymphatici prelaryngeales* und *pretracheales*).

6.5.4 Blutgefäße

Da die Besprechung der Gefäßversorgung des Kehlkopfes nirgendwo sonst im Lernzielkatalog auftaucht, soll sie hier erfolgen. Sie gilt für den ganzen Kehlkopf, nicht nur für die Schleimhaut.

Der Kehlkopf wird aus zwei Arterien versorgt, der oberen und der unteren Kehlkopfarterie (A. laryngea sup. und inf.).

- **Obere Kehlkopfarterie**, *A. laryngea superior*. Etwa auf Höhe des Zungenbeins entspringt als erster Ast aus der *A. carotis externa* die obere Schilddrüsenarterie, *A. thyroidea sup.* Aus ihr geht die obere Kehlkopfarterie hervor, die zwischen Zungenbein und Schildknorpel durch die Bindegewebsmembran in den Kehlkopf gelangt.
- **Untere Kehlkopfarterie**, *A. laryngea inferior*. Analog zur oberen entspringt die untere Kehlkopfarterie auch aus der unteren Schilddrüsenarterie, die ihrerseits jedoch ein Ast der *A. subclavia* ist. Die A. laryngea inf. erreicht den Kehlkopf von hinten.

Der Verlauf der Venen folgt weitgehend dem der Arterien.

6.6 Äußere Kehlkopfmuskeln, untere und obere Zungenbeinmuskeln

Nach ihrer Wirkung auf den Kehlkopf kann man die Kehlkopfmuskeln (*Mm. laryngis*), die der Bewegung der Kehlkopfknorpel untereinander dienen, als „innere Kehlkopfmuskeln" der unteren und oberen Zungenbeinmuskulatur (*Mm. infrahyoidei* und *suprahyoidei*) gegenüberstellen, die den Kehlkopf als Ganzes gegenüber Kopf und Hals bewegt und dann folgerichtig als „äußere Kehlkopfmuskulatur" zusammengefasst werden kann.

6.6.1 Obere Zungenbeinmuskulatur

Als **obere Zungenbeinmuskulatur** wird die Mundbodenmuskulatur bezeichnet. Sie verbindet im Wesentlichen den Unterkieferknochen mit dem Zungenbein und besteht aus vier Muskeln:

- Der *M. geniohyoideus* (**Kinn-Zungenbein-Muskel**, grch: γενειον - Kinn) bildet die oberste Lage, liegt also der Zunge am nächsten. Er entspringt auf recht schmaler Fläche an der Innenseite der Kinnspitze und zieht zum Zungenbeinkörper. Seine Nähe zur Zungenmuskulatur legt nahe, dass er auch wie sie vom *N. hypoglossus (XII)* innerviert wird.

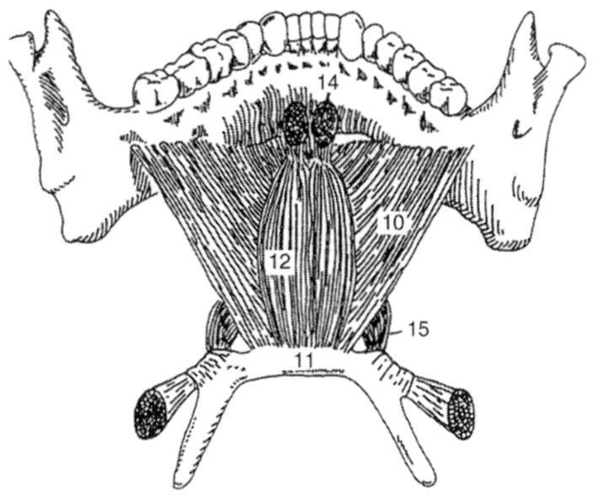

Abb. 6.4 Mundbodenmuskulatur von oben

11 Zungenbein,
12 M. geniohyoideus,
10 M. myohyoideus,
14 M. genioglossus,
15 M. digastricus. (PN)

- Eine Lage tiefer folgt der **Unterkiefer-Zungenbein-Muskel** (*M. mylohyoideus*). Er entspringt breitflächig an der Innenseite des Unterkieferrandes (grch: μψλος - Backenzahn). Seine Fasern laufen diagonal auf das Zungenbein zu, wobei nur die lateralen Fasern es tatsächlich erreichen. Die medial gelegenen treffen sich mit denen der Gegenseite in einer Naht, so dass sie zusammen eine Muskelplatte formen, die erst eigentlich den Namen Mundboden verdient. Er wird vom *N. mandibularis* (V_3) innerviert.

Beide Muskeln nähern Unterkiefer und Zungenbein einander an. Je nach der Innervation anderer Muskelgruppen führt dies zum Heben von Zungenbein und Kehlkopf, etwa beim Schlucken, oder zum aktiven Senken des Unterkiefers, z.B. um den Mund zu öffnen oder die Zähne von Kaugummi zu befreien.

- Als äußerste oder unterste Schicht folgt der **zweibäuchige Muskel** (*M. digastricus*). Er verdankt seinen Namen (grch: γαστηρ - Magen) der Tatsache, dass er aus einem vorderen und einem hinteren Muskelbauch besteht, die durch ein kurzes Sehnenstück miteinander verbunden sind. Er verbindet die Innenseite des Kinns mit dem Warzenfortsatz, einem Knochenfortsatz des Felsenbeins direkt hinter dem Ohr. Das sehnige Zwischenstück verläuft selbst durch eine Sehnenschlinge, die am kurzen Zungenbeinhorn befestigt ist.

  Der vordere Bauch entspricht damit in seiner Wirkung in etwa dem *M. geniohyoideus*, der hintere zieht dagegen das Zungenbein nach hinten oben. Innerviert wird der vordere Bauch aus dem *N. mandibularis* (V_3), der hintere vom *N. facialis (VII)*.
- Dem hinteren Bauch kann sich schließlich der vierte Muskel anlegen, der **M. stylohyoideus**. Er verläuft vom Griffelfortsatz (*Proc. styloideus*) in der Nähe des Warzenfortsatzes zum kleinen Zungenbeinhorn und wird ebenfalls vom *N. facialis (VII)* innerviert.

6.6.2 Untere Zungenbeinmuskulatur

Die infrahyalen Muskeln oder Unterzungenbeinmuskeln stellen an der Vorderseite des Halses die Verbindung zwischen dem Zungenbein und dem Brustbein bzw. dem Schultergürtel her. Sie bilden dabei zum Teil einen Zwischenansatz am Schildknorpel des Kehlkopfes, so dass sie diesen auf- und abwärts bewegen können. Darüber hinaus wirken sie einerseits - über Zungenbein und Mundbodenmuskulatur - auf den Unterkiefer, den sie senken, um den Mund zu öffnen, zum anderen - sofern man den Mund geschlossen hält - auf die Halswirbelsäule, die sie in Unterstützung der prävertebralen Muskeln beugen.

Die infrahyale Muskulatur besteht im Einzelnen aus vier paarigen Muskeln:

- Der **Brustbein-Zungenbein-Muskel** (*M. sternohyoideus*) verbindet direkt das obere Ende des Sternums mit dem Zungenbein. Er bedeckt die beiden folgenden Muskeln, die man sich zusammengenommen als einen Muskel mit einem Zwischenansatz am Schildknorpel vorstellen kann.
- Der **Brustbein-Schildknorpel-Muskel** (*M. sternothyreoideus*) verläuft vom Sternum zur Vorderfläche des Schildknorpels. Alleine innerviert, zieht er den Schildknorpel und damit den Kehlkopf nach unten.

- Der **Schildknorpel-Zungenbein-Muskel** (*M. thyrohyoideus*) setzt diesen Verlauf vom Schildknorpel zum Zungenbein fort. Dementsprechend hebt er den Kehlkopf bei isoliertem Einsatz.
- Der **Schulterblatt-Zungenbein-Muskel** (*M. omohyoideus*) hat einen auf den ersten Blick eigenwilligen Verlauf: Er erreicht das laterale Ende des Zungenbeinkörpers vom Oberrand des Schulterblatts aus (gr: ómos - Schulter). Dabei überkreuzt er unter anderem auch die wichtigste Gefäß-Nervenstraße des Halses in der Carotisscheide. Dass er sie nicht ständig zusammendrückt und damit irritiert, ist seiner Teilung in einen **oberen** und einen **unteren Muskelbauch** zu verdanken: Die beiden Bäuche sind über der Gefäß-Nervenstraße durch eine Zwischensehne verbunden.

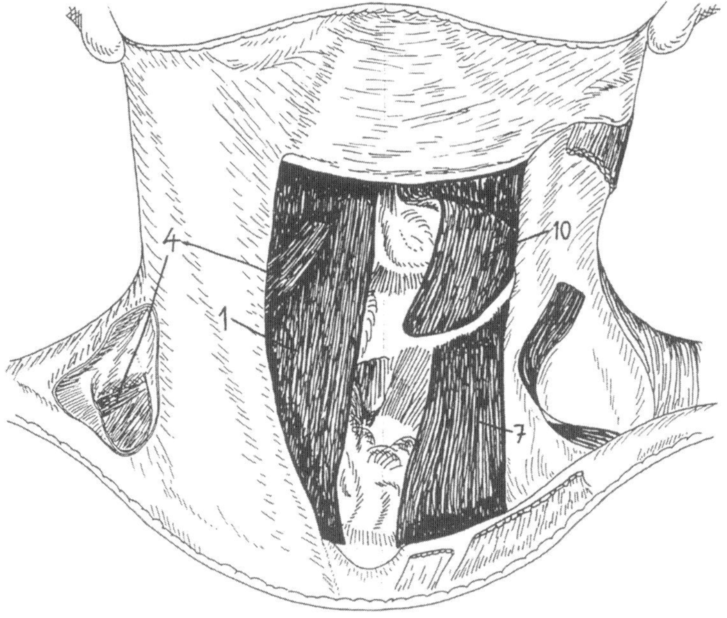

Abb. 6.5 Untere Zungenbeinmuskulatur

1 M sternohyoideus,
4 M. omohyoideus,
7 M. sternothyreoideus,
10 M. thyrohyoideus. (PN)

Die merkwürdigen lateinisch-griechischen Bezeichnungen für diese Muskeln sind auf den ersten Blick verwirrend. Medizinstudenten neigen angesichts der vielen „hyo-" und „thyro-" Kombinationen leicht zu der Ansicht, man wolle sich auf ihre Kosten lustig machen. Letztlich ist aber die lateinisch-griechische Nomenklatur von einer gewissen Logik getragen - oder bemüht sich doch darum. Statt stumpf auswendig zu lernen, wird es deshalb weiter führen, sich die Bezeichnungen für Zungenbein (Os **hyo***ideum) und Schulter (***ómos***) zu merken. Der Stamm* **thyro-** *für Schild (-knorpel, -drüse) sollte ohnehin geläufig sein, und* **Sternum** *für Brustbein ebenfalls.*

Aus diesen Bausteinen lassen sich die Bezeichnungen komplikationslos zusammenstellen, wenn man bedenkt, dass Muskeln (wenn es keine abweichende traditionelle Bezeichnung gibt wie z.B. Mm. scaleni) nach ihrem Verlauf vom Ursprung zum Ansatz bzw. von zentral nach peripher benannt werden.

6.7 Innere Kehlkopfmuskeln mit Innervation und Funktion

Die Anordnung der Kehlkopfmuskulatur folgt im Grunde einem einfachen System, das man nicht besser zusammenfassen kann, als *Lippert* es in seinem *Lehrbuch der Anatomie* (1982) tut: „Die 4 um die Stimmritze gelagerten großen Kehlkopfknorpel (Schild-, Ring-, 2 Stellknorpel) sind nach dem Prinzip ‚jeder mit jedem' durch Muskeln verknüpft."
Hat man dieses Prinzip und die Funktionsweise des Kehlkopfes in ihren Grundzügen verstanden, werden die Kehlkopfmuskeln also kaum schwer zu verstehen sein. Allerdings ist unweigerlich einiges wiederholendes Lernen notwendig.

6.7.1 Funktionelle Muskelgruppen

Nach dem bisher zur Funktionsweise des Kehlkopfs Gelernten muss es zwei Arten von Kehlkopfmuskeln geben, *Spannmuskeln* für das Anspannen der Stimmbänder und *Stellmuskeln* für die Bewegungen der Stellknorpel.
Im Einzelnen ergeben sich daraus für die Muskeln folgende Aufgaben:

Spannmuskeln:

- Anspannen der Stimmbänder durch Kippen von Ring- und Schildknorpel gegeneinander und
- Veränderung der Eigenspannung der Stimmbänder.

Stellmuskeln:

- Auswärtsdrehen der Stimmfortsätze der Stellknorpel,
- Einwärtsdrehen der Stimmfortsätze,
- Aneinanderziehen der beiden Stellknorpel.

Mit diesen fünf Funktionen hat man auch die einzelnen Muskeln bereits fast beisammen. Jeder Funktion entspricht ein Muskel, nur für die vorletzte der genannten, das Einwärtsdrehen der Stellknorpel, gibt es zwei. Sie werden hier in der oben gegebenen Reihenfolge nach ihrer Funktion besprochen.

Der Besprechung sei allerdings noch eines vorausgeschickt: Wer nicht zufällig über ein photographisches Gedächtnis verfügt, sollte die folgende Auflistung nur zusammen mit einer übersichtlichen Abbildung genießen.

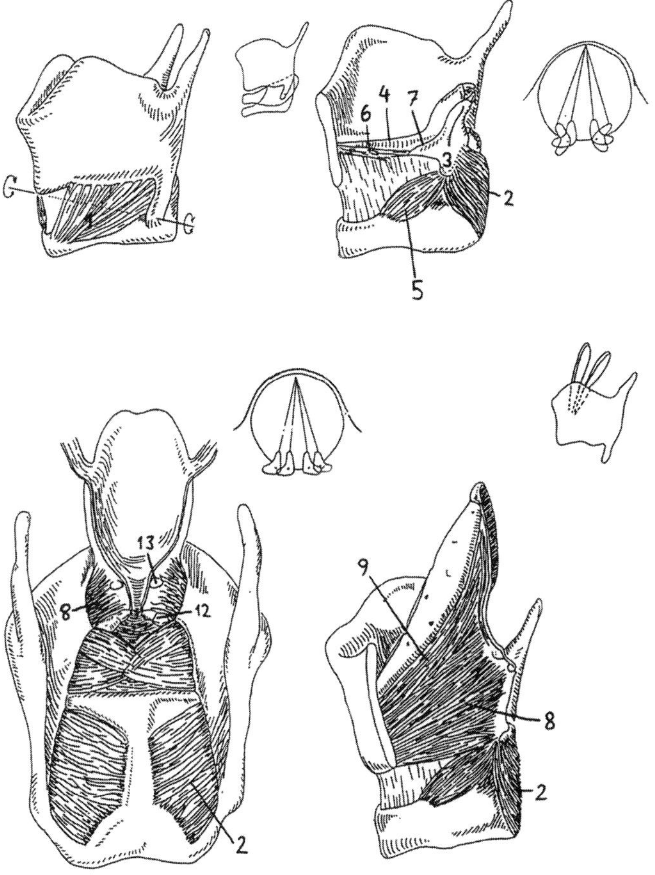

Abb. 6.6 Innere Kehlkopfmuskeln mit Funktionsschemata

1 M. cricothyreoideus,
2 M. cricoarytenoideus posterior („Postikus"),
3 Muskelfortsatz des Stellknorpels,
4 Stimmband, darunter sichtbar der Conus elasticus,
5 M. cricoarytenoideus lateralis,
6 M. vocalis,
7 Proc. vocalis,
8 M. thyroarytenoideus,
(**9** M. thyroepiglotticus),
10 Mm. arytenoideus obliquus und transversus,
11 M. aryepiglotticus,
12 Spitzenknorpelchen,
13 Keilknorpelchen (inkonstant). (PN)

- **M. cricothyreoideus**: Der *Ringknorpel-Schildknorpel-Muskel* entspringt seitlich außen am „Ring" des Ringknorpels und zieht zur Unterkante der seitlichen Schildknorpelplatten. Da die Achse der Ringknorpel-Schildknorpel-Gelenke dorsal von ihm liegt, kippt er den Schildknorpel gegenüber dem Ringknorpel nach vorne. Die Befestigungspunkte der Stimmbänder werden dabei voneinander entfernt, die Stimmbänder gespannt.
- **M. vocalis**: Der *Stimmbandmuskel* wurde oben (*Aufbau und Funktion der Stimmbänder*) bereits beschrieben.
- **M. cricoarytenoideus posterior**: Dem *hinteren Ringknorpel-Stellknorpel-Muskel* hat man in der Klinik die eigenwillige Kurzbezeichnung **Postikus** gegeben. Er entspringt auf jeder Seite hinten an der Außenfläche der Ringknorpelplatte und zieht nach vorne oben zum Muskelfortsatz des Stellknorpels. Indem er den Muskelfortsatz nach hinten zieht, wird der Stimmfortsatz nach außen gedreht und die Stimmritze erweitert. Der M. cricoarytenoideus posterior ist damit *der einzige Erweiterer* der Stimmritze.

- **M. cricoarytenoideus lateralis**: Der *seitliche Ringknorpel-Stellknorpel-Muskel* - im Klinikjargon kurz **Lateralis** genannt - ist der Gegenspieler des *Postikus*. Er erreicht den Muskelfortsatz des Stellknorpels von der seitlichen Außenfläche des Ringknorpels, also von vorne kommend. Dadurch zieht er den Muskelfortsatz nach vorne und dreht so den Stimmfortsatz nach innen, was zum Schließen des Stimmbandanteils der Stimmritze führt.
- **M. thyroarytenoideus**: Der *Schildknorpel-Stellknorpel-Muskel* entspringt gemeinsam mit dem gleichseitigen *M. vocalis* an der bugförmigen Innenfläche des Schildknorpels und strahlt von dort fächerförmig zur Außenseite des Stellknorpels und weiter nach oben zum Kehlkopfeingang aus.
  Durch seinen Ansatz am Außenrand des Stellknorpels dreht der M. thyroarytenoideus den Muskelfortsatz nach innen und verengt damit ebenfalls die Stimmritze.
- **M. arytenoideus (obliquus** und **transversus)**: Es handelt sich bei den *Stellknorpelmuskeln* um *zwei* Muskeln, die sich jedoch funktionell als einer auffassen lassen. Sie verbinden mit quer und kreuzweise verlaufenden Fasern die beiden Stellknorpel und nähern sie dadurch in einer Gleitbewegung einander an. Dadurch bewirken sie den Schluss des Stellknorpelanteils der Stimmritze und damit den vollständigen Stimmritzenschluss.
  Die Stellknorpelmuskeln sind die einzigen *unpaaren* Kehlkopfmuskeln, weil sie die Mittellinie überqueren und schon in sich seitensymmetrisch sind.

Es sei schließlich noch ein kleiner Muskel erwähnt, der **M. aryepiglotticus** *oder* **Stellknorpel-Kehldeckel-Muskel**, *der von den Stellknorpelspitzen zum Oberrand des Kehldeckels verläuft und damit eine nach ihm benannte Schleimhautfalte (***Plica aryepiglottica***) aufwirft, die den Kehlkopfeingang seitlich begrenzt. Er soll zusammen mit dem* **M. thyroepiglotticus**, *einer Abspaltung von Fasern des M. thyroarytenoideus, die am Seitenrand des Kehldeckels entlangziehen, den Kehlkopfeingang verengen können. Den Kehldeckel verschließen können diese winzigen Muskeln sicher nicht, dies geschieht passiv durch das Anheben des Kehlkopfes und Zurückdrängen des vor ihm liegenden Fettpolsters beim Schluckakt (s.o.).*

6.7.2 Innervation

Der gesamte Kehlkopf wird ausschließlich vom **N. vagus (X)** innerviert. Zwei Äste erreichen den Kehlkopf, der **N. laryngeus superior** (*oberer Kehlkopfnerv*) von oben und der **N. laryngeus recurrens** (*rückläufiger Kehlkopfnerv*) von unten.

Der **N. laryngeus superior** teilt sich in zwei Endäste auf, den äußeren und den inneren Ast.

Der **äußere Ast** steigt entlang der Schlundwand ab und biegt nach vorne zum **M. cricothyreoideus** um, den er motorisch innerviert.
Der **innere Ast** gelangt zusammen mit der oberen Kehlkopfarterie durch die Schildknorpel-Zungenbein-Membran in das Kehlkopfinnere, das er vom Kehlkopfeingang bis zur Stimmritze **sensibel** versorgt.

Der **N. laryngeus recurrens** innerviert durch seinen Endast, den **N. laryngeus inferior** (*unterer Kehlkopfnerv*), die gesamte Kehlkopfmuskulatur bis auf den M. cricothyreoideus. Außerdem führt er die sensiblen Fasern für den Bereich unterhalb der Stimmritze.
Es ist dabei unklar, ob diese Fasern nicht letztlich auch vom inneren Ast *des* N. laryngeus sup. *kommen und den* N. laryngeus inf. *über den Verbindungsast zwischen beiden erreichen.*

Die Ursache für den Umweg des N. laryngeus recurrens liegt darin, dass das Herz im Lauf der Embryonalentwicklung gegenüber der Anlage der Halsorgane nach unten verlagert wird. Während der obere Kehlkopfnerv oberhalb des Gefäßbogens liegt, der später Aorta bzw. rechte A. subclavia bildet (der 4. Aortenbogen), liegt der untere Kehlkopfnerv darunter. Er wird deshalb durch den Abstieg der herznahen Gefäße zu einer Schlinge nach unten ausgezogen.

Der N. laryngeus recurrens nimmt einen eigenwilligen Weg zum Kehlkopf (auf dem er auch Äste zu Luft- und Speiseröhre abgibt): Er steigt mit dem Hauptanteil des *N. vagus* in den Brustraum ab. Dort biegt der linke N. laryngeus recurrens vor der Aorta und der rechte vor der A. subclavia nach hinten um und steigt hinter dem Gefäß wieder in den Hals auf – daher der Name *rückläufiger Kehlkopfnerv.*
Der rückläufige Kehlkopfnerv erreicht den Kehlkopf von vorne. Er liegt dabei der Rückseite der Schilddrüse an. Verletzungen oder Erkrankungen der Schilddrüse treffen deshalb schnell auch ihn: Bei Schilddrüsenoperationen kann er leicht verletzt werden, und bei einem Schilddrüsentumor kann er durch Druck geschädigt werden. Eine Lähmung der Kehlkopfmuskeln (mit Ausnahme des M. cricothyreoideus) und zunehmende Heiserkeit sind die Folge, wobei der *Postikus* meist als erster Muskel betroffen ist.

6.8 Kehlkopfspiegelung

Den ersten überlieferten Blick auf den Kehlkopf eines lebenden Menschen warf im Jahre 1854 der Londoner Gesangslehrer GARCIA, und zwar auf seinen eigenen. Er erfand damit das kurz darauf in die Medizin eingeführte Prinzip der Kehlkopfspiegelung, das bis heute unverändert angewandt wird.
Dabei wird ein kleiner Spiegel an einem abgewinkelten Griff, wie man ihn vom Zahnarzt kennt, um etwa 45° geneigt durch den Mund in den Rachen gehalten. Als Lichtquelle dient eine Lampe, deren Licht durch den bekannten Stirnspiegel des Hals-Nasen-Ohren-Arztes reflektiert wird, während der Betrachter parallel zum Lichtstrahl durch das Loch in der Mitte des Spiegels blickt. Mit diesem indirekten Verfahren erhält man ein

kopfstehendes Bild des Kehlkopfes, d.h. die Ventralseite erscheint oben, die Dorsalseite unten.

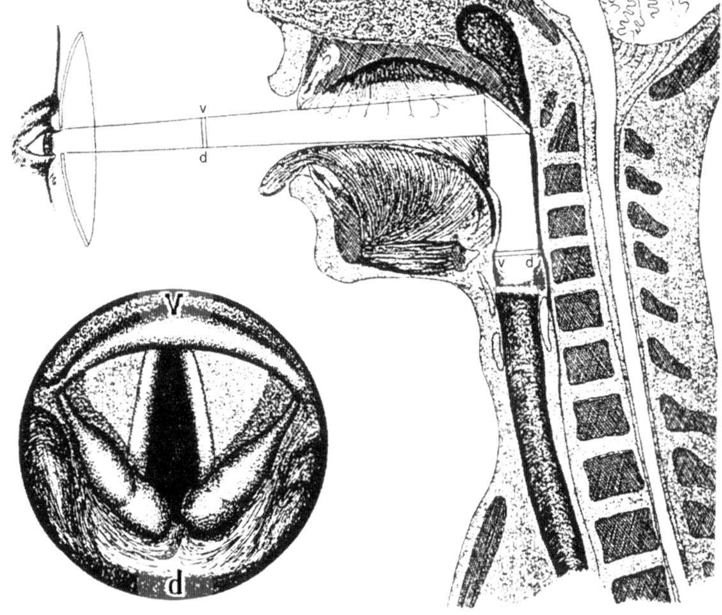

Abb. 6.7 Schematische Darstellung der Kehlkopfspiegelung

Erklärung im Text (MD)

Das Bild der Kehlkopfspiegelung zeigt deutlich erkennbar die Epiglottis (1), die Recessus piriformes, die Wülste der Taschenfalten (2) und die Stimmritze mit den Stimmlippen (3), die sich durch ihre helle Färbung von der Umgebung abheben (Die Ziffern beziehen sich auf Abb. 6.7).

6.9* Anhang: Ergänzungen zum Thema Hals

Dieser Abschnitt liefert im Anschluss an die Besprechung des im Hals gelegenen Kehlkopfs einige topographische Zusatzinformationen, um das Verständnis für die Umgebung und den räumlichen Zusammenhang des Kehlkopfs zu vertiefen. Sie sind fakultativ. Wer sie nicht interessant findet, darf sie getrost überschlagen.

Der Hals verbindet als bewegliche Stütze den Kopf mit dem Rumpf. Der so gewonnene Abstand ermöglicht dem Kopf seine große Beweglichkeit, die er als Träger der wichtigsten Sinnesorgane zur Orientierung im Raum braucht.

Der Hals ist deshalb in erster Linie eine Durchgangsregion, die Leitungsbahnen sowie Luft- und Speiseröhre vom Rumpf zum Kopf oder umgekehrt führt.
Im Hals befinden sich jedoch auch zwei eigenständige innere Organe, die Schilddrüse und die Nebenschilddrüsen.

6.9.1* Querschnittsgliederung des Halses und Halsfaszien

Der Hals lässt sich im Querschnitt in verschiedene Räume gliedern, die durch Faszienblätter voneinander getrennt sind.

- Die *oberflächliche Halsfaszie* liegt als äußerste Faszienschicht unter dem Unterhautfettgewebe und ist ein Teil der allgemeinen Körperfaszie.
- Die *mittlere Halsfaszie* umhüllt den Eingeweideraum des Halses. Er liegt vor der Wirbelsäule mit ihren Muskeln und enthält die *Schilddrüse* mit den Nebenschilddrüsen, die *Luftröhre* mit dem Kehlkopf und die *Speiseröhre*. Seitlich des Rachens, im *Parapharyngealraum*, verlaufen die meisten Leitungsbahnen des Halses. Um die drei größten Leitungsbahnen, die *A. carotis communis,* die *V. jugularis interna* und den *N. vagus*, bildet die mittlere Halsfaszie eine Scheide, die *Vagina carotica.*
- Die *tiefe Halsfaszie* umhüllt die Wirbelsäule und die auf sie wirkende Muskulatur.

Klinischer Exkurs: Zugangswege zu Kehlkopf und Luftröhre

Für aufwendigere und speziellere diagnostische Prozeduren steht die **Bronchoskopie** *(grch: σκοπειν - betrachten) zur Verfügung. Dabei wird heutzutage meist ein elastischer Schlauch verwendet, in dem sich eine Fiberglasoptik sowie Kanäle zum Einführen von kleinen Instrumenten befinden. Mit diesem Gerät ist es möglich, „unter Sicht" weniger den Kehlkopf als die Luftröhre und vor allem die Bronchen bis zur Größe der Segmentbronchen zu inspizieren und dabei Gewebe, z.B. zur Untersuchung auf Tumorzellen, zu entnehmen.*
Verschiedene Situationen können es nötig machen, einen Zugang zur Luftröhre zu schaffen, um die Atmung sicherzustellen.
Ist die Beatmung mit der Atemmaske erfolglos oder zu unsicher - z.B. bei Operationen, aber auch zunehmend in der Notfallmedizin -, besteht die Möglichkeit der **Intubation**. *Dabei wird ein Schlauch (Tubus) durch Mund oder Nase in den Rachen und von dort weiter durch den Kehlkopf in die Luftröhre eingeführt. Eine aufblasbare Manschette um den Schlauch dichtet die Luftröhre gegen Sekret oder Erbrochenes ab.*
Um den Schlauch durch den Kehlkopf zu bekommen, ist allerdings ein Spezialinstrument, das Laryngoskop, notwendig. Es besteht aus einem gebogenen Metallspatel

an einem Griff, mit dessen Hilfe der Zungengrund nach vorne gezogen und dadurch der Kehldeckel geöffnet wird.

Es gibt jedoch auch Situationen, in denen künstliche Zugänge geschaffen werden müssen, um die Beatmung sicherzustellen.
Ihnen allen ist das Prinzip gemeinsam, den Luftweg von vorne durch das Durchtrennen des Bandapparates zu öffnen.

Die **Koniotomie** *ist ein reiner Notfalleingriff, der durchgeführt werden kann, wenn die oberen Luftwege z.B. durch eine massive Schleimhautschwellung im Rachen oder der Glottis so verlegt sind, dass ein Zugang von oben (Intubation) nicht mehr möglich ist. Es wird dann der Conus elasticus zwischen Schild- und Ringknorpel quer durchtrennt und eine Kanüle eingesetzt.*

Die Koniotomie ist ein Noteingriff bei unmittelbarer Lebensgefahr, der Schäden am Kehlkopf hinterlässt. Stehen mehr Mittel zur Verfügung, wird man deshalb einen der beiden Wege zur **Tracheotomie** *wählen:*

Die **obere Tracheotomie** *wird als Längsschnitt zwischen Ringknorpel und Isthmus der Schilddrüse vorgenommen. Auch sie ist eher ein Notfalleingriff.*

Die **untere Tracheotomie** *wird ebenfalls als Längsschnitt, jedoch unterhalb des Isthmus vorgenommen. Sie ist kein Notfalleingriff, sondern eine Operation, die nach ausreichend Vorbereitungszeit vorgenommen wird. Hauptsächlich zwei Gründe kommen für die Anlage eines solchen* **Tracheostoma** *infrage: Schonung des Kehlkopfes und der oberen Atemwege bei Patienten, die über lange Zeit künstlich beatmet werden müssen, und Patienten, die sich einer therapeutischen radioaktiven Bestrahlung des Kehlkopfes unterziehen, da hier mit einer Glottisschwellung als Bestrahlungsfolge zu rechnen ist.*

6.9.2* Muskeln des Halses

Neben den bereits besprochenen unteren Zungenbeinmuskeln gibt es im Halsbereich drei weitere Muskelgruppen, die freilich mit dem Kehlkopf und der Stimmbildung annähernd nichts zu tun haben, sondern vor allem für die Kopfhaltung zuständig sind.

Tiefe Halsmuskeln: Die tiefe Halsmuskulatur wirkt auf die Wirbelsäule und teils auf den Schädel, teils auf die Rippen. Sie lässt sich in zwei Gruppen unterteilen: die vor der Halswirbelsäule gelegenen *prävertebralen Muskeln* und die seitlich gelegenen *Mm. scaleni*,
Die **prävertebralen Muskeln** (lat: prae - vor [etwas]; vertebra - Wirbel) verlaufen auf der Vorderseite der Wirbelsäule von der Unterseite des Hinterhauptknochens bis zu den Wirbelkörpern der oberen Brustwirbel. Sie neigen den Kopf nach vorne und zur Seite, zum Teil sind sie auch an Drehungen beteiligt.

Die drei **Mm. scaleni**, auch Treppenmuskeln oder Rippenheber genannt, sind als Fortsetzung der Interkostalmuskeln bereits aus dem Abschnitt 5.1 bekannt.

Zur **oberflächlichen Halsmuskulatur** zählen:

- Der *M. sternocleidomastoideus* oder **Kopfwender**. Er entspringt am Sternum und am medialen Drittel der Clavicula und zieht zum Warzenfortsatz des Schläfenbeins (unten hinter dem Ohr tastbar). Der Kopfwendermuskel ist der am stärksten konturbildende Muskel des Halses. Da der Warzenfortsatz hinter der Achse des Schädel-Atlas-Gelenks liegt, führt der Muskel bei beidseitiger Innervation zu einem Anheben des Gesichtsschädels. Einseitiger Einsatz führt entweder zu einer Neigung des Kopfes zur gleichen Seite oder zu einer Drehung zur Gegenseite.

Man kann dies leicht an sich selbst überprüfen, indem man versucht, den Kopf gegen Widerstand zur Seite zu drehen. Der M. sternocleidomastoideus der Gegenseite tritt dabei deutlich hervor.

- Das **Platysma**, ein Hautmuskel ohne Knochenansatz, der sich in sehr unterschiedlicher Ausprägung unterhalb des Unterkiefers ausdehnt. Er spannt die Haut des Halses an.

6.9.3* Wichtige Leitungsbahnen

Carotisscheide. Von wesentlicher Bedeutung für die Gefäßversorgung des Kopfes ist die große Gefäß-Nerven-Straße in der seitlichen Halsregion. Hier sind die gemeinsame Halsschlagader (*A. carotis communis*), ihr venöses Gegenstück, die innere Drosselvene (*V. jugularis interna*), und der X. Hirnnerv, der *N. vagus*, durch eine Faszie, die Carotisscheide (*Vagina carotica*), zu einem gemeinsamen Leitungsstrang zusammengefasst.

Arterien:

Die gemeinsame Halsschlagader (*A. carotis communis*) verläuft ohne Äste bis etwa auf Höhe von Zungenbein und 4. Halswirbel. Dort teilt sie sich in ihre beiden Äste, die **äußere** (*A. carotis externa*) und die **innere Halsschlagader** (*A. carotis interna*).

An dieser Teilungsstelle ist die Gefäßwand zum *Sinus caroticus* erweitert. Er enthält Druckrezeptoren, über die der Blutdruck überwacht wird. Außerdem liegt in der Carotisgabel das *Glomus caroticum*, eine Ansammlung von Chemorezeptoren, die O_2-Gehalt, CO_2-Gehalt und pH-Wert des Blutes überwachen.

Ein Schlag gegen den Sinus caroticus führt zum „Knockout": Dem Gehirn wird ein immens erhöhter Druck gemeldet, was sofort eine massive Gegenregulation des Kreislaufs auslöst. Die ist aber in Wirklichkeit völlig verfehlt und führt ebenso augenblicklich zu einer vorübergehenden Minderdurchblutung des Gehirns mit der Folge der Bewusstlosigkeit.

Die **Versorgungsgebiete** der beiden Carotisäste sind klar aufgeteilt: Die A. carotis interna versorgt das Innere der Schädelkalotte - Hirn und Augenhöhle. Die *A. carotis externa* übernimmt die Außenseite sowie den gesamten Gesichtsschädel. Sie gibt auch den einzigen aus der A. carotis communis gespeisten Ast zur Halsregion ab: Unmittelbar hinter der Carotisgabel entsendet sie die *obere Schilddrüsenarterie*, die wiederum einen Ast zum Kehlkopf, die *obere Kehlkopfarterie*, abgibt.

Die **A. subclavia** gibt im Halsbereich verschiedene Äste ab und erreicht dann durch die Skalenuslücke die Achselregion. Als erster Abgang entspringt ihr ein gemeinsamer Stamm für die Versorgung des Halsbereichs und der Schilddrüse, der *Truncus thyreocervicalis.* Aus ihm geht die *untere Schilddrüsenarterie* hervor, die analog zur oberen eine *untere Kehlkopfarterie* abgibt.

Als weiterer wichtiger Ast der *A. subclavia* ist die **A. vertebralis** zu nennen. Sie verläuft in einem Kanal, der durch Öffnungen in den Seitenfortsätzen der Halswirbel gebildet wird (daher ihr Name) und erreicht durch das *Foramen magnum* das Schädelinnere, durch das auch das Rückenmark seinen Weg nimmt.
Die beiden *Aa. vertebrales* und die beiden *Aa. carotides internae* fließen an der Hirnbasis in einen gemeinsamen Arterienring zusammen, von dem die einzelnen Hirnarterien abgehen. Auf diese Weise ist die Blutzufuhr zum Gehirn optimal gesichert, indem der Ausfall jeder der vier zuführenden Arterien durch die anderen drei (zumindest teilweise) kompensiert werden kann.

Venen:
Die innere Drosselvene, **V. jugularis interna,** verläuft parallel zu *A. carotis communis* und *interna.* Sie sammelt damit vor allem das Blut von Gehirn und Augenhöhlen, nimmt aber über die *Gesichtsvene, V. facialis*[38], auch Blut aus dem Gesichtsschädel, von der Außenseite der Schädelkalotte und von der Schilddrüse auf.

Die beiden anderen großen Halsvenen, die *V. jugularis externa* und die *V. jugularis anterior*, münden in die *V. subclavia.* Beide nehmen Blut hauptsächlich aus dem oberflächlichen Kopf- und Gesichtsbereich auf, haben jedoch auch Verbindungen zu den Ästen der *V. jugularis interna.*
V. jugularis interna und *V. subclavia* bilden im Gegensatz zu den entsprechenden Arterien nicht nur rechts, sondern auf beiden Seiten je einen gemeinsamen Stamm, den *Truncus brachiocephalicus.* Diese Vereinigung wird *Venenwinkel* genannt. In ihn münden beidseits weitere Venen, wie die *V. vertebralis*, und auf der linken Seite zusätzlich das größte Lymphgefäß, der *Milchbrustgang.*

Nerven:
Die Nerven im Halsbereich lassen sich in drei Gruppen einteilen: Hirnnerven, Nervengeflechte der Spinalnerven und den Halssympathikus.

38 Lat. facies - Gesicht, Fläche, *nicht zu verwechseln mit* fa**sc**ia - *Bindegewebsplatte.*

Hirnnerven: In der Halsregion lassen sich diejenigen Hirnnerven antreffen, die Aufgaben außerhalb des Hirnschädels haben. Das sind die vier kaudalen Hirnnerven N. glossopharyngeus (IX), N. vagus (X), N. accessorius (XI) und N. hypoglossus (XII)[39].
Die drei Hirnnerven IX - XI verlassen die Schädelhöhle an der Schädelbasis gemeinsam mit der V. jugularis interna und verlaufen zusammen mit dem XII. Hirnnerv, der sich ihnen anschließt, im seitlichen Halskompartment. Nur der N. vagus wird dabei von der Carotisscheide umhüllt und gelangt so mit den großen Halsgefäßen - A. carotis communis und V. jugularis interna - in den Brustraum.

Nervengeflechte der Spinalnerven: Auf Höhe der Extremitäten bilden die Spinalnerven Geflechte, so genannte **Plexus**[40]. Sie lassen sich aus dem ursprünglichen segmentalen Aufbau des Körpers erklären: Letztlich sind die Extremitäten als „Auswüchse" aus mehreren Segmenten hervorgegangen. Sie werden deshalb auch weiterhin von mehreren Rückenmarkssegmenten versorgt. Dabei gelangen die Spinalnerven jedoch nicht mehr einzeln zu ihren Zielorten, sondern es laufen zunächst Fasern mehrerer Wurzeln zu Bündeln, sog. **Faszikeln**, zusammen, um dann unter erneutem Austausch von Fasern die großen Extremitätennerven zu bilden.
Im Halsbereich finden sich zwei solcher Plexus:

- Plexus cervicalis aus C_1 bis C_4 (Halsplexus),
- Plexus brachialis aus C_5 bis Th_1 (Armplexus),

Als dritten Plexus dieser Art gibt es im Körper noch den Beinplexus oder Plexus lumbosacralis aus L_2 bis S_3.
Aus dem **Plexus cervicalis** gehen *sensible* Hautäste im Wesentlichen zu Hinterhaupt und Halsregion und *motorische* Äste für die Unterzungenbeinmuskulatur, die tiefe Halsmuskulatur und zusätzliche Fasern zum N. accessorius (XI) hervor.
Ein weiterer Ast, der außerdem einen Zufluss aus dem Plexus brachialis erhält, ist der **N. phrenicus**. Er ist vorwiegend für die motorische Innervation des Zwerchfells (gr: phrén) zuständig.
Der **Plexus brachialis** bildet zunächst drei Faszikel, den dorsalen, den medialen und den lateralen Faszikel. Die Richtungsbezeichnungen bezie-

39 Die 12 Hirnnerven werden neben ihren lateinischen Namen, die sich meist auf ihre Funktion oder Lokalisation beziehen, der Kürze halber auch mit römischen Ziffern von I bis XII bezeichnet, wobei mit I der im Gehirn am weitesten rostral entspringende, der Geruchsnerv (Nervus olfactorius), mit XII der am weitesten kaudal das Gehirn verlassende Nerv, der Unterzungennerv (N. hypoglossus), bezeichnet wird. Die oder der Kundige wird einem Krankenblatt mit dem Vermerk „Läsion N. XII" also sofort entnehmen, dass der Betroffene unter einer Schädigung des (die Zunge motorisch versorgenden) Unterzungennervs leidet. Eine häufig anzutreffende Schreibweise ist die auch hier verwendete, die Ziffer in Klammern hinter den Namen zu setzen, z.B. so: N. hypoglossus (XII).

40 Abermals ein Plural mit langem „u", siehe Fußnote S. 179.

hen sich auf die Lage zur A. carotis. Direkt aus diesen Faszikeln gehen motorische Äste zum größten Teil der Schultermuskulatur hervor.
Die übrigen Fasern verlassen den Hals zusammen mit der *A. subclavia* durch die Skalenuslücke und ordnen sich zu den insgesamt sieben großen Nerven, die den Arm motorisch und sensorisch versorgen.

Halssympathikus: Der Grenzstrang des Sympathikus liegt im Halsbereich den prävertebralen Muskeln an. Er bildet drei Ganglien, das *obere* und das *mittlere Halsganglion* und das *Hals-Brustganglion* oder *Ganglion stellatum*.
Von den Halsganglien geht die sympathische Innervation des Kopfes aus. Neben Schweißdrüsen, Haaraufrichtemuskeln („die Haare stehen einem [vor Ärger, Entsetzen...] zu Berge") und Hautgefäßen werden vom Halssympathikus versorgt:

- der Pupillenerweiterer (*M. dilatator pupillae*) (+),
- oberer und unterer Lidspaltenöffner (*M. tarsalis sup./inf.*) (+),
- Tränendrüse und Speicheldrüsen (-).
  „-" und „+" geben die jeweilige Sympathikuswirkung (Hemmung oder Aktivierung) an. Tränen- und Speicheldrüsen können aber in geringem Maße auch vom Sympathikus aktiviert werden.

Die Halsganglien übernehmen außerdem die sympathische Innervation des Herzens. Von jedem der drei Halsganglien zieht ein N. cardiacus in den Brustkorb. Dort bilden sie mit den Herzfasern des N. vagus ein vegetatives Nervengeflecht.

6.9.4* Schilddrüse und Nebenschilddrüsen

Vor dem Schildknorpel liegt die Schilddrüse, *Glandula thyreoidea*. Beim Gesunden ist sie eher zu erraten als zu sehen oder zu tasten. Sie besteht aus einem linken und einem rechten Lappen, die in der Mitte durch eine schmale Brücke, den Isthmus, verbunden sind.
Auf der Rückseite liegt jedem Schilddrüsenlappen am oberen und am unteren Pol jeweils eine etwa linsengroße Nebenschilddrüse an. Die vier Nebenschilddrüsen werden auch als Epithelkörperchen bezeichnet. Nach ihrer embryonalen Anlage sind Schilddrüse und Nebenschilddrüse getrennte Organe.

Die Aufgabe der Schilddrüse ist die Produktion der Schilddrüsenhormone *Trijodthyronin* und *Tetrajodthyronin* = *Thyroxin* einerseits und *Calcitonin* andererseits.
Die **Nebenschilddrüsen** stellen ebenfalls ein Hormon her, das *Parathormon*.
Hormone sind Botenstoffe, die in das Blut abgegeben werden und über den Kreislauf ihre Zielorgane erreichen. Ihre Wirkung besteht meist darin, die Stoffwechselaktivität der Zielorgane hemmend oder stimulierend zu

beeinflussen. Da Hormondrüsen ihr Sekret nicht über einen Ausführungsgang an eine Epitheloberfläche abgeben, spricht man bei ihnen von innersekretorischen oder **endokrinen Drüsen** (s. auch 4.10.4).

Trijodthyronin und Thyroxin

Die beiden „T-Hormone" der Schilddrüse, Trijodthyronin (T_3) und Tetrajodthyronin oder Thyroxin (T_4), sind hinsichtlich ihrer Wirkung im Organismus identisch. Sie steuern den Grundumsatz des Stoffwechsels (s. auch 4.10.4).

Wird zuviel davon wirksam, spricht man von Hyperthyreose. Der gesamte Stoffwechsel arbeitet dann schon unter Ruhebedingungen auf Hochtouren: Puls, Blutdruck und Körpertemperatur steigen, die Patienten schwitzen und sind wärmeempfindlich, der Nahrungsumsatz ist gesteigert bei niedrigem Körpergewicht, die Darmtätigkeit bis zum Durchfall erhöht. Der ständig auf Hochtouren arbeitende Organismus hat keine Leistungsreserven mehr zu mobilisieren und altert vorzeitig.
Umgekehrt verhält es sich bei Hypothyreose: Der Grundumsatz ist verringert, es wird weniger Wärme produziert, die Patienten neigen zu körperlicher und geistiger Langsamkeit und Passivität, außerdem zu Kälteempfindlichkeit und Verstopfung; trotz Diät nehmen sie zu.

Eine unentdeckte angeborene Schilddrüsenunterfunktion hat noch gravierendere Folgen. Sie führt zu geistiger und körperlicher Unterentwicklung, dem Kretinismus: Die Kinder sind zwergwüchsig und geistig behindert. Nur durch (in Deutschland gesetzlich vorgeschriebene) Untersuchung jedes Neugeborenen auf die Schilddrüsenfunktion während der ersten Lebenswoche und Zufuhr von Schilddrüsenhormon sofort ab Diagnosestellung können diese Folgen vermieden werden und die betroffenen Kinder sich normal entwickeln.

Wie die Namen der Hormone andeuten, enthalten sie beide Jod als Bestandteil. An Jod aber mangelt es in vielen Regionen, z.B. in Deutschland (vor allem im Süden), so dass der Jodeinbau der kritische Punkt in der Hormonproduktion wird: Steht dem Organismus nicht genug Jod zur Verfügung, kann nicht genug Schilddrüsenhormon produziert werden.
Der Regelkreis wird angeworfen und stimuliert die Schilddrüse ständig - vergeblich - zu vermehrter Produktion. Die Schilddrüse versucht dem scheinbaren Mehrbedarf gerecht zu werden, indem sie mehr Schilddrüsengewebe bildet. Das zusätzliche Gewebe kann selbstverständlich aus derselben Menge Jod auch nicht mehr Hormon herstellen, so dass dieser Kreislauf sich immer weiter aufschaukelt. Das Ergebnis ist eine vergrößerte Schilddrüse, ein Kropf bzw. eine **Struma** *(für die es allerdings noch vielfältige andere Ursachen gibt). Einzige Abhilfe für eine Jodmangelstruma ist die zusätzliche Gabe von Jod - z.B. durch jodiertes Speisesalz.*

Calcitonin

Zwischen den T_3- und T_4-produzierenden Zellen der Schilddrüse eingestreut liegen die so genannten C-Zellen, die das Hormon Calcitonin herstellen. Es reguliert zusammen mit dem Parathormon aus der Nebenschilddrüse den Calciumstoffwechsel, indem es den Calciumeinbau in den Knochen fördert.

Parathormon

Das Hormon der Nebenschilddrüsen wirkt teilweise als Gegenspieler des Calcitonins. Seine Wirkung ist eine Erhöhung des Calciumumsatzes. Das bewirkt es zum einen durch eine Steigerung der Calciumaufnahme im Darm und - eben als Gegenspieler des Calcitonins - durch Freisetzung von Calcium aus dem Knochen. Zugleich erhöht es aber auch die Calciumausscheidung mit dem Urin.

7 Sprechorgane

7.1 Form und Bewegungsmöglichkeiten des Kiefergelenkes

Das Kiefergelenk ist auf den ersten Blick ein Scharniergelenk, durch das sich der Unterkiefer in einer einfachen Drehbewegung um eine Achse auf- und zuklappen lässt. So verhält es sich jedoch tatsächlich nur bei passiver Bewegung des Gelenks von außen.
Zwischen der Gelenkpfanne des Schläfenbeins und dem Gelenkköpfchen des Unterkieferastes befindet sich eine bindegewebige Zwischenscheibe (*Discus articularis*), die mit der Gelenkkapsel verwachsen ist. Dadurch entstehen zwei getrennte Gelenkkammern, die sich in der relativ weiten Kapsel gegeneinander bewegen können.
Als Ergebnis sind im Kiefergelenk zusätzlich zu der Scharnierbewegung (die überwiegend in der unteren Kammer stattfindet) aktive Gleitbewegungen in der oberen Gelenkkammer möglich. Bereits beim einfachen aktiven Öffnen der Zahnreihe treten durch eine symmetrische Gleitbewegung beide Gelenkköpfchen in ihren Pfannen nach vorne (s. Abb. 7.1).
Die eigentliche Bedeutung dieser Gleitbewegung liegt jedoch neben der Fähigkeit, das Kinn vorzurecken, vor allem darin, durch asymmetrische seitliche Bewegungen Nahrung zwischen den Mahlzähnen zu zerkleinern. Da die Gleitebene dabei nicht genau waagerecht verläuft, sondern nach ventral-kaudal, gehen diese asymmetrischen Bewegungen gleichzeitig mit einer Schrägstellung des Kiefers in der Frontalebene einher. Das führt dazu, dass die Mahlzähne der jeweils vorgeschobenen Unterkieferhälfte einen größeren Abstand zu ihren Antagonisten (dem jeweiligen Gegenüber vom Oberkiefer) haben als die der anderen Hälfte.

7.2 Zähne, Zahnwechsel, Ober- und Unterkiefer

Zähne bestehen aus einer spezialisierten und besonders harten Ausführung von Knochengewebe. Sie dienen der Nahrungsaufnahme, wobei sie sich in der Anpassung an diese Aufgabe im Tierreich erheblich unterscheiden können: Als erstes muss die Nahrung das Maul (es ist hier vom Säugetier die Rede) überhaupt erreichen. Neigt die Nahrung in Gestalt eines Beutetieres dazu, sich zu entfernen, müssen die Zähne sie festhalten und außerdem evtl. durch kräftigen Biss töten können. Dem dienen vor allem die stark ausgebildeten Eckzähne der Raubtiere, die deshalb auch beim Menschen Dentes canini, wörtlich Hundezähne, genannt werden (obwohl gerade der Hund ein Aasfresser ist). Ist die Nahrung dagegen vegetarisch und damit bequemer zu erreichen, dienen die vorderen Zähne nur dem Abbeißen oder -reißen. In beiden Fällen ist anschließend eine weitere Zerkleinerung der Nahrung nötig.

Der Mensch gilt im Tierreich als Allesfresser, so dass sein Gebiss mehrere dieser Eigenschaften vereint, während die Tatsache, dass er Fang und Tötung tierischer Beute mittels Händen und Werkzeugen vornehmen kann, es von diesen Aufgaben befreit.
Dafür sind beim Menschen die Zähne von Bedeutung für das Sprechen. Letztlich ist dies jedoch ein Nebenbefund, denn besondere Anpassungen der Zähne an diese Aufgabe sind nicht erkennbar. Auch zahnlos kann man sich mit einigen Abstrichen sprechend verständlich machen, und etwa durch „dritte Zähne" unvermeidliche Veränderungen der Gebissform werden schnell durch entsprechende Anpassung der Sprechbewegungen ausgeglichen. Dennoch ist der im Wesentlichen von der Zunge gesteuerte Einsatz der Zähne beim Sprechen eine subtile Angelegenheit, und größere Fehlstellungen von Zahn oder Kiefer können zu Sprechfehlern wie dem Lispeln führen.

Getragen werden die beiden Zahnreihen von Ober- und Unterkiefer. Diese Aufgabe erfüllen beide auf dieselbe Weise: Die Zähne werden im Kieferknochen angelegt und wachsen zur Oberfläche vor, wobei sie jeweils in einer Vertiefung im Knochen, der Zahnalveole, verankert sind.

7.2.1 Kieferskelett

Der **Oberkieferknochen** (Maxilla) enthält mehr als nur den Halteapparat der oberen Zahnreihe. Er beginnt oben unter dem Stirnbein an der Nasenwurzel und bildet den größten Teil des Augenhöhlenbodens und der Vorderfläche des Gesichtsschädels. Beide Maxillen umschließen zusammen den größten Teil der Nasenhöhle. Deren Boden ist das Dach der Mundhöhle, der knöcherne oder harte *Gaumen*, der seitlich und vorne in den nach unten reichenden, die Zahnreihe tragenden **Alveolarfortsatz** (vgl. Abb. 7.1) übergeht. Seitlich der Nasen- und unterhalb der Augenhöhle befindet sich in der Maxilla die größte der Nasennebenhöhlen, die Kieferhöhle (*Sinus maxillaris*).

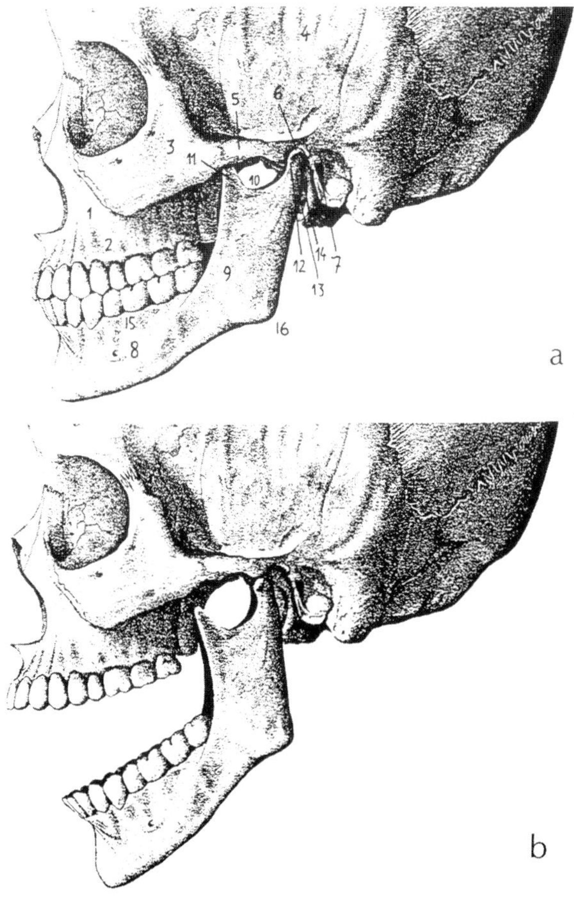

Abb. 7.1 Kiefergelenk und seine Bewegung

a) Kiefer geschlossen, **b)** Vorwärtsgleiten der Gelenkwalze beim Öffnen **1** Oberkieferknochen (Maxilla) mit **2** Alveolarfortsatz (Processus alveolaris); **3** Jochbein (Os zygomaticum) mit Schläfenfortsatz (Proc. temporalis); **4** Schläfenbeinschuppe (Pars squamosa ossis temporalis) mit **5** Jochfortsatz (Proc. Zygomaticus), **6** Kiefergelenkpfanne (Fossa mandibularis) und **7** äußerem Gehörgang. **8** Unterkieferkörper (Corpus mandibulae); **9** Unterkieferast (Ramus mandibulae) mit **10** Incisura mandibulae, **11** Processus coronoideus als Muskelansatz, **12** Gelenkfortsatz (Proc. condylaris) mit **13** Unterkieferhals (Collum mandibulae) und **14** -köpfchen (Caput); **15** Alveolarfortsatz (Proc. alveolaris) **16** Kieferwinkel (Angulus mand.) (MD)

Der **Unterkieferknochen** (Mandibula, s. Abb. 7.1) besteht aus dem **Unterkieferkörper** (*Corpus mandibulae*), der annähernd waagerecht verlaufend den Alveolarfortsatz mit der unteren Zahnreihe trägt und sich im Kinn mit dem Gegenstück der anderen Seite trifft, sowie dem **Unterkieferast** (*Ramus mandibulae*). Der Unterkieferast steigt vom Knochenkörper schräg nach hinten auf, um sich in einen Gelenkfortsatz und einen Muskelfortsatz (*Proc. coronoideus*) aufzuteilen. Der **Gelenkfortsatz** (*Proc. glenoidalis*) setzt die diagonale Hauptachse des Unterkieferknochens fort und bildet mit einer vor dem äußeren Gehörgang gelegenen Pfanne des **Schläfenbeins** das Kiefergelenk, dessen Aufbau und Funktion unter 7.1 dargestellt werden. Der **Proc. coronoideus** zeigt vom **Kieferwinkel** aus nach oben und dient einem Kaumuskel, dem *M. temporalis*, als Ansatz.

Zwischen beiden Fortsätzen befindet sich ein Einschnitt (*Incisura mandibulae*). Unterhalb dieses Einschnittes führt auf der Innenseite des Unterkieferastes ein Kanal schräg nach vorn in das Knocheninnere (*Canalis mandibulae*). Durch ihn erreichen Nerven und Gefäße die Unterseite des Alveolarfortsatzes und damit die Zahnwurzeln.

7.2.2 Aufbau des Zahnes

Am einzelnen Zahn lassen sich von außen drei Anteile unterschieden:

- Die **Krone** ist der sichtbare Teil des Zahnes, der das Zahnfleisch überragt. Er ist mit *Zahnschmelz* überzogen, der härtesten Substanz des menschlichen Körpers.
- Der **Zahnhals** begrenzt die Krone zur Wurzel hin.
- Die **Zahnwurzel** ist der nicht sichtbare Teil, mit dem der Zahn im Kieferknochen verankert ist. An der Wurzelspitze (Apex) treten Nerven und Gefäße durch den *Wurzelkanal* in das Zahninnere ein.

Im Querschnitt besteht ein Zahn von außen nach innen aus folgenden Schichten:

- dem **Zahnschmelz** (*Enamelum*) im Bereich der Krone bzw. dem **Zement** im Bereich der Wurzel. Der *Zahnhals* ist durch das Aneinandergrenzen von *Zahnschmelz* und *Zement* definiert.
- dem **Dentin** (Zahnbein), das den größten Teil des Zahnes bildet und seine Form bestimmt, und
- der **Pulpa**, einem gefäß- und nervenreichen lockeren Bindegewebe, das die **Zahnhöhle** in Verlängerung des *Wurzelkanals* ausfüllt. Von der Pulpa aus ist eine begrenzte Regeneration des Zahnes durch dentinbildende Zellen (Odontoblasten, vgl. Osteoblasten in 1.4) möglich.

Die Befestigung der Zähne in der Alveole wird durch das **Parodontium** (grch. παρα - neben, bei; οδους - Zahn) erreicht. Er besteht aus dem Zement, der im Bereich der Wurzel dem Dentin aufliegt, der Wurzelhaut (*Desmodontium*) und dem Knochen der Zahnalveole.
Zement ist eine weitgehend zellfreie, dichte verkalkte Substanz, die wie Dentin und Zahnschmelz der Knochensubstanz ähnelt.

Das kollagenfaserige Bindegewebe der **Wurzelhaut** stellt die Verbindung zur Alveolenwand her. Seine Fasern verlaufen im Querschnitt radiär, also wie Speichen eines Rades auf den Mittelpunkt des Zahnes, im Längsschnitt überwiegend steil abwärts auf die Wurzelspitze zu.

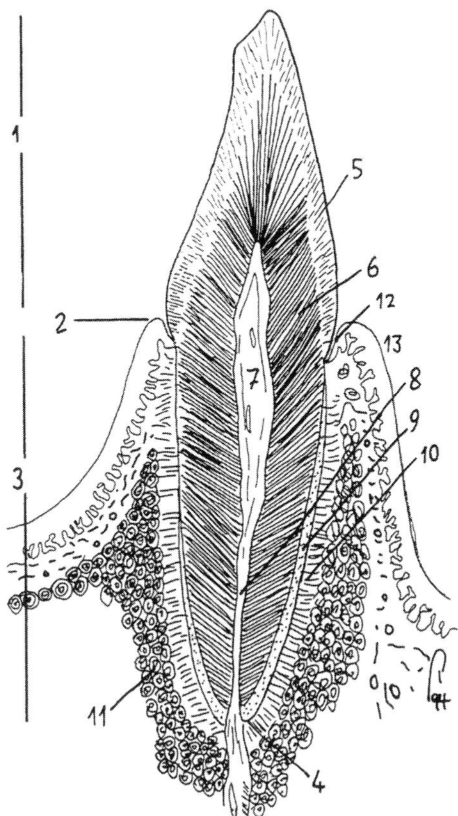

Abb. 7.2 Aufbau eines Schneidezahns im Querschnitt

1 Krone; **2** Hals; **3** Wurzel; **4** Wurzelspitze (Apex); **5** Zahnschmelz; **6** Dentin; **7** Zahnhöhle mit Pulpa; **8** Wurzelkanal; **9** Zahnzement; **10** Wurzelhaut (Desmodontium) **11** Zahnalveole; **12** inneres, **13** äußeres Saumepithel (Zahnfleisch) (PN)

Dieser Faserverlauf macht den Zahnhalteapparat aus Alveole und Wurzelhaut am besten für axiale Belastung geeignet, also nahezu senkrecht von oben bzw. unten einwirkende Kräfte. Scherkräfte dagegen können schlechter aufgefangen werden. Teilweise geschieht dies durch die Elastizität der Wurzelhaut, die geringe Bewegungen des Zahnes in der Alveole ermöglicht, teilweise durch die stabilisierende Wirkung der Nachbarzähne. Fehlen diese oder kommt es durch starke Fehlstellungen zu Fehlbelastungen der Zähne, können Schäden am Zahnhalteapparat die Folge sein.

In Höhe des Zahnhalses grenzt die Wurzelhaut an das Epithel der Mundschleimhaut, das mit seinem Bindegewebe ebenfalls der Zahnalveole aufliegt. Zunächst bildet es als inneres Saumepithel eine Tasche um den halsnahen Anteil der Krone, bis es als äußeres Saumepithel auf die Außenseite des Kieferknochens umschlägt.

Durch diese Tasche können Bakterien den Zahnhals und schließlich auch den Zement erreichen. Eine dadurch ausgelöste Entzündung ist eine Parodontitis, während eine Degeneration des Parodontiums als Parodontose bezeichnet wird. Die Ursache der Parodontose ist bisher nicht geklärt, wahrscheinlich wirkt eine Vielzahl Faktoren zusammen, von denen Fehlbelastungen und Zahnstein genannt seien.

Das Gewebe der Zähne, das **Dentin** (Zahnbein), ist ein stark mineralisiertes und damit besonders hartes Knochengewebe. Während Knochen zu

weniger als der Hälfte aus anorganischer Substanz besteht, beträgt dieser Anteil im Dentin zwei Drittel. Anders als Knochengewebe enthalten Dentin und Zahnschmelz keine Blutgefäße. Dennoch kann Dentin in gewissem Maße durch die bereits genannten *Odontoblasten* regenerieren, wobei diese sich jedoch anders als die (im Knochen wandernden) Osteoblasten nur am pulpaseitigen Rand des Dentins aufhalten und nur Zellfortsätze in das mineralisierte Gewebe entsenden.
Der **Zahnschmelz** (*Enamelum*) gewinnt seine extreme Härte durch den hohen Mineralisationsgrad von über 95 %. Dies hat den Preis, dass er nicht regenerieren kann, da die schmelzbildenden Zellen (*Ameloblasten*) mit der Fertigstellung des Zahnes zu Grunde gehen.

7.2.3 Dauergebiss, Milchgebiss und Zahnwechsel

Das Gebiss wird in vier Zahngruppen, die jeweiligen Hälften beider Kiefer, aufgeteilt. In jeder Zahngruppe lassen sich am Erwachsenengebiss zwei **Schneidezähne** (*Dentes incisivi*), ein **Eckzahn** (*Dens caninus*), zwei **Backenzähne** (*Dentes praemolares*) und drei **Mahlzähne** (*Dentes molares*), von denen der letzte erst spät durchtritt und deshalb Weisheitszahn genannt wird, unterscheiden.
Um sie schnell und eindeutig benennen zu können, werden verschiedene Zahnformeln verwendet. Die heute gebräuchlichste neuere Schreibweise bezeichnet die Zahngruppen mit einer Ziffer von 1 bis 4, ausgehend vom rechten Oberkiefer und für den Betrachter im Uhrzeigersinn weiterzählend, und an der zweiten Stelle die Zähne von der Mitte nach hinten mit 1 bis 8. Die komplette Zahnformel sieht dann so aus:

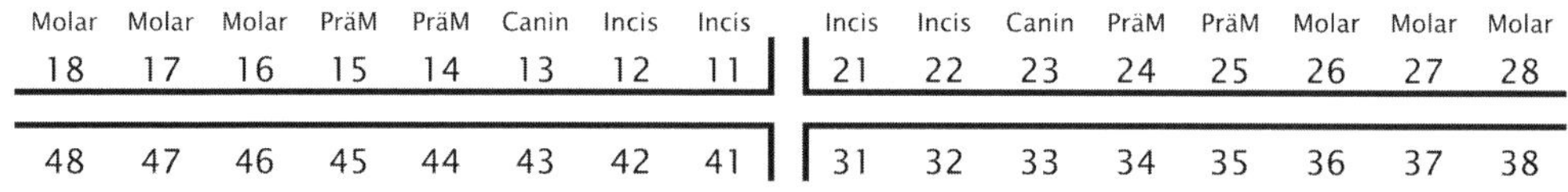

Abb. 7.3 Zahnformel des vollständigen Erwachsenengebisses

Für das Gebiss sind die üblichen Richtungsbezeichnungen der Anatomie wenig zweckmäßig, da die Zahnreihe ja bogenförmig verläuft. Der Begriff „dorsal" würde daher an einem Schneidezahn die der Mundhöhle zugewandte Seite, an einem Backenzahn die dem nächsthinteren Nachbarzahn zugewandte Fläche bezeichnen. Deshalb werden hier eigene Richtungsbezeichnungen verwendet. Als „Mittelpunkt" dieses Systems gilt die Mitte zwischen den beiden Zahngruppen einer Zahnreihe, so dass folgende Bezeichnungen zustandekommen:

- **mesial** oder **proximal**: entlang der Zahnreihe zur Mitte zwischen beiden Zahngruppen hin,
- **distal**: entlang der Zahnreihe von der Mitte zwischen beiden Gruppen weg,

- **vestibulär, bukkal** oder **labial**: zur Außenseite außerhalb der Zahnreihe, also zu Mundvorhof (lat. vestibulum), Wange (bucca) bzw. Lippen (labiae) hin.
- **oral, lingual** bzw. **palatinal**: zu Mundhöhle, Zunge (lat. lingua) bzw. Gaumen (palatum) hin.

Die Bewegungen der Zähne zueinander werden als **Artikulation** bezeichnet. Obwohl sie natürlich durch das Kiefergelenk durchgeführt werden, sind die Artikulation und besonders deren mögliche Veränderungen vor allem von der Stellung bzw. Fehlstellung der Zähne abhängig. Die Ruhestellung der Zähne bildet der **Schlussbiss**. Dabei stehen alle Zähne auf ihren jeweiligen Antagonisten, und die Kauflächen aller Zähne bilden annähernd eine gemeinsame Ebene, die **Okklusionsebene**.

Im Fall eines normalen Gebisses, bei **Eugnathie** (grch ευ - gut, richtig; γναθων - Kiefer), gleiten die leicht schräg nach labial zeigenden oberen Schneidezähne über die Kaukanten der unteren hinweg, so dass beide zusammen wie Scherenblätter wirken. Dieser **Neutralbiss** wird deshalb auch Scherenbiss genannt. Die häufigsten Fehlstellungen der Schneidezähne sind die **Prognathie** (Überbiss), bei der der Oberkiefer den Unterkiefer überragt, so dass die Zähne sich nicht oder kaum noch berühren, und die **Progenie** (Unterbiss, grch. γενιον - Kinn), bei der der Unterkiefer vorragt und die unteren Schneidezähne vor den oberen liegen.

Die Zähne werden im Kieferknochen angelegt und entwickeln sich dort vollständig, bevor sie an die Oberfläche durchbrechen. Die Zahngruppen werden im Milchgebiss analog den Ziffern 1 bis 4 für das Dauergebiss mit 5 bis 8 bezeichnet.

Molar	Molar	Canin	Incis	Incis	Incis	Incis	Canin	Molar	Molar
55	54	53	52	51	61	62	63	64	65
85	84	83	82	81	71	72	73	74	75

Abb. 7.4 Zahnformel des Milchgebisses

Im Gegensatz zum Knochen kann ein Zahn nach seiner Fertigstellung nicht mehr wachsen oder sich durch Umbau an veränderte Bedingungen anpassen. Anders der Kieferknochen: Er wächst in der Zeit vom ersten bis zum 16. Lebensjahr noch erheblich.

Da das komplette Erwachsenengebiss im Kiefer eines 6-monatigen Säuglings keinen Platz hätte, entsteht zunächst das **Milchgebiss** mit 20 Zähnen, das vom sechsten bis achten Lebensmonat an durchbricht (**1. Dentition**). Die ersten drei Zähne jeder Zahngruppe haben dieselbe Anordnung wie im Dauergebiss: zwei Schneidezähne und ein Eckzahn. Prämolaren und Molaren des Dauergebisses werden jedoch zunächst durch zwei „Milchmolaren" vertreten. Milchzähne gleichen im Wesentlichen den bleibenden Zähnen, ihr Dentin ist allerdings weniger widerstandsfähig als das des Dauergebisses.

Tab. 7.1 Zeitpunkte des Zahndurchbruchs in der 1. und 2. Dentition

(mod. n. Leonhard 1984)

1. Dentition

Nr.*	Zeitpunkt
1	6. - 8. Lebensmonat
2	8. - 12. Lebensmonat
4	12. - 16. Lebensmonat
3	15. - 20. Lebensmonat
5	20. - 40. Lebensmonat

2. Dentition

Nr.*	Zeitpunkt
6	6. - 8. Lebensjahr
1	6. - 9. Lebensjahr
2	7. - 10. Lebensjahr
4	9. - 13. Lebensjahr
3	9. - 14. Lebensjahr
5	10. - 14. Lebensjahr
7	11. - 14. Lebensjahr
8	16. - 30. Lebensjahr

* Bezeichnung des Zahnes im Zahnschema

Unter den Milchzähnen ruhen etwa ab dem 6. Fetalmonat die Anlagen der bleibenden Zähne. Zwischen dem sechsten und dem achten Lebensjahr beginnen sie, das Milchgebiss zu ersetzen (**2. Dentition**), wobei die vier Weisheitszähne sich mit dem Durchbruch bis zum 30. Lebensjahr Zeit lassen können (s. Tab. 7.1).

7.3 Kaumuskeln mit Innervation und Funktion

Zwei Muskelgruppen prägen neben Bewegungen und Aussehen des Gesichts die Gestalt der Mundhöhle und damit unsere Fähigkeit zur Lautartikulation: die Kaumuskulatur und die mimische oder eigentliche Gesichtsmuskulatur.

Auch die Kaumuskulatur prägt Erscheinung und Ausdruck des Gesichts, sie dient jedoch in erster Linie einem „handfesten" mechanischen Zweck, nämlich der Bewegung des Unterkiefers. Wie der Name andeutet, sind sie allerdings nur für das Kauen bzw. das Schließen des Unterkiefers und seine Mahlbewegungen zuständig. Das Öffnen ist - soweit nötig, da die Schwerkraft ja meist hilft - Aufgabe von Mundboden- und Unterzungenbeinmuskulatur.
Der kräftige **M. masseter** lässt sich oberhalb des Kieferwinkels deutlich tasten, wenn man wie beim Kauen Druck auf den geschlossenen Unterkiefer ausübt. Er verläuft vom *Jochbogen* zum Kieferwinkel und hebt den Unterkiefer.
Dieselbe Funktion hat der **M. temporalis** oder Schläfenmuskel. Er entspringt flächig in einem Bogen am Schläfenbein. Seine Fasern laufen dann auf den Jochbogen zusammen und ziehen innen durch den Bogen zum Muskelfortsatz des Unterkieferastes.

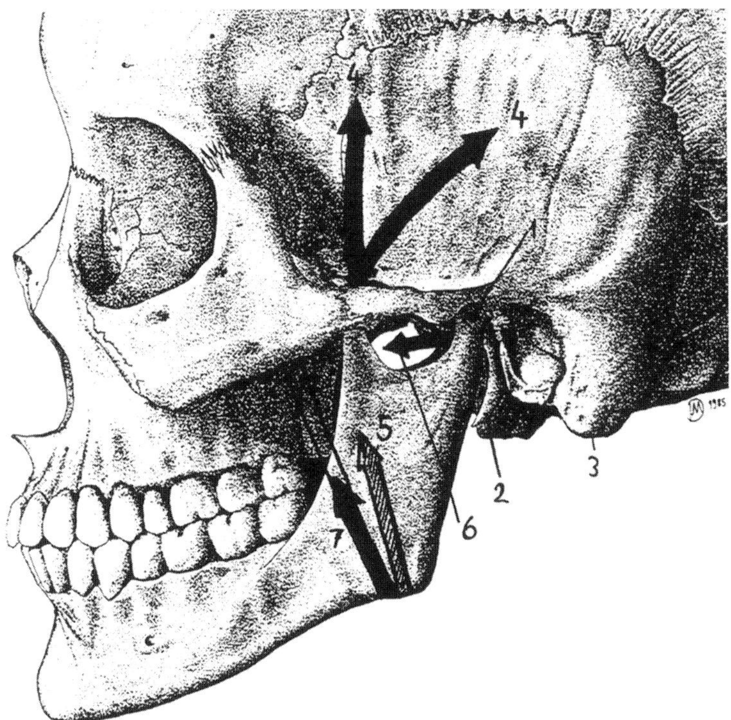

Abb. 7.5 Wirkung der Kaumuskulatur, schematisch

1 Caput mandibulae,
2 Griffelfortsatz,
3 Warzenfortsatz
4 M. temporalis,
5 M. pterygoideus med.,
6 M. pterygoideus lat.,
6 M. masseter,
7 M. mylohyoideus. (MD)

Zwei weitere Kaumuskeln verlaufen medial des Unterkiefers in dem Raum hinter Gaumen und Oberkieferknochen. Dort befindet sich die Flügel-Gaumen-Grube, die den ersten Teil ihres Namens einem Fortsatz des Keilbeins, dem *Flügelfortsatz, Processus pterygoideus*, verdankt. Von eben diesem Fortsatz kommend ziehen die beiden **Mm. pterygoidei** nach dorsal zum Unterkieferknochen.

Der **M. pterygoideus lateralis** zieht eher waagerecht zum Kiefergelenk. Er zieht den Unterkiefer nach vorne, so dass er die Mahlbewegungen ermöglicht.

Der **M. pterygoideus medialis** zieht steil nach unten und setzt im Kieferwinkel an. Er entspricht damit letztlich auf der Innenseite dem M. masseter, so dass M. masseter und M. pterygoideus medialis den Unterkiefer in einer Schlinge halten.

Die Kaumuskulatur wird vom **N. mandibularis**, einem der drei Äste des *N. trigeminus (V)*, versorgt. Der **N. trigeminus** (lat.: gemini - Zwillinge; tri - drei) ist der 5. Hirnnerv. Er hat seinen Namen daher, dass er drei große Äste bildet, die in der Zifferschreibweise als V_1 bis V_3 bezeichnet werden. Zusammen versorgen sie das Gesicht sensibel, der dritte Ast führt außerdem die motorischen Fasern für die Kaumuskulatur. Die Äste sind im Einzelnen:

- **N. ophthalmicus (V1)**: Der erste der drei Äste zieht zur Augenhöhle. Er versorgt die Stirnhaut, den Bereich um die Augenhöhlen bis zur Kante des Unterlides und den Nasenrücken sowie die meisten Nasennebenhöhlen sensibel. Zu seinem Versorgungsgebiet gehört auch der Augapfel. Berührt man die Hornhaut des Auges mit einem feinen Wattebausch, wird durch einen Reflex das Auge geschlossen. Der sensible Anteil dieses Reflexbogens verläuft im N. ophthalmicus.
  Darüber hinaus führt der N. ophthalmicus sekretorische vegetative Fasern zur Tränendrüse.
- **N. maxillaris (V2)**: Sein sensibles Versorgungsgebiet schließt sich dorsal und kaudal an das des N. ophthalmicus an und schließt die obere Zahnreihe und die Kieferhöhle mit ein.
- **N. mandibularis (V3)**: Der letzte Ast versorgt schließlich einen Streifen, der sich an den des zweiten Asts anschließt, sowie die untere Zahnreihe.
  Außerdem innerviert er die Kaumuskeln und einen Teil der Muskeln von Gaumen, Mundboden und Nasenrachenraum.

Dort, wo die Trigeminusäste aus dem Schädel an die Oberfläche treten, lassen sie sich tasten. Das ist am Oberrand der Augenhöhle, unterhalb von ihr neben der Nase und am Kinn der Fall. Die Untersuchung der Nervenaustrittspunkte kann Hinweise auf Entzündungen oder die Ursache von Schmerzen im Gesichtsbereich geben.

7.4 Mimische Muskeln der Mund- und Wangenregion

Die mimische Muskulatur wirkt nicht auf Gelenke oder Knochen, sondern liegt den Knochen des Schädels auf und strahlt in die Gesichts- und Kopfhaut ein. Sie bewirkt damit direkt Bewegungen der Haut (und zum Teil von Knorpelanteilen an Nase, Ohrmuscheln und Augenlidern). Das unterscheidet sie von fast allen anderen Muskeln des Körpers und ermöglicht so die Vielfalt der Ausdrucksbewegungen des Gesichts.

Die Muskeln der mimischen Muskulatur namentlich auswendig zu lernen, ist für die meisten Mediziner insofern wenig sinnvoll, als sich daraus wenig klinische Aspekte herleiten. Anders sieht es damit in der Logopädie aus. Hier geht es regelmäßig darum, gezielt bestimmte Bewegungsabläufe zu trainieren oder einzelne Muskelgruppen zu aktivieren. Dennoch erscheint das Auswendiglernen von Beschreibungen nicht sehr hilfreich. Für sinnvoller halte ich es, sich den Verlauf wichtiger Muskeln anhand einer

Abbildung einzuprägen. Der Verlauf der Muskeln erklärt meist bereits ihre Funktion, ebenso wie der Name.

Zusammengefasst folgt die Anordnung der mimischen Muskulatur zwei Prinzipien:

- Um Lidspalte und Mund herum findet man ringförmig angelegte Muskeln, die der annähernd waagerechten Linie der jeweiligen Öffnung folgen und dadurch den Spalt verengen können.
- Als deren Gegenspieler gibt es radiär von Mund- und Augenöffnung fortziehende Fasern, die die Lippen öffnen oder die Augenbrauen hochziehen. (Vom Auge ziehen allerdings keine Muskeln seitlich weg, so dass dieses Prinzip nur eingeschränkt gilt.)

Die Muskelgruppen im Einzelnen (die Ziffern beziehen sich auf Abb. 7.6):

Muskeln der Lidspalte (nicht abgebildet)

- Ringmuskel des Auges (*M. orbicularis oculi*) und
- Augenbrauenrunzler (*M. corrugator supercilii*).

Muskeln der Nasenregion

- **Schlanker Nasenmuskel** (*M. procerus,* lat.: procerus - schlank)
- **Nasenmuskel 1, 2** (*M. nasalis*): Er besteht hauptsächlich aus dem queren Anteil **1**, ventral außerdem aus dem geflügelten Anteil (*Pars alaris*) **2**. Sein Ursprung liegt unter dem Muskelsystem der Mundspalte am Oberkiefer auf der Höhe von lateralem Schneide- und Eckzahn. Die queren Anteile beider Seiten sind durch eine Sehnenplatte miteinander verbunden. Er flacht den knorpeligen Anteil der Nase ab. Zusammen mit dem allein eher drohend wirkenden schlanken Nasenmuskel bewerkstelligt er es, „das Näschen kraus zu ziehen".
- Die Länge des Namens **Oberlippen- und Nasenflügelheber 3** (*M. levator labii superioris alaeque nasi*) steht im Missverhältnis zu seiner Größe. Er entspringt am medialen Unterrand der Augenhöhle und zieht die Haut von Oberlippe und Nase nach oben, wobei er eine Hautfalte aufwerfen kann und einen Ausdruck von Missvergnügen bis Angewidertsein vermittelt.

Abb. 7.6 Mimische Muskulatur der Mundregion von vorne.

Erklärung im Text (PN)

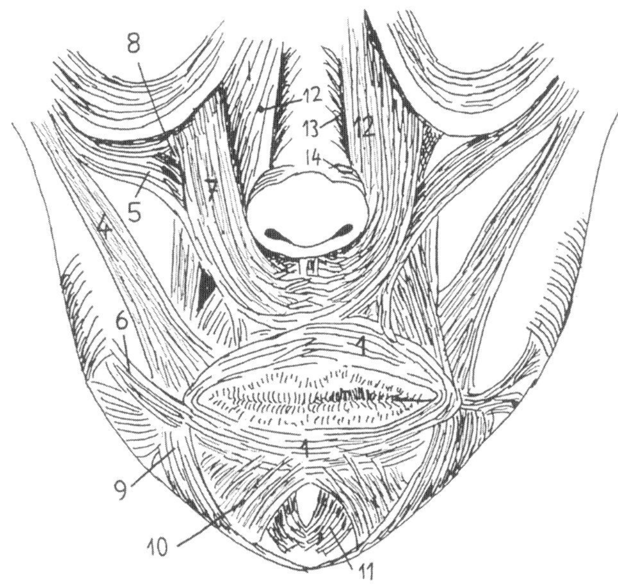

Muskeln der Mundregion

- Der **Ringmuskel des Mundes 4** (*M. orbicularis oris*) besteht aus vier verschiedenen, an den Übergängen ineinander verwobenen Anteilen und ist deshalb eigentlich gar kein Ringmuskel. Auf jeder Seite besteht er aus einem Lippenanteil und einem Randanteil.
- Der **große Jochbeinmuskel 5** (*M. zygomaticus major*) zieht vom lateralen Unterrand des Jochbeins zum Mundwinkel und hebt diesen zum Beispiel beim Lächeln oder Lachen nach lateral oben. Er hat einen etwas geschwungen zur Lippen-Nasen-Rinne verlaufenden kleinen Bruder, den
- **kleinen Jochbeinmuskel 6** (*M. zygomaticus minor*).
- Der **M. risorius 7** (lat.: ridere - lachen, lächeln) zieht den Mundwinkel nach lateral. Ein Lachen oder Lächeln erzeugt er allerdings nur in Zusammenarbeit mit dem großen Jochbeinmuskel.
- Der **Oberlippenheber 8** (*M. levator labii superioris*) verläuft eng zusammen mit dem Oberlippen- und Nasenflügelheber.
- Der **Mundwinkelheber 9** (*M. levator anguli oris*) ist ein kleiner, auf der Abbildung schlecht zu sehender Muskel, der den Mundwinkel vom Oberkieferknochen unterhalb der Augenhöhle aus erreicht. Sein Gegenspieler ist der erheblich größere, dreieckige
- **Mundwinkelsenker 10** (*M. depressor angulioris*), der vom Unterkieferknochen entspringt und „die Mundwinkel hängen lässt".
- **Unterlippensenker 11** (*M. depressor labii inferioris*): Er entspringt an der Außenfläche des Unterkieferknochens und strahlt bogenförmig in die Haut der Unterlippe ein.

- Der **Kinnmuskel 12** (*M. mentalis*) entspringt verdeckt von Ringmuskel des Mundes und Unterlippensenker am Unterkiefer auf Höhe des lateralen Schneidezahns und zieht nach medial unten zur Haut des Kinns, wo er die Kinn-Lippen-Furche erzeugt.

Auf der Abbildung nicht zu sehen sind außerdem der **Wangenmuskel**, *M. buccinator*, der die muskuläre Grundlage der Wangen bildet, und das **Platysma**, das im Abschnitt 6.9 im Zusammenhang mit dem Hals erwähnt wurde, tatsächlich aber zur mimischen Muskulatur zählt und über den Unterkieferknochen hinweg auch in die Wangenhaut einstrahlt.

Soweit in dieser Aufzählung auf den mimischen Ausdruck eingegangen wird, den die besprochenen Muskeln erzeugen sollen, muss klargestellt werden, dass ein einzelner Muskel für sich nur selten einen ganzen Gesichtsausdruck zustande bringt. Wohl mag er den Gesichtsausdruck dominieren, doch erst aus dem Zusammenspiel aller Muskeln ergibt sich das, was wir als Ausdruck empfinden. Eine Kontraktion von großem Jochbeinmuskel und M. risorius ohne entsprechende Bewegungen der Augenpartie werden wir kaum als echtes Lächeln, sondern unter Umständen sogar als drohenden Gesichtsausdruck wahrnehmen.

Die gesamte mimische Muskulatur wird vom **N. facialis (VII)** innerviert.

Eine Lähmung des N. facialis führt daher zu einem typischen Bild, das am deutlichsten sichtbar wird, wenn der Betroffene eine Grimasse zu schneiden versucht, bei der er die Stirn runzelt, die Augen zukneift, die Nase rümpft und die Mundwinkel zu einem Lächeln hochzieht. Auf der kranken Seite werden diese vier Dinge nicht gelingen: Die Stirnfalten und die Falte zwischen Nase und Mundwinkel sind verstrichen, das Augenlid bleibt immer halb offen und der Mundwinkel hängt schlaff herunter.

Exkurs:
Bedeutung der mimischen Muskulatur

Die vielfältigen Bewegungsmöglichkeiten des Gesichts dienen nur zum Teil rein körperlich-funktionalen Zwecken wie dem Augenschließen, den vielfältigen Mund- bzw. Lippenbewegungen beim Saugen, Essen, Trinken und Sprechen oder - bei Tieren - dem Einstellen der Ohrtrichter auf eine Geräuschquelle.

Die bedeutendste Aufgabe der mimischen Muskulatur ist eine psycho-soziale, die Kommunikation. Die Mimik drückt Affekte, Gefühle, Stimmungen und Haltungen aus und teilt sie so der Außenwelt mit. Solche Ausdrucksbewegungen können unbewusst und unwillkürlich sein, wie die „schreckgeweiteten Augen", oder gezielt und bewusst eingesetzt werden bis hin zu der spezifisch menschlichen Fähigkeit der Verstellung.

Die meisten Ausdrucksformen dürften in der Entwicklung ursprünglich auf zweckgerichtete körperliche Reaktionen in Situationen zurückzuführen sein, die mit dem entsprechenden Affekt besetzt sind: Im Rahmen einer Alarmreaktion, die als Schreck bis hin zur Panik erlebt wird, ist es sinnvoll, die Augen aufzureißen, um möglichst keinen vielleicht lebensrettenden Sinneseindruck zu verpassen; einem Hund sehen wir seine Aufmerksamkeit deshalb an, weil es körperlich sinnvoll ist, dass er „die Ohren spitzt", um jedes Geräusch mitzubekommen, nicht, weil er uns zeigen möchte, dass er gut zuhört. Auch bei Tieren lassen sich jedoch bereits Ansätze eigenständiger Ausdrucksformen beobachten, die der Kommunikation mit Artgenossen dienen und von Spezies zu Spezies unterschiedliche Bedeutung haben: Das Ohrenanlegen zum Beispiel hat bei Hunden, Katzen und Pferden unterschiedliche Bedeutungen.

Die seelischen Möglichkeiten des Fühlens und Erlebens haben sich beim Menschen immer weiter über die unmittelbare Verknüpfung mit Sinneseindrücken und körperlichen Bedürfnissen hinaus erweitert, ohne dass sie sie je wirklich verlassen werden. Unsere Mimik besteht deshalb einerseits immer noch aus Teilen der uralten unmittelbaren Reaktionsmuster auf körperlich wahrgenommene Sinnesreize. Andererseits spiegelt sie die spezifisch menschliche Tiefe des Seelenlebens wider, das auch unabhängig vom unmittelbaren Sinneseindruck allein aus Erinnerung und Vorstellungskraft Gefühle und Stimmungen hervorbringt, die sich unter Verwendung derselben körperlichen Ausdrucksmöglichkeiten zeigen.

7.5 Einteilung der Mundhöhle und deren Öffnungen

Der Mund ist der Anfang des Verdauungsweges. Durch ihn wird die Nahrung aufgenommen, mit den Zähnen zerkleinert und durch die Beimengung von Speichel sowie die mechanische Arbeit von Zunge und Wangenmuskulatur zu einem gleichmäßigen Brei vermischt und so für die weitere Verdauung in Magen und Darm vorbereitet. Auch die Aufspaltung der Nahrung in die Nährstoffe durch Enzyme beginnt bereits im Mund mit einem stärkespaltenden Enzym des Speichels.

Außerdem dient der Mund der Artikulation von Lauten zum Sprechen. Dabei ist die Zunge das alles entscheidende Organ, was nicht nur in den romanischen Sprachen dazu führt, dass es für „Zunge" und „Sprache" nur ein Wort gibt wie das lateinische *lingua*. Auch im (etwas geschraubten) Deutschen gibt es die Wendung, jemand „spreche in fremder Zunge".

7.5.1 Einteilung der Mundhöhle

Die Mundhöhle beginnt außen mit den Lippen und geht innen mit der Rachenenge in den Mundrachenraum über.
Dabei werden zwei räumliche Anteile unterschieden, die durch die Zahnreihen getrennt sind. Außerhalb, zwischen den Zahnreihen und der Wangenschleimhaut bzw. den Lippen, liegt der **Mundvorhof** (*Vestibulum*

oris), innen zwischen Zahnreihen und Rachenenge die **eigentliche Mundhöhle** (*Cavum oris proprium*, lat.: cavum - Höhle; os, Gen. oris - Mund; proprius, -a - eigentlich, anständig). Die Rachenenge wird durch den hinteren der beiden Gaumenbögen gebildet.

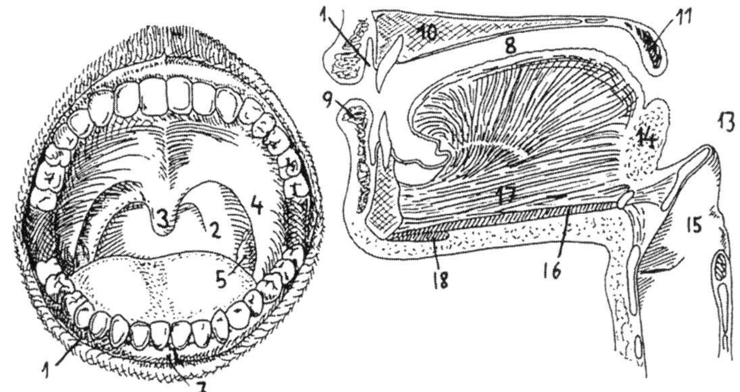

Abb. 7.7 Mundhöhle von außen und im Medianschnitt

1 Mundvorhof, **2** hinterer, **4** vorderer Gaumenbogen, **3** Zäpfchen, **5** Gaumenmandel, **6,7** Lippenbändchen. **8** eigentliche Mundhöhle, **9** Lippen, **10** harter und **11** weicher Gaumen, **12** Zunge, **13** Rachen, **14** Zungenwurzel, **15** Kehlkopfeingang, **16** M. mylohyoideus, **17** M. geniohyoideus, **18** M. digastricus. (PN)

7.5.2 Speicheldrüsen

Speichel macht die Nahrung flüssiger und gleitfähiger, so dass sie im weiteren Verdauungstrakt leichter befördert, aufgespalten und resorbiert werden kann. Neben dem erwähnten stärkespaltenden Enzym, der Amylase, enthält er auch keimabtötend wirkende Enzyme.

Die Speicheldrüsen sind gemischt seröse und muköse Drüsen: Sie produzieren in verschiedenen Drüsenanteilen gleichzeitig dünnflüssiges und schleimiges Sekret - bis zu 1,5 Liter pro Tag.

Neben einer Vielzahl kleiner Speicheldrüsen unter der Schleimhaut gibt es drei paarige große Speicheldrüsen, die mit zunehmender Größe mehr oder weniger weit von der Schleimhaut weggewandert sind und die Schleimhaut über längere Ausführungsgänge erreichen: die *Ohrspeicheldrüse,* die *Unterkieferspeicheldrüse* und die *Unterzungenspeicheldrüse.*

- Die **Ohrspeicheldrüse** (*Glandula parotidea* oder kurz *Parotis*) liegt außerhalb des Unterkieferbogens zwischen der Hinterkante des Unterkieferastes und dem Ohr. Sie ist dort mit dem Finger tastbar. Ihr Ausführungsgang mündet gegenüber den oberen Backenzähnen.

Der Mumps (Parotitis) ist eine Virusentzündung der Ohrspeicheldrüse, die bei den Kindern meist harmlos, aber recht unangenehm und schmerzhaft verläuft.

- Die **Unterkieferspeicheldrüse** (*Glandula submandibularis*) liegt innerhalb des Unterkieferbogens auf Höhe des Unterkieferastes und ragt unten über diesen hinaus. Ihr Ausführungsgang mündet gemeinsam mit dem der Unterzungendrüse in einem kleinen Wulst am Zungengrund.
- Die **Unterzungenspeicheldrüse** (*Glandula sublingualis*) liegt unter dem Zungengrund auf der Mundbodenmuskulatur.

7.6 Wände der Mundhöhle

Die Wände der Mundhöhle als Ganzes werden vor allem von den **Wangen** gebildet. Ihre Grundlage ist der zur mimischen Muskulatur zählende Wangenmuskel, *M. buccinator*. Er versteift die Wangen während des Kauens und hält so die Speise als Gegenspieler der Zunge zwischen den gegenüberliegenden Zahnreihen. Die gleiche Wirkung in umgekehrter Richtung entfaltet er beim Saugen; dann verhindert er das Einsinken der Wangen zur Mundhöhle hin.
Der *M. buccinator* wird vom Ausführungsgang der Ohrspeicheldrüse durchbohrt.

Nach vorne gehen die Wangen in die **Lippen** über. Analog dazu schließt sich an den *M. buccinator* der *M. orbicularis oris* an, der ringförmig die äußere Mundöffnung umfasst und die muskuläre Grundlage der Lippen bildet. Die Form der Lippen (*Labia oris*) darf als bekannt vorausgesetzt werden. Weniger bekannt dürfte dagegen sein, dass sie nicht nur aus dem Lippenrot bestehen.
Die Oberlippe geht nach oben hin in die Nasenbasis über und reicht seitlich bis zur Nasolabialfalte. Die Rinne, die dabei die Vorwölbung in der Mitte der Oberlippe mit der Mitte der Nasenbasis verbindet, wird *Philtrum* genannt. Nach unten reicht diese *Hautzone* der Lippe bis zur leicht gebogenen, annähernd waagerecht verlaufenden Kinn-Lippen-Furche.
Das *Lippenrot* beginnt jenseits des recht scharfen Lippenrandes, der durch eine Vorstülpung des *M. orbicularis oris* entsteht. Es handelt sich dabei zwar immer noch um epidermale, äußere Haut, sie ist hier jedoch deutlich weniger verhornt und pigmentiert, so dass das Blut aus den darunterliegenden Kapillaren durchschimmert. Mangelnde periphere Durchblutung (blaue Lippen nach Kälteexposition) oder Sauerstoffmangel lassen sich deshalb früh an der Verfärbung des Lippenrots erkennen.
Das Lippenrot geht allmählich in die *Schleimhautzone* über, die die Innenseite der Lippen bildet und weitgehend der Schleimhaut der übrigen Mundhöhle entspricht. Sie setzt sich auf das Zahnfleisch fort. In der Mitte beider Lippen befindet sich das kleine *Lippenbändchen* (*Frenulum labii*), das Lippe und Zahnfleisch verbindet.

Der **Mundboden** wird zunächst durch den *M. mylohyoideus* gebildet (s. 6.6.1). Auf ihm liegt direkt an den Zungenkörper geschmiegt die Unterzungen-Speicheldrüse (*Gl. sublingualis*). Medial von ihr finden sich der *M. geniohyoideus* und der *M. genioglossus*, der sich als voluminösester Zungenmuskel weit in die Mundhöhle heraufwölbt und sie zum größten Teil ausfüllt. Auf die Besonderheiten der Zunge und ihrer Schleimhaut wird im folgenden Abschnitt eingegangen.

Das **Dach** der Mundhöhle bildet schließlich der *harte Gaumen*. Hart heißt er, weil seine Grundlage nicht muskulös, sondern knöchern ist. Er besteht aus einem Anteil des Oberkieferknochens sowie einem eigenen Gaumenbein (*Os palatinum*). Selbstverständlich ist auch er von Schleimhaut überzogen. Er geht nach hinten in den *weichen Gaumen* über, das *Gaumensegel*, das wieder durch Muskeln gebildet wird (s. 7.9).

7.7 Zunge mit Abschnitten, Muskeln, Drüsen, Schleimhaut, Papillen und sensibler, sensorischer und motorischer Innervation

Die Zunge (*Lingua*) ist Sinnesorgan und Muskel zugleich. Ihre Sinnesfunktion beruht auf der Spezialisierung ihrer Schleimhaut, auf die deshalb näher eingegangen werden soll.

Von der Schleimhaut abgesehen besteht die Zunge nur aus Muskel, dem **Zungenkörper**. Sein Ursprung reicht von der Innenseite des Kinns über die Mundbodenmuskulatur bis zum Zungenbein, die freie Zungenoberseite beginnt dann vor dem Kehldeckel als **Zungengrund** und verläuft über den **Zungenrücken** nach vorne, wo sie sich in der **Zungenspitze** mit der deutlich kürzeren **Zungenunterseite** trifft und frei endet. Bei geschlossenem Mund füllt die entspannte Zunge die Mundhöhle fast aus. Innerhalb der Muskelmasse lassen sich verschiedene wohlgeordnete Faserrichtungen erkennen. Man unterscheidet diese *inneren Zungenmuskeln* von den *äußeren*, die an der Zunge als Ganzem ansetzen und ihren Ursprung an Teilen des Gesichtsskeletts haben.

7.7.1 Schleimhaut

An der **Zungenunterseite** entspricht die Schleimhaut der des übrigen Mundraumes. In der Mitte zieht sich hier eine dünne Schleimhautfalte entlang, das Zungenbändchen. Am Zungengrund kann man zwei parallel zum Unterkiefer verlaufende Wülste erkennen, die von den Unterzungenspeicheldrüsen aufgeworfen werden.

Auf der Oberseite ist die Schleimhaut derber und fest mit der einen Sehnenplatte verwachsen, die den „Ansatz" der inneren Zungenmuskeln bildet, der *Zungenaponeurose*. Median verläuft eine flache Längsfurche, die durch eine in die Tiefe ziehende Sehnenplatte, das *Zungenseptum*, entsteht. Eine

Rinne von der Form eines kopfstehenden V, der *Sulcus terminalis*, trennt den Zungenrücken vom dahinterliegenden Zungengrund.

Der **Zungengrund** (oder *Zungenwurzel*) hat eine höckerige Schleimhautoberfläche, in der sich Schleimdrüsen finden.

7.7.2 Zungenpapillen

Der **Zungenrücken** ist von einer Vielzahl verschiedenartiger Papillen bedeckt.
Fadenförmige Papillen finden sich auf dem ganzen Zungenrücken. Bei Tieren sind sie stärker ausgeprägt und geben der Oberfläche ihre rauhe Beschaffenheit, die es ihnen ermöglicht, mit der Zunge zu trinken - die Papillen wirken dann wie winzige Eimer. Beim Menschen sollen sie dem Tastsinn dienen.
Pilzförmige und **wallartige Papillen** sind Geschmackspapillen, d.h. in ihnen liegen **Geschmacksknospen**, die Sinneszellen der Zunge. Die Wallpapillen sind recht groß (bis 3 mm) und über das Schleimhautniveau erhaben. Sie enthalten Spüldrüsen, seröse Drüsen, die die Geschmacksknospen wieder von Geschmacksstoffen freispülen.
Wallpapillen finden sich vor dem *Sulcus terminalis* ebenfalls in V-Form angeordnet, pilzförmige Papillen dagegen an Zungenspitze und Zungenrand.

Die verschiedenen Geschmacksqualitäten werden in unterschiedlichen Regionen der Zunge wahrgenommen:

- Süß: Zungenspitze und vorderer Rand
- Sauer: hinterer Zungenrand
- Salzig: gesamter Zungenrand
- Bitter: hinterer Zungenrücken vor dem *Sulcus terminalis*.

Ein Zusammenhang mit Art, Form oder Histologie der Papillen konnte bisher nicht gefunden werden.

7.7.3 Innervation der Schleimhaut

Wie bei allen Sinnesorganen muss zwischen *sensibler* und *sensorischer* Innervation unterschieden werden. *Sensorisch* sind die Impulse der Sinneswahrnehmung, auf die das jeweilige Organ spezialisiert ist, in diesem Fall also die Geschmackswahrnehmung. *Sensibel* dagegen ist die unspezifische Empfindlichkeit für Berührung, Druck, Vibration, Schmerz und Temperatur. Beide Qualitäten werden von jeweils zwei Nerven innerviert, für die die Aufteilung in vordere zwei Drittel und hinteres Drittel gilt:

Sensorisch = Geschmackssinn:

- vordere 2/3: Chorda tympani aus N. facialis (VII)
- hinteres 1/3: N. glossopharyngeus (IX)

Sensibel:

- vordere 2/3: N. lingualis aus N. trigeminus (V)
- hinteres 1/3: N. glossopharyngeus (IX)

7.7.4 Äußere Zungenmuskeln

Der paarige **M. genioglossus** (*Kinn-Zungen-Muskel*) entspringt fächerförmig an der Innenseite des Kinns. Seine Fasern strahlen radiär von der Zungenspitze bis zum Zungengrund in die inneren Zungenmuskeln ein. Die vorderen Fasern verlaufen deshalb nach oben und flachen die Zunge ab, während die nach hinten zum Zungengrund ziehenden Fasern die Zunge nach vorne ziehen. Der M. genioglossus streckt also die Zunge heraus. Er ist der kräftigste der äußeren Zungenmuskeln.
Ihm stehen als Gegenspieler die beiden folgenden Muskeln gegenüber.

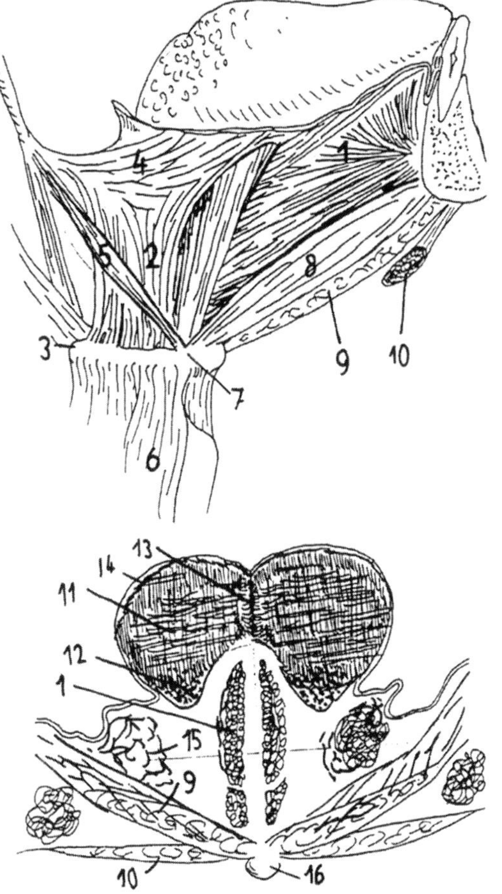

Abb. 7.8 Zungenmuskeln

A: äußere Zungenmuskeln,
B: Querschnitt

1 M genioglossus,
2 M. hyoglossus,
3 großes Zungenbeinhorn,
4 M. styloglossus,
5 M. stylohyoideus,
6 M. thyrohyoideus,
7 kleines Zungenbeinhorn,
8 M. geniohyoideus,
9 M. mylohyoideus,
10 M. digastricus,
11 Mm longitudinales sup. und
12 inferiores,
13 Septum linguae,
14 Dorsalaponeurose,
15 Unterzungenspeicheldrüse. (PN)

Der **M. hyoglossus** (*Zungenbein-Zungen-Muskel*) strahlt von den großen Zungenbeinhörnern kommend als dünne Platte von unten in den Rand des Zungenkörpers ein. Er zieht die Zunge nach hinten unten.
Der **M. styloglossus** zieht ebenfalls zum Zungenrand, in dem er bis zur Spitze verläuft, allerdings kommt er von hinten oben: sein Ursprung ist der Proc. styloideus (Griffelfortsatz) des Schläfenbeins. Dementsprechend zieht er die Zunge nach hinten oben, die vorderen Fasern ziehen außerdem die Zungenspitze selbst zum Zungenkörper zurück.

7.7.5 Innere Zungenmuskeln

Die Faserzüge des Zungenkörpers verlaufen im Wortsinne kreuz und quer: Es gibt ein längs, ein quer und ein vertikal verlaufendes Fasersystem.
Die **Längsmuskeln** teilen sich in die *Mm. longitudinales superiores*, die unter der Zungenoberfläche verlaufen, und die nahe dem Mundboden verlaufenden *Mm. longitudinales inferiores* auf.
Beide reichen vom Zungengrund bis zur Zungenspitze. Zusammen verkürzen sie die Zunge, jeder für sich wölbt die Zunge in Längsrichtung zu sich hin, mit anderen Worten: der obere rollt die Zungenspitze nach oben, der untere nach unten.
Der **Quermuskel** (*M. transversus linguae*) verbindet quasi die seitlichen Zungenränder miteinander, wobei sich seine Fasern zu den Rändern hin nach oben und unten auffächern. Er verschmälert die Zunge, wodurch sie (bei entspannten Längsmuskeln) in die Länge gestreckt wird.
Der **vertikale Zungenmuskel** (*M. verticalis linguae*) verbindet die freie Unterseite mit der Aponeurose der Oberseite. Er flacht die Zunge ab, wobei sie sich längs und quer ausdehnt.

Das Prinzip, nach dem diese Muskeln funktionieren, ist so einfach wie ihre Anordnung: Sie ziehen die Zunge jeder in einer der drei Richtungen des Raumes zusammen, wodurch die Zunge sich in die anderen beiden Richtungen ausdehnen will. Kontrahieren zwei Muskeln gleichzeitig, bleibt nur die dritte Richtung zum Ausweichen - so kann die Zunge sich langmachen, ohne dass es einen Muskel gibt, der an der Zungenspitze zieht.

7.7.6 Leitungsbahnen

Die Zungenmuskulatur wird vom **N. hypoglossus (XII)** innerviert. Die sensible und sensorische Innervation wurde bereits bei der Schleimhaut besprochen. Die Blutversorgung der Zunge erfolgt über einen direkten Ast der *A. carotis externa*, die Zungenarterie, die ungefähr in Höhe des Zungenbeins entspringt und entlang der Innenseite der äußeren Zungenmuskulatur von hinten den Zungenkörper erreicht. Sie teilt sich in verschiedene Äste auf.

7.8 Waldeyer-Rachenring (lymphatischer Rachenring)

Als Waldeyer- oder lymphatischer Rachenring werden Ansammlungen von lymphatischen Geweben zusammengefasst, die unter der Schleimhaut des Rachens zusammen einen Ring bilden wie der Rahmen einer Tür. Dadurch begrenzen sie die Ausbreitung von Krankheitserregern aus dem Mund-Rachen-Raum. Wie der Name andeutet, sind sie Teil des Rachens, auch wenn die erwähnten Gaumenmandeln an der Grenze zur Mundhöhle liegen. Sie werden deshalb im Abschnitt 5.11 (Lymphatisches Gewebe der Rachenwand) ausführlich besprochen.

7.9 Begrenzung des *Isthmus faucium* mit weichem Gaumen und Gaumenbögen sowie deren Muskeln und Innervation

Der Gaumen (*Palatum*) ist das Dach der Mundhöhle. Der vom Oberkieferknochen gebildete knöcherne Gaumen bildet zusammen mit seinem Schleimhautüberzug und einigen Drüsen den *harten Gaumen*, der etwa zwei Drittel des Mundhöhlendaches ausmacht.
An ihn schließt sich dorsal eine segelartig herabhängende Muskelplatte an, das **Gaumensegel**, *Velum palatinum*, das auch als *weicher Gaumen* bezeichnet wird. Es bildet das in der Mitte seiner Kante herabhängende **Zäpfchen**, die *Uvula*.

Vom Zäpfchen ziehen seitlich vorderer und hinterer Gaumenbogen herab, zwischen denen sich die Gaumenmandeln befinden (s. 5.11). Die Gaumenbögen bilden zusammen mit der Zungenwurzel und dem Gaumensegel die Rachenenge. Sie kann durch Zunge und Gaumenmuskeln verschlossen werden.

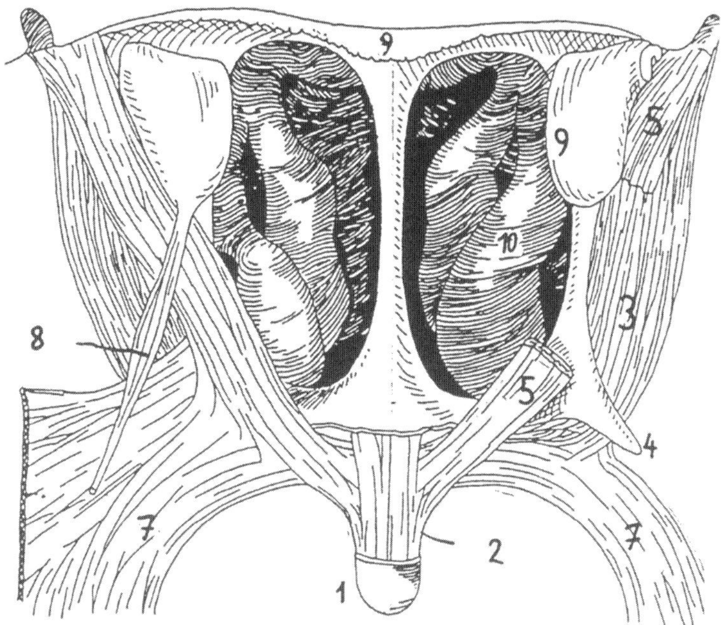

Abb. 7.9 Muskulatur des weichen Gaumens von dorsal

1 Zäpfchen (Uvula) mit **2** M. uvulae, **3** Gaumensegelspanner (M. tensor veli palatini, **4** Knochenfortsatz als Umlenkrolle (Hamulus pterygoidei), **5** Gaumensegelheber (durchschnitten), **6** unterer Rand des Tubenknorpels (Levatorwulst), **7** Gaumen-Rachen-Muskel (M. palatopharyngeus), **8** Tuben-Rachen-Muskel (M. salpingopharyngeus), **9** Rachenmandel, **10** untere Nasenmuschel. (PN)

Die **Gaumenmuskulatur** besteht im Wesentlichen aus zwei Muskeln, die an der Schädelbasis entspringen und so von hinten oben auf das Zäpfchen zu verlaufen, dem **Gaumensegelspanner**, *M. tensor veli palatini*, und dem **Gaumensegelheber**, *M. levator veli palatini.* Beide ziehen das Gaumensegel nach hinten oben und dichten damit den hinteren Naseneingang beim Schlucken gegen den Speiseweg ab.

Beim Gaumenheber überwiegt dabei die vertikale Komponente, während der Gaumenspanner lateral um einen Knochenfortsatz als Umlenkrolle verläuft, so dass er eher horizontal am Gaumensegel ansetzt und es in der Ebene spannt.

Die **Gaumenbögen** werden durch zwei weitere Muskeln gebildet, der vordere vom **Gaumen-Zungen-Muskel**, *M. palatoglossus*, der hintere vom **Gaumen-Rachen-Muskel**, *M. palatopharyngeus.* In ihrer Wirkung unterscheiden sie sich: Der vordere Muskel dient dem Verschluss der Schlundenge im Zusammenwirken mit dem Zungenkörper, der hintere dagegen wird zu den Schlundhebern gerechnet. Zwischen den Gaumenbögen liegt die Mandelgrube mit der **Gaumenmandel** (*Tonsilla palatina*).

Das Gaumenzäpfchen wird von einem kleinen längs verlaufenden Muskel gebildet, der es verkürzen kann.

Der Gaumensegelspanner wird vom *N. mandibularis (V_3)* innerviert, alle anderen genannten Muskeln versorgt der *N. vagus (X).*

8 Hör- und Gleichgewichtsorgan

8.1 Embryonale Entwicklung

An der Bildung des Hör- und Gleichgewichtsorgans sind alle drei Keimblätter - Endo-, Meso- und Ektoderm - beteiligt. Die im Folgenden besprochenen Grundzüge seiner Embryonalentwicklung setzen eigentlich die Kenntnis des gesamten Organs voraus. Für diejenigen, denen dieser Abschnitt deshalb zu Anfang schwierig erscheinen sollte, lohnt es sich vielleicht, ihn nach der Lektüre der übrigen Abschnitte dieses Kapitels durchzuarbeiten.

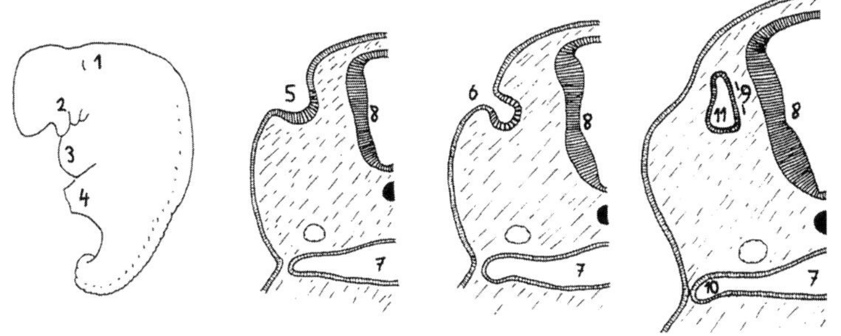

Abb. 8.1: Ansicht und Schnittschemata vom 24. bis 32. Tag

A 24. Tag, **B** 27 Tag, **C** um den 32. Tag.

1 Ohrgrübchen, **2** Schlundbögen, **3** Herzbuckel, **4** Nabel, **5** Plakode, **6** Ohrgrübchen, **7** Pharynx (Entoderm), **8** Rhombenzephalon, **9** Ganglion statoacusticum. Aus dem Recessus tubotympanicus (**10**) entstehen Ohrtrompete und Mittelohr, aus dem Ohrbläschen (**11**) das Innenohr. Die Entwicklung des äußeren Ohrs beginnt erst im dritten Monat. Nach Langman 1985 (PN)

Schließlich mag die Kenntnis ihrer Entwicklung helfen, die komplizierten räumlichen Strukturen des „fertigen" Hör- und Gleichgewichtsorgans zu verstehen (zu diesem Zweck allein wird die Embryologie hier abgehandelt).

8.1.1 Äußeres Ohr

Das Epithel des *äußeren Gehörgangs* wird von der ersten *Kiemen-* oder *Schlundfurche*[41] gebildet. Um die 8. Woche verdickt sich oberflächliches Epithel und bildet den Gang sowie sechs *Ohrmuschelhöcker*. An seinem inneren Ende bleibt der Gehörgang bis zum 7. Entwicklungsmonat durch die *Gehörgangsplatte* verschlossen. Bildet sich diese Platte nicht rechtzeitig zurück, kommt es zum dauerhaften Verschluss des Gehörgangs, der *Gehörgangsatresie*, die zu angeborener Taubheit führt.

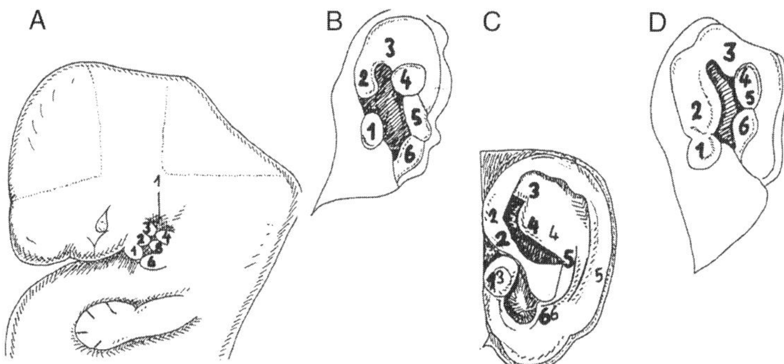

Abb. 8.2 Entwicklung des äußeren Ohres aus den Ohrmuschelhöckern

1 Ohrmuschelhöcker, fettgedruckte Ziffern: Nummern der Höcker. **2** Helix, **3** Tragus, **4** Concha, **5** Antihelix, **6** Antitragus. Nach Langman 1985 (PN)

Die *Ohrmuschel* entsteht aus sechs Höckern, die sich um die erste Schlundfurche herum aus dem ersten und zweiten Kiemenbogen bilden.

8.1.2 Mittelohr

Dass das Hör- und Gleichgewichtsorgan auch endodermalen Ursprungs ist, zeigt sich in der fortbestehenden Verbindung zum Verdauungstrakt durch die *Ohrtrompete*.

Aus dem Vorderdarm entsteht die erste Schlundtasche. Aus ihr gehen die gesamten Schleimhäute des Mittelohres und der Ohrtrompete hervor. Die erste Schlundtasche wächst auf die erste Kiemen- oder Schlund*furche* zu. An der Grenze beider entsteht das Trommelfell, dessen äußeres Epithel aus Ektoderm hervorgeht, während sich das innere aus Endoderm bildet.

41 Die Wörter bzw. Wortteile „Kiemen-„ und „Schlund-„ werden in der Embryologie synonym verwendet! Also nicht verwirren lassen, wenn im einen Buch von Schlundtasche, im anderen von Kiementasche die Rede ist.

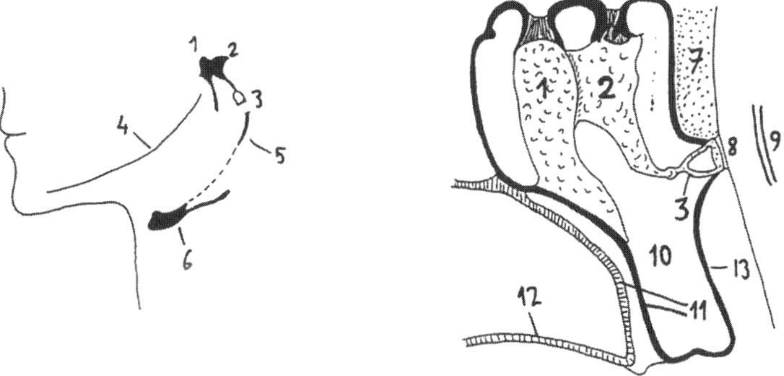

Abb. 8.3 Entwicklung des Mittelohres aus erstem und zweitem Schlundbogen

1 Hammer, **2** Amboss, **3** Steigbügel. **4** Meckel-Knorpel, **5** Proc. styloideus, **6** Zungenbein. **7** Felsenbein, **8** Foramen ovale, **9** Wand des Innenohrs, **10** Paukenhöhle, **11** Trommelfell. **12** Ektodermales Epithel, **13** entodermales Epithel. Nach Langman 1985 (PN)

Die Gehörknöchelchen gehen aus dem ersten (Hammer und Amboss) und zweiten (Steigbügel) Kiemen*bogen* hervor. Sie werden ebenfalls von Schleimhaut aus der 1. Schlundtasche überzogen. Auch die Muskeln des Ohres - Trommelfellmuskel und Steigbügelmuskel - gehen aus dem ersten und zweiten Kiemenbogen hervor.

8.1.3 Innenohr

Beidseits des Rautenhirns verdickt sich Oberflächenektoderm zur *Labyrinthplakode* oder *Ohrplakode* und sinkt zur *Ohrgrube* ein. Aus dieser entsteht ab Ende der 4. Entwicklungswoche (EW) das *Ohr-* oder *Labyrinthbläschen.* Das Ohrbläschen teilt sich in einen Schnecken- und einen Vorhofabschnitt, aus denen später das Labyrinth entsteht. Das Aufrollen des Schneckengangs, das ihm seinen Namen gibt, beginnt in der 7. EW.

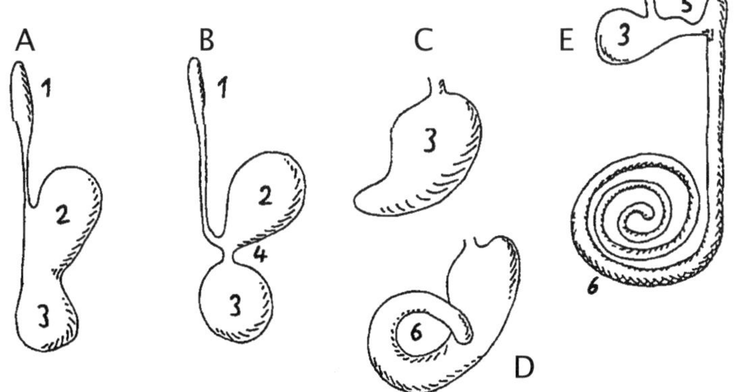

Abb. 8.4 Entwicklung der Ohrbläschen und Entstehung der Schnecke

A, B: Das Ohrbläschen teilt sich in einen hinteren Utriculus- und einen vorderen Sacculus-Abschnitt.
C bis E: Sacculus und Schnecke in der 6., 7. und 8. Woche. **1** Saccus und Ductus endolymphaticus, **2** Utriculus, **3** Sacculus, **4** Ductus utriculosaccularis, **5** Ductus reuniens, **6** Ductus cochlearis. (PN)

Ab der 6. EW beginnt die Entstehung der Bogengänge aus flachen Taschen, die aus dem Ohrbläschen wachsen.
Das um das Ohrbläschen herum gelegene Mesenchym bildet eine knorpelige Hülle, die ab dem 6. Entwicklungsmonat verknöchert.

Abb. 8.5 Entwicklung der Bogengänge aus dem Utriculus

Obere Reihe: räumliches, untere Reihe: Schnittbild-Schema.

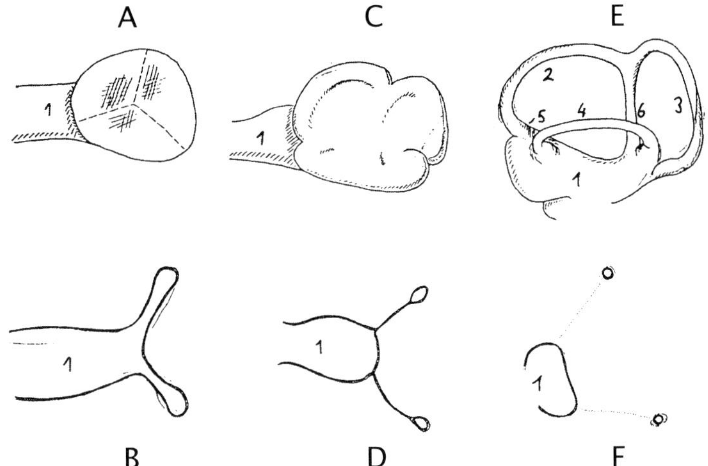

A, **B** 5. Woche, **C**, **D** 6. Woche, **E**, **F** 8. Woche. **1** Utriculus, **2** vorderer Bogengang, **3** hinterer Bogengang, **4** seitlicher Bogengang, **5** Crus ampullare, **6** Crus nonampullare. Die Anlagen der Bogengänge stülpen sich zunächst aus dem Utriculus aus, um sich durch Aneinanderlagern der dazwischenliegenden Wandanteile (**7**) und schließlich deren Auflösung (**8**) abzutrennen. Nach Langman 1985 (PN)

8.2 Peripheres und zentrales Hör- und Gleichgewichtsorgan

Die Begriffe „peripheres" und „zentrales" Hör- und Gleichgewichtsorgan aus dem Lernzielkatalog existieren in der internationalen anatomischen Nomenklatur nicht. Sie erklären sich auch dem fachlich Vorgebildeten nicht von selbst.

Die Funktion des Ohres lässt sich zum einen in *schallleitende* Funktionen und die *reizaufnehmende* eigentliche Sinnesfunktion, zum anderen in den physikalischen Prozess der *Reizaufnahme* und den zentralnervösen Prozess der *Informationsverarbeitung* unterteilen. Letzteres entspricht am ehesten den üblichen Begrifflichkeiten von zentral und peripher in der Anatomie und Sinnesphysiologie.

Die zentralnervöse Informationsverarbeitung der Sinnesreize des Hör- und Gleichgewichtsorgans ist Gegenstand zweier eigener Abschnitte (8.16 und 8.17). Es sei deshalb hier lediglich eine Übersicht über die Gliederung und funktionelle Einteilung des Hör- und Gleichgewichtsorgans vorangestellt.

Das Ohr gliedert sich in drei Teile: *Äußeres Ohr*, *Mittelohr* und *Innenohr*.

Das *äußere Ohr* und das *Mittelohr* dienen der rein physikalischen Schallleitung und -verstärkung.

Im Innenohr sind die beiden Funktionen des Gesamtorgans, Gehör- und Gleichgewichtssinn, gemeinsam lokalisiert. Es stellt im neurophysiologischen Sinne das eigentliche Sinnesorgan dar, das die *neuronale* Reizaufnahme, also die Umwandlung des physikalischen Reizes in ein Signal, bewerkstelligt.

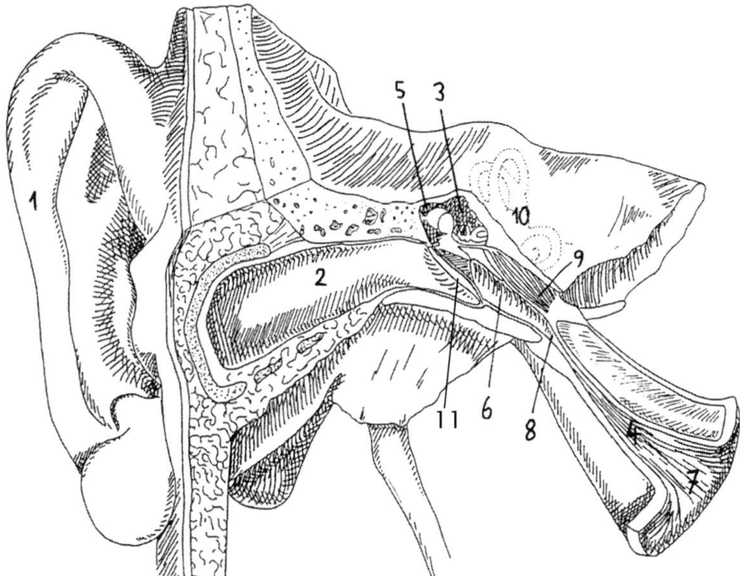

Abb. 8.6 Schnitt durch das Hör- und Gleichgewichtsorgan

Äußeres Ohr: 1 Ohrmuschel, **2** äußerer Gehörgang (graue Zonen in der Wand: Knorpeliger Anteil), **11** Trommelfell. **Mittelohr: 3** Paukenhöhle (Cavum tympani), **4** Ohrtrompete (Tuba auditiva), **5** Recessus epitympanicus („Obergeschoß" der Paukenhöhle), **6** Ostium tympanicum (paukenhöhlenseitige Öffnung der Ohrtrompete), **6** Ostium pharyngeum (Rachenöffnung der Ohrtrompete), **8** Tubenenge (Isthmus), **9** M. tensor tympani. **Innenohr: 10** knöchernes Labyrinth. Nach Leonhardt 1984 (PN)

- Zum **Äußeren Ohr** gehören die Ohrmuschel und der äußere Gehörgang als Schalltricher. Es endet am Trommelfell.
- Mit der Innenseite des Trommelfells beginnt das **Mittelohr**, das aus der Paukenhöhle, der Ohrtrompete und den Warzenfortsatzzellen besteht. In der Paukenhöhle bildet ein System aus drei winzigen Knöchelchen, den Gehörknöchelchen, einen Verstärkerapparat in der Schallleitung vom Trommelfell zum Innenohr.
- Die charakteristischen Bestandteile des **Innenohres** sind die *Schnecke* für die Schallempfindung und die *Bogengänge* als Gleichgewichtsorgan.

Die Sinnesimpulse erreichen über den *Nervus vestibulocochlearis* den Hirnstamm und weiter über die *Corpora geniculata medialia* und die Hörstrahlung die Hörrinde des Großhirns. Auf der Ebene des Hirnstamms wird dabei ein Teil der Fasern in der *Formatio reticularis* verschaltet, einem Netzwerk, das unter anderem unbewusste Verbindungen und Koordinierungen von Hören und Sehen vornimmt.

8.3 Relief der Ohrmuschel sowie Form, Verlauf und Wände des äußeren Gehörgangs

Die Ohrmuschel aus elastischem Knorpel sitzt außen am Ende des äußeren Gehörgangs. Sie ist bei den verschiedenen Säugetierarten sehr unterschiedlich ausgeprägt: bei Wassersäugern wie Robben und Walen fehlt sie ganz, bei Raubtieren wie Hundeartigen und Katzenartigen ist sie deutlich als Schalltrichter ausgeprägt, der sich durch eine Vielzahl von Muskeln einstellen lässt.

Beim Menschen hat die Form der Ohrmuschel keine praktische Bedeutung mehr. Deshalb kann sich der Mensch bei der „Gestaltung" seiner Ohrmuschel eine große genetische Vielfalt ohne jede Auswirkung in der evolutionären Auslese leisten. Die Form der Ohrmuschel variiert von interindividuell sehr stark und kann ähnlich dem Fingerabdruck zur Identifizierung von Personen, aber auch zur Bestimmung der genetischen Verwandtschaft, etwa beim Vaterschaftsnachweis, verwendet werden. Allerdings wurde diese Möglichkeit heute weitestgehend von exakteren Laborverfahren verdrängt.

An der Ohrmuschel können verschiedene Anteile unterschieden werden, deren Bezeichnungen der hier geforderten Beschreibung der Form der Ohrmuschel dienen, jedoch im Übrigen außerhalb medizinischer Spezialgebiete bedeutungslos sind (vgl. Abb. 8.2):

- Der äußere Bogen, der die Ohrmuschel nach hinten und oben begrenzt, die *Helix*,
- der parallel dazu verlaufende innere Bogen, die *Antihelix*,
- die *Dreiecksgrube* dort, wo die beiden vorgenannten sich treffen,
- das *Ohrläppchen*, das als einziger Teil der Ohrmuschel kein knorpeliges Skelett hat und deshalb der Befestigung von Ohrringen dient,
- der *Tragus*, eine Biegung, die ventral der Gehörgangsöffnung liegt,
- der *Antitragus* gegenüber dem Tragus, und schließlich
- die eigentliche Ohrmuschel (*Concha*), die Faltenlandschaft zwischen Antihelix und Gehörgangsöffnung.

Von der Ohrmuschel aus führt der etwa 3 bis 4 cm lange äußere Gehörgang[42] nach innen zum Trommelfell. Seine Wand besteht in der äußeren Hälfte

42 Die Bezeichnung äußerer Gehörgang legt nahe, dass es auch einen inneren Gehörgang geben muss. Bei ihm handelt es sich um einen Knochenkanal im Felsenbein, durch den der Gesichtsnerv (N. facialis VII) und der Hör- und Gleichgewichtsnerv (N. vestibulocochlearis VIII) ziehen.

aus elastischem Knorpel, der innere Anteil wird vom Schädelknochen, genauer: vom Schläfenbein, gebildet.

Im Übergang von knöchernem zu knorpeligem Anteil befindet sich ein leichter Knick, so dass man zur Betrachtung des Trommelfells den knorpeligen Anteil durch Zug an der Ohrmuschel nach hinten oben ziehen muss.

Der äußere Gehörgang ist mit Epithel entsprechend der äußeren Haut ausgekleidet, allerdings fehlt das Unterhautfettgewebe. Entzündungen des Gehörgangs sind deshalb sehr schmerzhaft, da kein Ausweichraum für die Schwellung zur Verfügung steht. Haare schützen den Eingang gegen das Eindringen von Fremdkörpern.

Zwei Arten von Drüsen produzieren den Ohrschmalz: Der größere Anteil stammt von den Talgdrüsen des Gehörgangsepithels, einen weiteren Teil liefert das gelbliche Sekret der Ohrschmalzdrüsen. Da das Epithel sich vom Trommelfell zur Gehörgangsöffnung hin erneuert, wird der Ohrenschmalz unter normalen Umständen von selbst abtransportiert, so dass es keinen Grund gibt, zur Reinigung tiefer in den äußeren Gehörgang einzudringen als die Finger erlauben. Sollte dies doch einmal nötig sein, so ist die einzig kunstgerechte Methode die Spülung des Ohres mit (warmem) Wasser. Unter keinen Umständen sollte man mit scharfen oder harten Gegenständen im Gehörgang manipulieren. Der Erfolg besteht meist ohnehin nur darin, dass überschüssiger Ohrenschmalz weiter nach innen geschoben wird und das Trommelfell verlegt.

8.4 Aufbau, Teile, Einteilung und Befestigung des Trommelfells

Das Trommelfell spannt sich zwischen den knöchernen Wänden des Gehörgangs aus und begrenzt ihn zur Paukenhöhle des Mittelohrs hin. Der Name beschreibt bereits die Funktion: Durch die Schallwellen, die von außen das Trommelfell erreichen, wird es in Schwingungen versetzt, die es auf die Gehörknöchelchen des Mittelohres überträgt.

Wie bereits in Abschnitt 8.2 angesprochen, besteht das Trommelfell aus drei Lagen: Die äußere entspricht wie die Auskleidung des Gehörgangs der äußeren Haut, die innere (paukenhöhlenseitige) besteht aus Schleimhaut. Zwischen beiden befindet sich eine faserige Bindegewebsschicht.

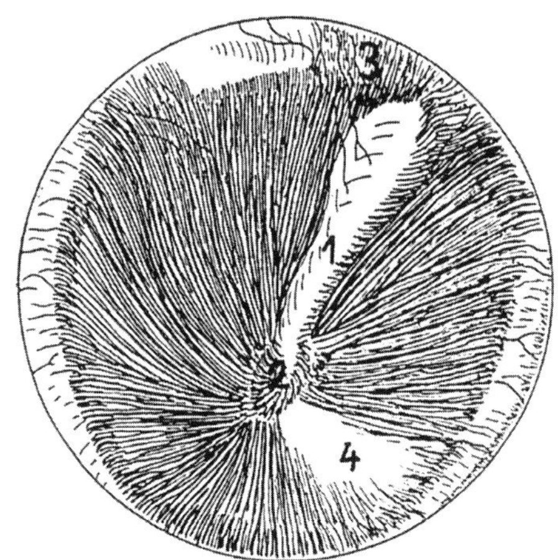

Abb. 8.7 Rechtes Trommelfell von außen

1 Stria mallearis, **2** Trommelfellnabel, **3** Pars flaccida, **4** Pars tensa mit Lichtreflex bei der Otoskopie. Beachte: Hammerstreifen (Stria mallearis) und Lichtreflex bilden einen Winkel, der sich nach vorn öffnet. Daran lässt sich zweifelsfrei auf jedem Bild bestimmen, um welche Seite es sich handelt. (PN)

Von innen liegt dem Trommelfell der Griff des Hammers, *Malleus*, an. Er zieht die Mitte des Trommelfells nach innen zum *Trommelfellnabel* (Umbo) ein und ist bei der Betrachtung des Gehörgangs (*Otoskopie*) deutlich als Streifen (*Stria mallearis*) erkennbar, der vom Trommelfellnabel aus nach vorne oben zieht (nimmt man den Nabel als Mitte eines Uhrenzifferblatts, entspricht der Streifen einem auf ein Uhr zeigenden Zeiger).

Zwei Trommelfellanteile lassen sich unterscheiden, die *Pars tensa* (straffer Anteil) und die *Pars flaccida* (lockerer Anteil). Die *Pars tensa* macht den größten Anteil des Trommelfells aus. Die *Pars flaccida* bildet ein Dreieck, das durch zwei vom Trommelfellnabel aus nach vorne unten verlaufende Falten begrenzt wird. Sie besteht aus lockerem Bindegewebe. Eiterungen des Mittelohrs können hier durchbrechen und abfließen.

8.5 Einteilung des Mittelohrs

Das Mittelohr besteht aus drei Anteilen:

- der **Paukenhöhle**
- der **Ohrtrompete** und
- den **Warzenfortsatzzellen**.

Die Paukenhöhle ist der zentrale Raum des Mittelohres. Ihre wesentliche Bedeutung liegt in der Schalleitung mittels der Gehörknöchelchen. Von ihr geht nach vorne unten medial die Ohrtrompete ab, durch die eine Verbindung zum Rachen hergestellt wird, die vor allem dem Druckausgleich dient (siehe auch 8.2 Embryonale Entwicklung).
Nach hinten setzt sich die Paukenhöhle in mehr oder weniger ausgeprägte Hohlräume ähnlich den Nasennebenhöhlen fort, die Warzenfortsatzzellen.

8.6 Einteilung der Paukenhöhle, deren Wände und Inhalt

Die Paukenhöhle ist eine Kammer von ca. 1 ml Volumen. Sie liegt komplett im Felsenbeinanteil des Schläfenbeins. In ihr liegen als entscheidender Bestandteil des Schallleitungsapparates die Gehörknöchelchen. Wegen ihrer großen Bedeutung ist ihnen im Gegenstandskatalog ein eigener Punkt gewidmet.

8.6.1 Einteilung der Paukenhöhle

Nach Lippert lässt sich die Paukenhöhle in drei Etagen unterteilen:

- den „Keller" unterhalb von Trommelfell und Abgang der Ohrtrompete
- den Hauptraum auf Höhe des Trommelfells und
- den Kuppelraum oberhalb des Trommelfells.

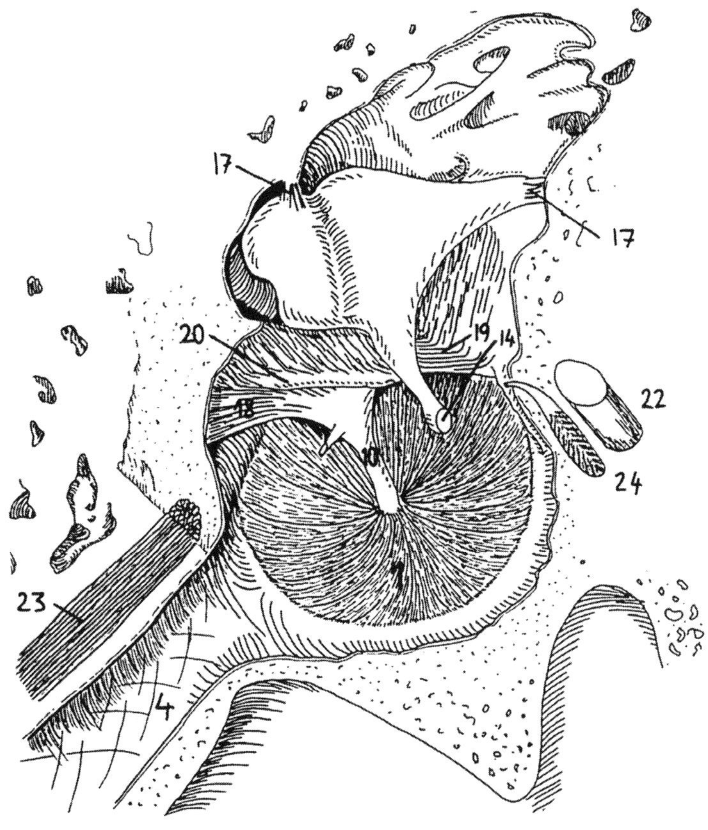

Abb. 8.8 Paukenhöhle von medial: Blick auf die Innenseite des Trommelfells

1 Trommelfell,
4 Ohrtrompete,
5 Antrum mastoideum,
6 Cellulae mastoideae,
10 Hammergriff,
14 Linsenfortsatz des Amboss,
17 Haltebänder der Knöchelchen,
18 vordere,
19 hintere Hammerfalte,
20 Chorda tympani,
22 N. facialis (VII),
24 M. stapedius. (PN)

8.6.2 Wände der Paukenhöhle

Der **Boden** der Paukenhöhle grenzt mit einer dünnen Knochenwand an den Anfangsabschnitt der inneren Drosselvene und liegt tiefer als der Abgang der Ohrtrompete.
Die **mediale Wand** wird durch den unteren Schneckengang in die Paukenhöhle hinein vorgewölbt (*Promontorium*). In ihr führen zwei Öffnungen zum Innenohr: das **ovale Fenster** oder **Vorhoffenster**, das von der Steigbügelplatte verschlossen wird und das **runde Fenster** oder **Schneckenfenster** mit dem so genannten zweiten Trommelfell.
In der **Hinterwand** der Paukenhöhle befindet sich im Kuppelbereich der Zugang zum Vorhof der Warzenfortsatzzellen, in der **Vorderwand** der Abgang der Ohrtrompete. Die Vorderwand grenzt auf Höhe des „Kellers" der Paukenhöhle an den Kanal der inneren Halsschlagader (*A. carotis interna*).
Die äußere oder **laterale Wand** wird vom Trommelfell gebildet (siehe 8.5).
Das **Dach** der Paukenhöhle besteht aus einer sehr dünnen Knochenlamelle, die die Paukenhöhle von der mittleren Schädelgrube trennt. Sie kann auch ganz fehlen - dann besteht die Wand zum Gehirn nur noch aus *Dura mater* (harter Hirnhaut) und der Schleimhaut der Paukenhöhle.

8.6.3 Schleimhautauskleidung

Bei der **Schleimhaut** der Paukenhöhle handelt es sich um ein dünnes einschichtiges Epithel, das mit einer dünnen, gefäßreichen Bindegewebsunterlage direkt den knöchernen Wänden und den Gehörknöchelchen aufliegt. Sie erreicht dabei die Gehörknöchelchen durch Falten von der Paukenhöhlenwand aus. Zu jedem Gehörknöchelchen zieht mindestens eine Schleimhautfalte. Diese Falten haben sogar eigene Namen, die jedoch - vom Anatom abgesehen - nur für den chirurgisch tätigen Ohrenarzt oder den Neurochirurgen von Bedeutung sind.

8.6.4 Nerven mit Beziehung zur Paukenhöhle

Der **N. facialis (VII)** verläuft in enger Beziehung zur Paukenhöhle. Zur Orientierung sei hier kurz sein Verlauf skizziert: Durch den inneren Gehörgang (*Meatus acusticus internus*) tritt er zusammen mit dem *N. vestibulocochlearis (VIII)* in das Felsenbein ein. Dort nimmt er in einem Knochenkanal (*Canalis facialis*) einen eigenen Verlauf: annähernd waagerecht von hinten medial nach vorn lateral verlaufend, biegt er im so genannten *äußeren Facialisknie*[43] nach hinten um und zieht dann in der medialen Wand der Paukenhöhle nach unten.

43 *Äußeres* im Gegensatz zum inneren Facialisknie, das den Verlauf von Facialisfasern innerhalb des Hirnstamms beschreibt.

Im Facialisknie befindet sich das *Ganglion geniculi* (Knieganglion). Hier verlassen sekretorische Fasern für die Tränendrüse den N. facialis als **N. petrosus major**. Sie legen sich in der Unterschläfengrube (Fossa infratemporalis) einem Ast des *N. trigeminus (V)* an, dem *N. mandibularis.*
Ebenfalls innerhalb des Canalis facialis geht der **N. stapedius** zum *M. stapedius* (Steigbügelmuskel) ab (siehe 8.8).
Als dritter Ast verlässt im Felsenbein die **Chorda tympani** den N. facialis. Sie zieht aus dem senkrecht verlaufenden Teil des Facialiskanals rückwärts in einem Bogen in die Paukenhöhle. Durch die Paukenhöhle verlaufen die Fasern von einer Schleimhautfalte bedeckt dicht am Trommelfell entlang. Die Chorda tympani führt Geschmacksfasern von der Zunge und sekretorische Fasern für Unterzungen- und Unterkieferspeicheldrüse.

Der N. petrosus **minor** hat ungeachtet der Ähnlichkeit des Namens mit dem N. petrosus major nicht mehr gemein als den Verlauf im Felsenbein. Er führt sekretorische Fasern für die Ohrspeicheldrüse.

8.7 Gehörknöchelchenkette mit Gelenken, Bändern, Achsen und Muskeln

Die Gehörknöchelchen übertragen die Schallwellen vom Trommelfell durch das ovale Fenster auf die Perilymphe des Innenohres. Dabei werden die Schwingungen gleichzeitig mechanisch verstärkt. Weshalb dies notwendig ist, wird noch besprochen.
Im Einzelnen besteht die Kette der Gehörknöchelchen aus

- dem **Hammer** (*Malleus*) mit Kopf, Hals, Griff, vorderem und seitlichem Fortsatz
- dem **Amboss** (*Incus*) mit Körper, langem und kurzem Schenkel und
- dem **Steigbügel** (*Stapes*) mit Steigbügelplatte, den beiden Schenkeln und Kopf.

8.7.1 Gelenke und Verbindungen

Die Gehörknöchelchen sind durch Bänder beweglich an den Wänden der Paukenhöhle und mit den Enden der Kette an Trommelfell bzw. ovalem Fenster aufgehängt. Gelenke bilden sie nur untereinander, so dass die Gehörknöchelchenkette als Ganzes sich mit einem Mobile vergleichen lässt, das sich in definierten Bahnen bewegt, da jedes seiner Teile an mehreren Punkten aufgehängt ist: Es dreht sich um virtuelle Achsen, ohne dass sich an den Drehpunkten selbst eine mechanische Lagerung befindet.

8.7.1.1 Befestigung der Gehörknöchelchen

Der **Griff des Hammers** ist mit dem Trommelfell verwachsen. Er zieht an seinem Ende das Trommelfell zum **Trommelfellnabel** (*Umbo*) ein und ist auf der Oberfläche des Trommelfells als Streifen sichtbar, die *Stria mallearis*, die vom Nabel aus nach vorne oben verläuft. Diese Verbindung unterscheidet sich von den übrigen dadurch, dass der Hammergriff am Epithel des Trommelfells quasi angeklebt und nicht durch Bänder mit einem anderen knöchernen Teil verbunden ist.
Außerdem wird der Hammer (*Malleus*) von drei Bändern gehalten:

- Das *Lig. mallei anterius* zieht vom vorderen Fortsatz nach vorne über den Oberrand des Trommelfells hinweg,
- das *Lig. mallei superius* vom Hammerkopf nach oben zur Decke und
- das *Lig. mallei lateralis* vom Hammerhals zur lateralen Wand der Paukenhöhle.

Den **Amboss** befestigen

- *Lig. incudis superius* mit dem Ambosskörper an der Decke der Paukenhöhle und
- *Lig. incudis posterius* mit seinem kurzen Schenkel an der seitlichen Wand der Paukenhöhle.

Die **Steigbügelplatte** ist durch ein Ringband (*Lig. anulare stapedis*) beweglich im ovalen Fenster aufgehängt. Sie bewegt sich dabei nicht um eine Achse, sondern wird bei der Schallübertragung wie ein Stempel in dem „Fensterrahmen" ein- und auswärtsbewegt.
Als Bestandteil des Bandapparates spannt sich zwischen Steigbügelplatte und -schenkeln die *Membrana stapedis* aus.

8.7.1.2 Gelenke

Die Kette der Gehörknöchelchen bildet zwei Gelenke:

- das **Hammer-Amboss-Gelenk** zwischen dem Hammerkopf und der Gelenkfläche am Corpus des Ambosses und
- das **Amboss-Steigbügelgelenk** zwischen dem Ende des langen Ambossfortsatzes und dem Steigbügelkopf.

Ihre Bewegungsachsen verlaufen annähernd waagerecht und einander parallel durch den Hals des Hammers und einen Punkt kurz über dem Ende des langen Ambossschenkels.

8.7.2 Funktion der Gehörknöchelchen

Das Mittelohr leistet die Übertragung der Schallschwingungen von der Luft auf Wasser bzw. die Endolymphe des Innenohrs. Wasser hat einen höheren Schwingungswiderstand als Luft. Das Auftreffen von Wellen aus der Luft auf Wasser ähnelt daher dem Auftreffen eines Lichtstrahls auf ein stark brechendes Medium: ohne Verstärkung würde der größte Teil der Wellen reflektiert, das empfangene Signal wäre deutlich schwächer.

Faktoren der mechanischen Schwingungsverstärkung im Mittelohr sind

- der Größenunterschied zwischen Trommelfell (9 - 11 mm) und ovalem Fenster (2 - 4 mm) mit einem Faktor von 3 bis 5 und
- die Hebelwirkung der Gehörknöchelchen, deren langer Hebelarm jeweils zum Trommelfell zeigt, deren kurzer aber zum ovalen Fenster.

Die Verstärkungswirkung beträgt je nach Tonfrequenz ca. 10 bis 26 dB. Die beste Verstärkungswirkung wird im Bereich zwischen 300 und 3000 Hz erzielt, in dem sich auch die menschliche Sprache bewegt.

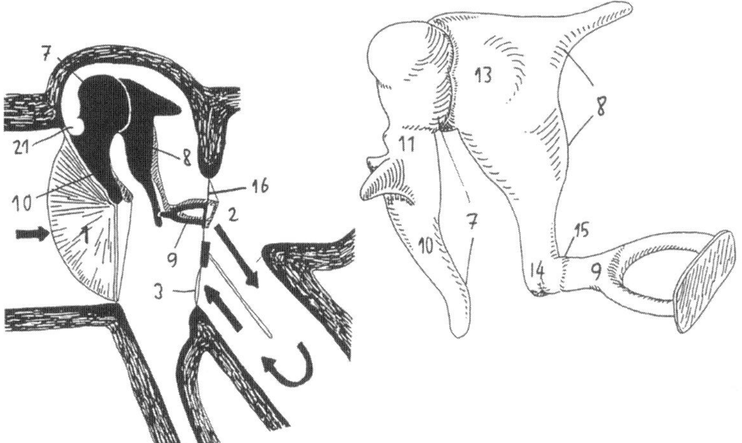

Abb. 8.9 Gehörknöchelchen und ihre Bewegungen

1 Trommelfell, **2** Fenestra vestibuli, **3** Fenestra cochleae, **4** Ohrtrompete, **7** Hammer, **8** Amboss, **9** Steigbügel, **10** Hammergriff, **11** Hammerhals, **12** Hammerkopf, **13** Ambosskörper, **14** Linsenfortsatz des Amboss, **15** Steigbügelköpfchen, **16** Befestigungsband der Steigbügelplatte. (PN)

Günstigerweise wird dieser Verstärkermechanismus nicht durch grobe Erschütterungen des Körpers wie etwa beim Gehen ausgelöst. Durch Schwingungen des Knochens in entsprechender Frequenz wird er dagegen sehr wohl angeregt: Diese so genannte Knochenleitung ist Grundlage der Gehörprüfungen nach *Weber* und nach *Rinne*, bei denen Hörstörungen durch das Aufsetzen von schwingenden Stimmgabeln auf den Knochen lokalisiert werden können.

8.7.3 Muskeln der Gehörknöchelchen

Zwei Muskeln wirken auf die Gehörknöchelchen ein:
Der **M. tensor tympani** (Trommelfellspanner) verläuft in einem Knochenkanal oberhalb der Ohrtrompete und parallel zu ihr und hat seinen Ansatz am Hammergriff. Er strafft die Gehörknöchelchenkette und bewirkt dadurch angeblich eine höhere Geräuschempfindlichkeit. Innerviert wird er vom *N. trigeminus (V)*.

Im Felsenbeinknochen hinter dem Steigbügel entspringt der **M. stapedius**. Er hat seinen Ansatz am Steigbügelkopf, verkantet den Steigbügel im Fenster und mindert dadurch seine Beweglichkeit. Er wird vom N. stapedius aus dem *N. facialis (VII)* innerviert.
Seine Funktion ist eine Dämpfung der Schallschwingungen und damit eine Regulierung der Hörempfindlichkeit. Fällt er aus, kommt es zur *Hyperakusis*, die Betreffenden hören alles unangenehm oder sogar schmerzhaft laut. Seine Bedeutung liegt jedoch eher in der Herabsetzung von Störschwingungen (Klirrfaktor), denn Schädigungen durch Lärm (Lärmschwerhörigkeit, Knalltrauma) kann er nicht verhindern. Über die genaue Bedeutung beider Muskeln herrscht allerdings noch keine letztgültige Einigkeit unter den Gelehrten.

8.8 Wichtige Zellen im Felsenbein

Mittelohrentzündungen greifen leicht auf das Antrum und weiter auf die Warzenfortsatzzellen über. Dies ist sehr ungünstig, da der Zugang höher liegt als die Warzenfortsatzzellen. Sekret kann deshalb schlecht abfließen, Entzündungen des Warzenfortsatzes neigen deshalb zu langwierigen Verläufen.

Ähnlich der Entstehung der Nasennebenhöhlen von der Nasenhöhle aus wächst nach der Geburt Schleimhaut aus der Paukenhöhle in den Warzenfortsatz des Schläfenbeins und lässt dort luftgefüllte, mit Schleimhaut ausgekleidete Hohlräume entstehen, die **Warzenfortsatzzellen** (Cellulae mastoideae).
Der Kuppelraum der Paukenhöhle setzt sich nach hinten in das **Antrum mastoideum**, den Vorhof der Warzenfortsatzzellen, fort. Zwischen Paukenhöhle und Vorhof liegt eine Enge, der Vorhofzugang (*Aditus ad antrum*).
Vom Antrum aus dehnt sich die Entstehung der Hohlräume (Pneumatisation[44]) weiter in den Warzenfortsatz aus und bildet hier die eigentlichen Warzenfortsatzzellen (**Cellulae mastoideae**). Der Vorgang der Pneumatisation dauert bis ins Erwachsenalter an und kann den gesamten Warzenfortsatz erfassen.
Ähnliche Zellen finden sich als *Cellulae tympanicae* auch am Boden der Paukenhöhle. Es handelt sich dabei jedoch nur um einzelne schleimhautausgekleidete Vertiefungen ohne klinische Bedeutung.

44 Pneumatisation von grch. πνευμα - Lufthauch: Luftfüllung bzw. Ersatz von (Knochen-) Gewebe durch Luft.

8.9 Abschnitte, Öffnungen und Wandaufbau der Ohrtrompete

Die Ohrtrompete (Tuba auditiva, nach ihrem Entdecker, dem päpstlichen Leibarzt Bartolomeo Eustachi, auch Eustachi-Röhre oder Tuba Eustachii genannt) stellt die etwa 3 - 4 cm lange Verbindung zwischen Paukenhöhle und Rachenraum her. Sie verläuft dabei von hinten außen oben nach vorne innen unten.
Die Ohrtrompete gliedert sich in einen kürzeren knöchernen und den längeren knorpeligen Abschnitt (vgl. Abb. 8.6, S. 235):

- **Knorpeliger Teil**: die Wand des rachenseitigen Teils wird durch einen im Querschnitt hakenförmigen elastischen Knorpel versteift. Durch Bindegewebe wird der hakenförmige Querschnitt zu einem schmalen, hohen Rohr vervollständigt, dessen Wände in Ruhe aneinander liegen.
- **Knöcherner Teil**: zur Paukenhöhle hin verläuft die Ohrtrompete in einem knöchernen Kanal des Felsenbeins.

Die Schleimhaut geht im Verlauf der Ohrtrompete vom respiratorischen Epithel des Rachenraums zu der dünnen Schleimhaut der Paukenhöhle über.

Die **Rachenöffnung** der Ohrtrompete war bereits Gegenstand des Abschnitts 5.9. Ihr Gegenstück ist die **Paukenhöhlenöffnung** in der Vorderwand der Paukenhöhle.

Die Funktion der Ohrtrompete als Verbindung zwischen Mittelohr und Nasenrachenraum (siehe auch 8.2) ist die Belüftung der Paukenhöhle. Sie ist notwendig zum Druckausgleich zwischen beiden Seiten des Trommelfells. Ohne diese Möglichkeit würde jede Veränderung des äußeren Luftdrucks zu einer Druckdifferenz am Trommelfell und damit zu einer Veränderung seiner Spannung führen. Wie bei einer Trommel verändert sich mit der Spannung die Schwingungsfrequenz. Die Übertragungs- und Verstärkungsfähigkeit der Gehörknöchelchenkette ist aber recht eng an einen bestimmten Frequenzbereich gebunden. Je weiter dieses Frequenzoptimum verlassen wird, umso schlechter funktioniert die Übertragung im Mittelohr.
Dies wird jeder bestätigen können, der schon einmal relativ schnell einen Bergpass hinauf- oder hinuntergefahren ist. Da der Luftdruck mit zunehmender Höhe abnimmt, entsteht bei dieser Gelegenheit eine solche Druckdifferenz am Trommelfell. Neben dem Druckgefühl auf dem Ohr macht sich dies als Schwerhörigkeit bemerkbar. Bei Schluckbewegungen ziehen die beiden Gaumensegelmuskeln (Gaumensegelheber und -spanner) die aneinander liegenden Wände des knorpeligen Teils der Ohrtrompete auseinander, und der Druck wird wieder ausgeglichen.

Dasselbe Phänomen ist bei Atemwegsinfekten zu beobachten. Ist der Tubeneingang mitbefallen, verschließt das angeschwollene Gewebe die Ohrtrompete. Da die Schleimhaut Luft resorbiert, entsteht mit der Zeit Unterdruck im Mittelohr.

8.10 Die Teile des Innenohrs mit knöchernem und häutigem Labyrinth und perilymphatischen Räumen

Dienen die bisher besprochenen Teile des Hör- und Gleichgewichtsorganes der Schallleitung und damit allein dem Gehörsinn, so finden sich im Innenohr endlich beide Sinne vereinigt. Dass die beiden Sinnesmodalitäten Gehör und Gleichgewicht in einem Organ zusammengefasst sind, wird verständlich, wenn man sich vor Augen hält, dass beide durch Reize derselben Energieform, nämlich durch mechanische Energie, erregt werden.

8.10.1 Unterscheidung von knöchernem und häutigem Labyrinth

Eine Übersicht über das Innenohr lässt sich gewinnen, indem man an einem Totenschädel Wachs oder Kunstharz in das Innenohr injiziert und später durch Aufmeißeln des Felsenbeins den so entstandenen Negativabdruck des knöchernen Labyrinths birgt. Derartige Ausgusspräparate vom knöchernen Labyrinth geben zugleich einen vergröberten Eindruck von der Form des häutigen Labyrinths.

Das Innenohr als Ganzes liegt in einem Hohlraumsystem des Felsenbeins, dem **knöchernen Labyrinth**. Es ist mit **Perilymphe** (*grch.:* περι - um etwas herum) gefüllt, einer wasserklaren Flüssigkeit, bei der es sich letztlich um Hirn- und Rückenmarksflüssigkeit handelt: Der *Perilymphraum* steht über einem winzigen Gang, den *Ductus perilymphaticus*, an der hinteren Felsenbeinkante mit dem Subarachnoidalraum in Verbindung.

Im knöchernen Labyrinth befindet sich - ähnlich dem Gehirn in der Schädelkalotte - schwimmend gelagert das **häutige Labyrinth** (s. Abb. 8.5), ein zusammenhängendes System aus Epithelsäcken und -kanälen, die mit der eher zähfließenden **Endolymphe** (grch. ενδο - innen, in etwas) gefüllt sind. Im Gegensatz zum Perilymphraum ist der Endolymphraum abgeschlossen. Sein Volumen ist um ein Vielfaches kleiner als das des Perilymphraumes.
Das häutige Labyrinth ist das eigentliche Sinnesorgan, weshalb das Innenohr auch zuweilen *Labyrinthorgan* genannt wird.

Das durch die Steigbügelplatte verschlossene *ovale Fenster* bildet den Zugang vom Mittelohr zum knöchernen Vorhof (**Vestibulum**) des Innenohrs. Von ihm gehen die knöcherne Schnecke (**Cochlea**) nach vorne und die **Bogengänge** nach hinten ab. Diese Gliederung des knöchernen Labyrinths entspricht zugleich der funktionellen Gliederung in seine beiden Sinnesfunktionen: Die Schnecke beherbergt die Hörfunktion, im Vorhof und den Bogengängen befinden sich die Sinneszellen für den Lage- und Gleichgewichtssinn.

8.10.2 Häutiges Labyrinth

8.10.2.1 Vorhof und Bogengänge

Der Vorhof des knöchernen Labyrinths enthält die beiden häutigen Vorhofsäckchen **Utriculus** (lat.: Schläuchlein) und **Sacculus** (lat.: Säckchen), die untereinander durch einen Kanal (*Canalis utriculosaccularis*) verbunden sind. Von diesem Kanal geht ein dünner Gang nach oben zur Hinterfläche des Felsenbeins ab, der *Ductus endolymphaticus*, der unter der harten Hirnhaut blind als *Saccus endolymphaticus* in einer Blase endet und damit einen gewissen Druckausgleich ohne Flüssigkeitsaustausch ermöglicht[45].

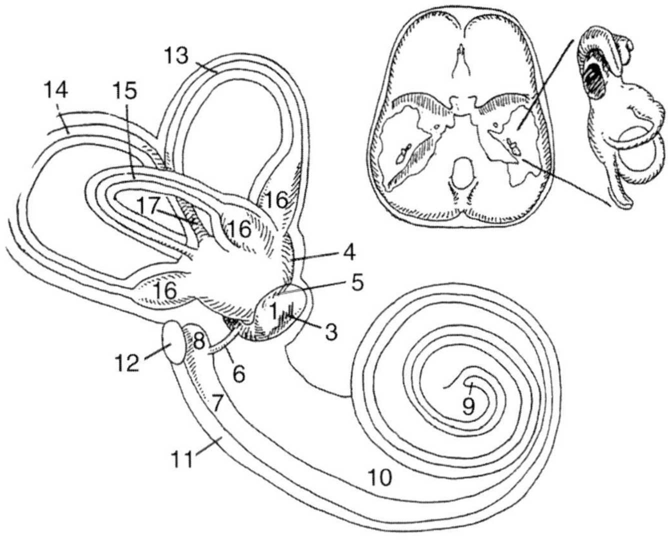

Abb. 8.10 Innenohr und seine Lage im Schädel

1 Sacculus, **2** Utriculus, **3** und **4** Lokalisationen der Maculaorgane, **5** Canalis utriculosaccularis, **6** Ductus reuniens, **7** Ductus cochlearis mit **8** Vorhofende und **9** Kuppelende. **10** Vorhoftreppe, **11** Paukentreppe, **12** rundes Fenster, **13** oberer, **14** hinterer, **15** seitlicher Bogengang, **16** Ampulla (membranacea), **17** gemeinsamer Schenkel von oberem und hinterem Bogengang. (PN)

Der **Utriculus** ist erheblich größer als der Sacculus und gibt die drei *häutigen* **Bogengänge** (*Ductus semicirculares* im Gegensatz zu den *knöchernen* *Canales semicirculares*) ab, die jeweils mit beiden Enden in den Utriculus münden: den **vorderen**, den **hinteren** und den **seitlichen** Bogengang.

45 In diesem Zusammenhang sei noch einmal betont, dass der Endolymphraum (in dem sich ja die Sinneszellen des Hör- und Gleichgewichtsorgans befinden) *keine* Verbindung zu anderen Räumen hat. Er ist abgeschlossen. Andererseits gilt: Wo Stillstand ist, ist Tod. Flüssigkeiten in lebenden Geweben befinden sich immer in einem Fließgleichgewicht aus Produktion und Resorption. Wird aus irgendwelchen Gründen dieses Gleichgewicht gestört, indem Endolymphe im Überschuss gebildet oder mangelnd resorbiert wird, kommt es zum Stau der Endolymphe. Die Sinneszellen werden irritiert, und es kommt zu Ohrgeräuschen (*Tinnitus*), Drehschwindel (*Vertigo*) und Schwerhörigkeit, einem als *Meniére*-Syndrom bezeichneten Krankheitsbild.

Die Funktion der **Bogengänge** spiegelt sich in ihrer Anordnung wieder: Ihre Bögen beschreiben drei Ebenen, die wie die drei Ebenen des Raumes senkrecht aufeinander stehen. Dabei liegen sie jedoch zu den Hauptebenen des menschlichen Körpers jeweils um ungefähr 45° gedreht: Der Winkel zwischen vorderem und hinterem Bogengang öffnet sich nach lateral, die durch den seitlichen Bogengang gebildete „Bodenebene" dieser beiden fällt nach außen hin (in einem Winkel von etwa 30°) ab, so dass die drei Ebenen der Bogengänge eine nach lateral offene dreiseitige Pyramide bilden.

An seiner ventralen Mündung in den Utriculus erweitert sich jeder Bogengang zur **Ampulle** (die gleichfalls sowohl häutig als *Ampulla membranacea* als auch knöchern als Ampulla *ossea* in Erscheinung tritt). Die dorsalen Abgänge von hinterem und seitlichem Bogengang verschmelzen zu einem gemeinsamen Schenkel (*Crus commune*), so dass nur fünf Mündungen für die Bogengänge aus dem Utriculus abgehen.

Sowohl in den Ampullen der Bogengänge als auch in den beiden Vorhofsäckchen befindet sich spezialisiertes Sinnesepithel. Die Vorhofsäckchen dienen der Wahrnehmung der Lage des Kopfes, die Bogengänge ermöglichen die Wahrnehmung von Beschleunigung im Raum. (Der Aufbau der Sinnesepithelien wird im Einzelnen unter Punkt 8.13 besprochen.)

8.10.2.2 Schnecke

Die rechte Schnecke ist (von der Kuppel nach außen) eine Rechtsspirale, die linke eine Linksspirale.

Der häutige Anteil der Schnecke wird als Schneckengang (**Ductus cochlearis**) bezeichnet. Er beginnt stumpf etwas unterhalb des Sacculus, mit dem er durch einen kurzen Gang, den **Ductus reuniens**, in Verbindung steht, und folgt den ungefähr zweieinhalb Windungen der knöchernen Schnecke, bis er an ihrer Kuppel blind endet.

8.11 Lage des Labyrinths im Felsenbein

Zur Beschreibung der Lage des Labyrinths hilft die Projektion auf zwei Ebenen, die Transversalebene und die Sagittalebene.

Zur Orientierung in der Transversalebene sollte man sich außerdem noch einmal vergegenwärtigen, dass das Felsenbein an der Grenze zwischen mittlerer und hinterer Schädelgrube einen Kamm bildet, der in einem Winkel von ungefähr 45° von hinten lateral nach vorne medial verläuft.

Denkt man sich eine Linie, die vom Verlauf des hinteren Bogenganges, dem Vorhof und der unteren Windung der Schnecke auf die Transversalebene projiziert wird, erhält man die Hauptachse des Labyrinths. Sie

verläuft ein Stück ventral des Felsenbeinkammes parallel zu ihm, wobei das Labyrinth in der Länge ungefähr das mittlere Drittel dieser Linie einnimmt.
Die Beschreibung in der Sagittalebene ist erheblich einfacher: Die Lage des Innenohrs entspricht hier annähernd der des äußeren Gehörgangs. Mit anderen Worten: Wäre der Schädel durchsichtig, könnte man entlang einer Transversalachse durch den äußeren Gehörgang und das Mittelohr in das Innenohr sehen.

Die Orientierung der Bogengänge wurde bereits oben unter Punkt 8.1 besprochen. Im Zusammenhang lässt sich die Lage des Labyrinths wohl besser aus einer klaren Zeichnung erkennen als aus einer Beschreibung.

8.12 Sinnesflächen des häutigen Labyrinths

Das häutige Labyrinth kennt drei unterschiedliche Arten von Sinnesflächen: Die beiden Maculaorgane der Vorhofsäckchen, die drei Cristae (Kämme) der Bogengangsampullen und das Corti-Organ in der Schnecke. Dem Corti-Organ widmet der Gegenstandskatalog zu Recht einen eigenen Punkt, so dass hier nur die Sinnesflächen des Gleichgewichtsorgans besprochen werden sollen.

8.12.1 Maculaorgane

Die Maculaorgane ermöglichen die statische Lagewahrnehmung, also das an der Schwerkraft ausgerichtete Gleichgewichtsempfinden. Sie befinden sich in umgrenzten Arealen der Wände der beiden Vorhofsäckchen. Im *Utriculus* befindet sich die Macula waagerecht auf dem Boden liegend, während die Macula des Sacculus senkrecht ausgerichtet ist.
Zu den Maculae hin gewinnt das Epithel des Endolymphraums an Höhe. Es differenziert sich im Bereich der Maculae selbst in zwei Zellarten, **Stütz-** und **Sinneszellen.** Die Stützzellen umgeben die Sinneszellen, ihre Aufgabe erklärt sich aus dem Namen.
Die **Sinneszellen** tragen an ihrer Oberseite jeweils etwa 70 bis 80 haarfeine **Zilien.** Diese Zilien liegen - von einem dünnen Endolymphfilm umgeben - in einer gallertartigen Masse, die dem Sinnesepithel aufliegt, der **Statolithen-** oder **Statokonienmembran** (grch.: σταις - Stand; λιθος - Stein; κονια - Staub). Die wiederum hat ihren Namen von Kalziumkarbonat-Kristallen, die auf ihrer Oberfläche liegen, den *Statolithen* oder *Statokonien* (früher auch *Otolithen* genannt).

Da diese Kristalle schwerer sind als die Endolymphe, wirken sie als Gewichte, die die Wirkung der Schwerkraft als tangentiale Kraft oder Scherkraft auf die Zilien übertragen und damit die Sinneszellen erregen. Die Sinneszellen sind an ihrem Zellkörper von Fortsätzen der Zellen der Hör- und Gleichgewichtsnerven umsponnen, die diese Erregungen registrieren und als Signale weiterleiten.

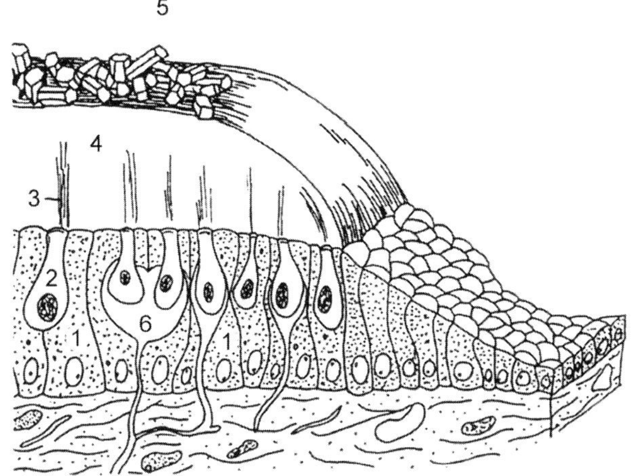

Abb. 8.11 Schematischer Schnitt durch ein Maculaorgan (Macula statica)

1 Stützzellen, **2** Sinneszellen, **3** Zilien, **4** Statolithenmembran, **5** Statolithen. **6** Nervenfaser. (PN)

Auf diese Weise werden die Maculaorgane direkt in Abhängigkeit von der auf sie einwirkenden Schwerkraft erregt. Da sie in zwei unterschiedlichen Ebenen des Raums angeordnet sind, ermöglichen sie eine Orientierung über die Lage des Kopfes relativ zur Richtung der auf ihn einwirkenden Kraft - in der Regel die Schwerkraft, jedoch auch zusätzlich einwirkende Beschleunigungskräfte.

Schwerkraft und Lage werden allerdings keineswegs ausschließlich durch das Gleichgewichtsorgan wahrgenommen, wie jeder bestätigen kann, dessen Beine sich einmal „schwer wie Blei" anfühlten. Rezeptoren der Eigenwahrnehmung der Muskeln und Gelenke geben uns ein Bild unseres Körpers, das sich nicht nur aus der Stellung der Körperteile zueinander ergibt, sondern in das gleichfalls die Schwerkraft einfließt. Außerdem unterstützen uns optische Eindrücke bei der Fähigkeit, zum Beispiel aufrecht und geradeaus zu gehen. Alle drei Reizmodalitäten - Gesichtssinn, Gleichgewichtssinn und Propriozeption (Eigenwahrnehmung) fließen in unsere Orientierung im Raum ein. Propriozeption und Gesichtssinn können sich in unterschiedlichem Maße gegenseitig ersetzen: Im Dunkeln können wir uns dank der Propriozeption immer noch halbwegs sicher bewegen. Fällt sie dagegen (bei bestimmten Rückenmarksschädigungen) aus, macht sich dies womöglich erst im Dunkeln bemerkbar: Bei Tage können die Patienten den Ausfall fast vollständig kompensieren.

Für den Gleichgewichtssinn gilt das nicht: Erfasst uns - sei es durch Reizung des Gleichgewichtsorgans in einer Drehrichtung, durch Krankheit oder übermäßigen Alkoholkonsum - der Schwindel, können wir uns nur noch mit größter Mühe und taumelnd auf den Beinen halten.

8.12.2 Cristae ampullares

An jeweils einer seiner beiden Mündungen in den Utriculus erweitert sich jeder Bogengang zur Ampulle. In ihr befindet sich ein Kamm, der wie ein Schleusentor quer im Lumen des Bogengangs steht. Die Sinneszellen dieser *Cristae* (Kämme) sind grundsätzlich genauso aufgebaut wie die der *Maculaorgane*: Differenzierte Epithelzellen tragen eine große Zahl Zilien. Bewegung der Zilien erregt die Sinneszelle, ein Geflecht von Nervenfasern um den Zelleib leitet die Information weiter. Auch hier ragen die Zilien in eine Art Gallertmasse hinein, deren Bewegungen sich auf die Zilien übertragen.

Unterschiede bestehen vor allem im bindegewebigen Untergrund, in der Gestalt der Gallertmembran und in der Funktionsweise des Organs.
Unter der Crista ampullaris wölbt sich das Bindegewebe zu einer Falte empor, die selbst bereits wie ein Staudamm im „Flussbett" des Bogengangs steht.

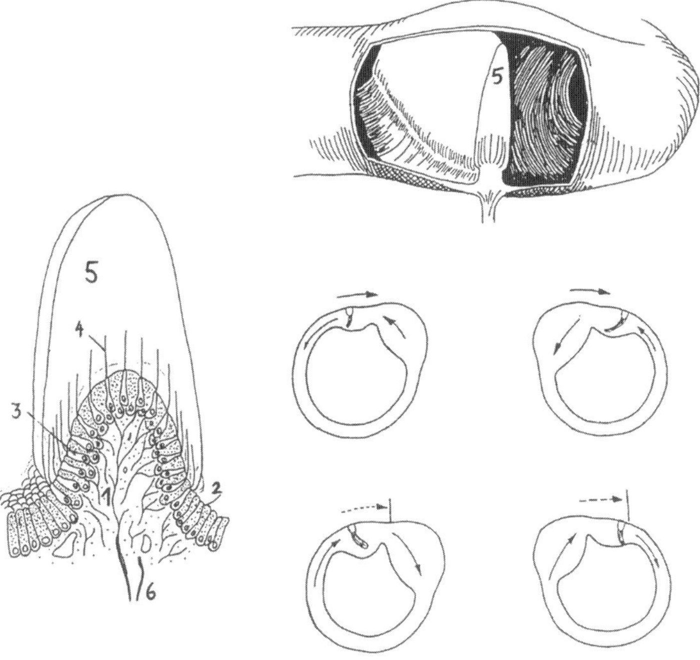

Abb. 8.12 Bogengänge: Ampulle und Crista ampullaris

1 Crista ampullaris, **2** Stützzellen, **3** Sinneszellen, **4** Zilien, **5** Cupula, **6** Nervenfasern. Funktionsweise der Bogengänge bei **A** Beginn und **B** Stopp einer Drehbewegung nach rechts (linker und rechter lateraler Bogengang). Nach Leonhardt 1984 (PN)

Die Gallertmembran trägt keine Statolithen. Ihre Dichte entspricht deshalb der der Endolymphe. Dies erklärt bereits die unterschiedliche Arbeitsweise der beiden Sinnesepithelien: Die Cristae werden nicht durch die als Schwerkraft einwirkende Erdbeschleunigung erregt, sondern durch die relative Beschleunigung der umgebenden Flüssigkeit gegenüber den Cristae.

Eine solche Bewegung kommt durch die Trägheit einer Flüssigkeit gegenüber Bewegungen der Umgebung zustande. Dies mag am Beispiel einer Kaffeetasse verdeutlicht werden, in der ein Stück Sahne schwimmt. Fasst man die Tasse am Henkel und dreht sie ruckartig um ihre eigene (senkrechte) Achse, so passiert mit der Flüssigkeit zunächst nichts. Die Sahne bleibt, wo sie war, und bequemt sich erst langsam zu einer geringen Drehung. Erst wenn man die Tasse stetig dreht (oder sehr langsam), folgt die Sahne der Bewegung der Tasse, verdeutlicht durch die Position des Henkels. Hält man die gleichmäßig rotierende Tasse aber plötzlich an, dreht sich der enthaltene Kaffee (und mit ihm die Sahnehaube) noch einige Runden weiter.

Wenn sich in der Tasse nun eine senkrecht an der Innenseite befestigte Reihe reizempfindlicher Haare befände, die also wie die Crista ampullaris quer zur möglichen Strömungsrichtung steht, so würde diese Reihe beim abrupten Start der Drehung mit der zunächst zurückbleibenden Flüssigkeit nach hinten, gegen die Drehrichtung gezogen und entsprechend erregt. Hat die Flüssigkeit ihre Trägheit überwunden und die gleiche Drehgeschwindigkeit erreicht wie die Tasse, werden die Haare sich wieder senkrecht gestellt haben - also null Erregung. Beim plötzlichen Abbremsen der Tassendrehung vollzieht sich das bei der Beschleunigung Beobachtete in umgekehrter Richtung: Die Haare werden nach vorne gebürstet, weil sich die Flüssigkeit noch weiter dreht, eine Erregung mit umgekehrtem Vorzeichen wie bei der Beschleunigung resultiert (siehe Abb. 8.12).

Genauso funktionieren die Cristaorgane der Bogengänge. Daraus geht hervor, dass sie nicht stetig einwirkende Kräfte fortlaufend registrieren, sondern auf die Wahrnehmung der Veränderung dieser Kräfte, also auf Beschleunigung (mit positivem oder negativem Vorzeichen) spezialisiert sind. Ihre Anordnung ermöglicht dabei eine vollständige Erfassung der drei Dimensionen.

Über Verbindungen zu den Augenmuskelkernen bewirkt die Erregung der Cristae ampullares eine rhythmische ruckartige Augenbewegung bei schneller Drehung um die eigene Achse, den *rotatorischen Nystagmus*. Er besteht aus einer langsamen Komponente und einer schnelleren, die man sich als Rückstellbewegung denken kann. Die langsame Richtung entspricht dem Drehsinn in den Ampullen und bezeichnet die Richtung des Nystagmus. Dasselbe Phänomen lässt sich als kalorischer Nystagmus auslösen, wenn die Bogengangsflüssigkeit durch Wärme oder Kälte (lat.: calor - Wärme) erregt wird, indem man etwa die äußeren Gehörgänge mit entsprechend temperierter Flüssigkeit spült.

8.13 Wände des Ductus cochlearis

8.13.1 Vorhoftreppe und Paukentreppe

Im knöchernen Schneckengang befinden sich insgesamt drei parallel verlaufende spiralige Gänge: die beiden zum Perilymphraum zählenden „Treppen", Vorhoftreppe und Paukentreppe, und der mit Endolymphe gefüllte Schneckengang, **Ductus cochlearis**, der das Corti-Organ enthält.

Die Schnecke hat eine kegelförmige knöcherne Achse, die **Schneckenspindel** (*Modiolus*). In ihr liegen Nervenzellen und Fasern des N. cochlearis als Anteil des *N. vestibulocochlearis*. Von dieser Achse springt eine spiralige Knochenlamelle weit in das Lumen des knöchernen Schneckengangs hervor (*Lamina spiralis ossea*) und bildet so eine längs verlaufende Wand, die den Querschnitt in zwei annähernd gleich große Anteile unterteilt.

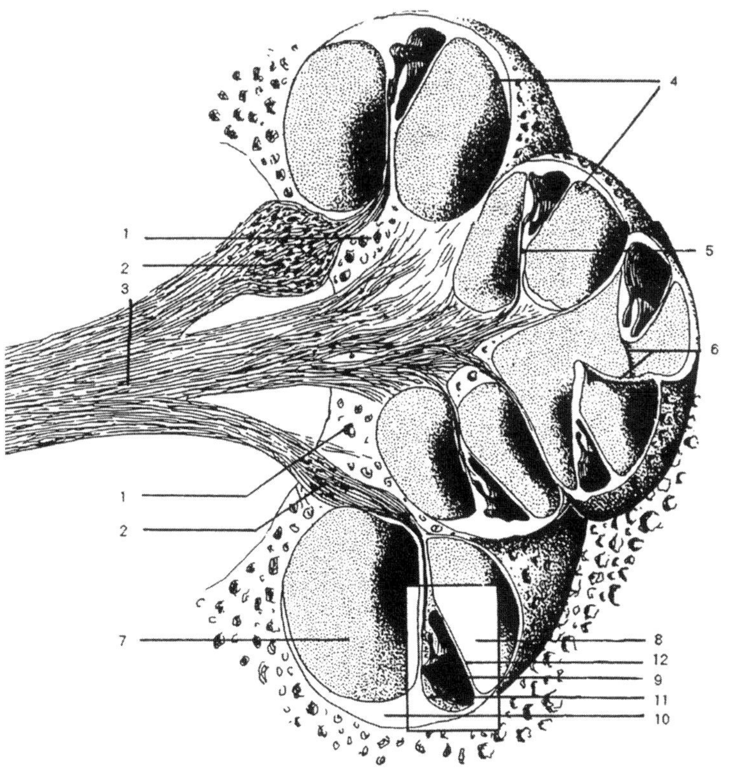

Abb. 8.13 Axialschnitt durch die Schnecke

1 Schneckenspindel, **2** Ganglion spirale, **3** Nervus cochlearis, **4** knöcherne Schnecke, **5** knöcherne Spirallamelle (Lamina spiralis ossea) mit **6** ihrem spitzen Abschluss in der Schneckenkuppel, **7** Paukentreppe (Scala tympani), **8** Vorhoftreppe (Scala vestibuli), **9** Ductus cochlearis, **10** Ligamentum spirale, **11** Stria vascularis, **12** Reissner-Membran. Kastenausschnitt: Abb. 8.14. (MD)

Bindegewebe und Epithel vervollständigt diese Wand nach peripher und trennt so die beiden Gänge des Perilymphraums. In der Kuppel der Schnecke (*Helicotrema*) endet die Trennwand scharfkantig, so dass eine Verbindung zwischen den beiden Gängen entsteht. Der laterale der beiden Gänge (bei anatomisch, mit der Kuppel nach lateral orientierter Schnecke) ist die *Vorhoftreppe*, **Scala vestibuli**, der medial gelegene die Paukentreppe, **Scala tympani**.

Die Vorhoftreppe steht in Verbindung mit dem Perilymphraum des Vorhofs. Schallwellen aus dem Mittelohr, die - durch Steigbügel und ovales Fenster übertragen - im Vorhof ankommen, setzen sich durch die Skala vestibuli fort, bis sie an der Schneckenkuppel ankommen. Dort gelangen sie in die Skala tympani, laufen in ihr die Schnecke herunter und gelangen zum runden Fenster mit dem *zweiten Trommelfell*, das den Druckausgleich mit dem Mittelohr ermöglicht, oder, anders gesagt, den Druck der Schallwelle an das Mittelohr zurückgibt.

8.13.2 Ductus cochlearis

Die Vorhoftreppe nimmt nicht die ganze laterale Hälfte der Schneckenwindungen ein. Eine dünne Membran aus zweischichtigem Epithel, die **Reissner-Membran**, teilt - etwa von der Mitte der Trennwand aus diagonal verlaufend - den zum Endolymphraum gehörenden **Ductus cochlearis**, (*Schneckengang*) ab[46].

Die knöcherne Spirallamelle, die Vorhof- und Paukentreppe voneinander trennt, setzt sich nach peripher in die **Basallamina** (*Lamina basilaris*, auf deutsch auch *Basilarmembran*) und weiter in das **Spiralband** (*Lig. spirale*) fort, das sich im Querschnitt fächerförmig ausbreitet.
Die Breite der Basallamina und mit ihr die des Ductus cochlearis nimmt von der Schneckenbasis zur Kuppel zu. Sie trägt das **Corti-Organ**, das die Sinneszellen für die akustische Wahrnehmung trägt. Seine Nervenfasern verlaufen entlang der Basallamina und durch die – weitgehend hohle – knöcherne Spirallamelle zum Ganglion spirale und weiter zum N. cochlearis in der Schneckenspindel.

Das Spiralband bildet die Außenwand der Schnecke und damit auch des Ductus cochlearis. Im Ductus cochlearis ist sie besonders reich an Kapillaren und wird deshalb **Stria vascularis** genannt (lat.: Stria - Streifen; vas - Gefäß). Sie produziert die Endolymphe.

Die Richtungsbezeichnungen an der Schnecke beziehen sich hier auf ihre Lage im menschlichen Körper. Noch einmal: Die Schneckenkuppel zeigt nach lateral (und vorne, mit einem Winkel von ungefähr 45°), was man sich leicht daran merken kann,

46 **Vorsicht: Die deutschen Bezeichnungen sind hier nicht eindeutig!** Manche Autoren bezeichnen die Windungen der knöchernen Schnecke als Schneckengang und unterscheiden davon auf Latein den Ductus cochlearis. **Nur die lateinischen Bezeichnungen sind eindeutig** festgelegt, so dass man sich bei den Gängen und Kanälen der Schnecke immer vergewissern sollte, worüber gerade gesprochen wird.

dass der Hörnerv von medial kommt und dort an der „offenen", kuppelabgewandten Seite die Schnecke erreicht.
In vielen Lehrbüchern wird die Schnecke allerdings so abgebildet, dass sie mit der Basis nach unten und der Kuppel nach oben zeigt. Dann liegt die Vorhoftreppe über der Paukentreppe (statt lateral), die Reissner-Membran bildet das Dach des Ductus cochlearis. Entsprechend lauten dann die Beschreibungen. Diese Darstellungsweise hat eine gewisse Tradition, so dass man sie notgedrungen kennen muss. Sie erleichtert vielleicht die Anschauung der Schnecke selbst geringfügig, dies jedoch häufig um den Preis großer Verwirrung über die wirkliche Lage der Schnecke im Körper.

8.13.3 Funktion

Die Schallwellen, die die Vorhoftreppe hinauflaufen, versetzen die dünne Reißner´ Membran in Schwingungen, die sich als Wanderwellen auf die Endolymphe übertragen. Durch sie werden schließlich die Sinneszellen des Corti-Organs erregt (s. 8.15). Die unterschiedliche Breite der Basallamina bzw. des Ductus cochlearis ist dabei von Bedeutung für die Wahrnehmung der Tonhöhe: Hohe Töne erzeugen hochfrequente Wellen, die sich nur auf dem schmalen Anfangsteil der Basallamina fortsetzen, tiefere Töne setzen sich mit ihrer niedrigeren Frequenz auch in zunehmend breitere Abschnitte fort. Auf diese Weise wird das vom Menschen gehörte Frequenzspektrum von 20 bis 20 000 Hz räumlich im Ductus cochlearis repräsentiert. Diese räumliche Zuordnung (**tonotopische Organisation**) ist die Grundlage der unterscheidenden Wahrnehmung der Tonhöhe.

Dies hat unter anderem praktische Bedeutung bei der Lärmschwerhörigkeit. Der Lärm, dem ein Arbeiter zum Beispiel am Presslufthammer oder in Maschinenhallen ausgesetzt ist, besteht meist aus niedrigen bis mittleren Frequenzen. Dennoch setzt die Schwerhörigkeit zunächst bei den hohen Frequenzen ein. Dies erklärt man sich damit, dass die Wanderwellen tiefer Frequenzen den ganzen Schneckengang durchlaufen, also auch den Schneckenanfang, in dem die hohen Frequenzen gehört werden. Die entsprechenden Sinneszellen werden daher immer miterregt und entsprechend stärker belastet.
Die akute Version dieser Situation ist zunächst weniger bedrohlich: Nach einem Disko-Besuch, einem Popkonzert oder ähnlicher akuter Lärmexposition bleibt noch Stunden danach ein hoher Piepton zu hören.

8.14 Aufbau des Corti-Organs

Das Corti-Organ (**Organum spirale**) wird wie ein längs verlaufender Wall von der Basallamina getragen. Es enthält zwei Arten von Sinneszellen, die Haarzellen, die durch Schwingungen der Basllamina bzw. Wanderwellen der Endolymphe erregt werden und ihre Impulse an den Hörnerv weiterleiten. Sie werden von Stützzellen gehalten. Zwischen ihnen liegen drei längs verlaufende Rinnen und Tunnel. Von einer innen parallel dazu verlaufenden Verdickung der Knochenhaut der Spirallamina aus wölbt sich eine Membran über die Haarzellen, die *Lamina tectoria.*

Unter den **Haarzellen** lassen sich die *inneren Haarzellen* von den *äußeren* unterscheiden. Ihr mikroskopischer Aufbau ist grundsätzlich ähnlich: An der Oberfläche zum Endolymphraum hin tragen sie eine dicke *Cuticulaschicht*, in der halbkreisförmig meist drei abgestufte Reihen Sinneshärchen, **Zilien**, befestigt sind. An ihrem basalen Ende erreichen Nervenfasern mit **synapsenartigen Kontakten** die Haarzellen.

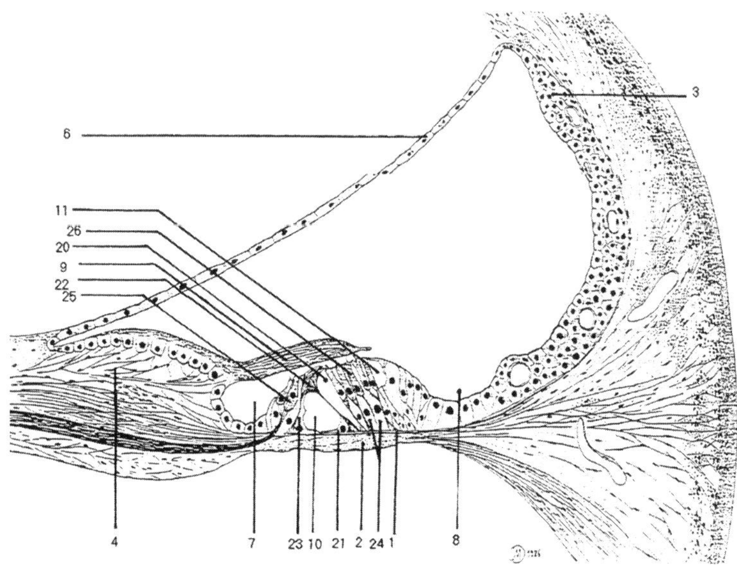

Abb. 8.14 Schnitt durch Ductus cochlearis mit Corti-Organ

1 Lamina basilaris mit **2** Bindegewebszellen der tympanalen Seite, **3** Stria vascularis, **4** Limbus spiralis, **6** Reissner-Membran, **7** Sulcus spiralis internus, **8** Sulcus spiralis externus.
Corti-Organ: **9** Lamina tectoria, **10** innerer, **11** äußerer Tunnel, **20** Nuel´ Raum, **21** äußere Pfeilerzellen mit **22** rundem Kopfteil, **23** innere Pfeilerzelle mit Kopfplatte, **24** Deiters-Stützzellen, **25** innere, **26** äußere Haarzellen. (MD)

Die Unterschiede zwischen den beiden Haarzellarten liegen in Anordnung und Gestalt: Die inneren Haarzellen bilden lediglich eine Reihe und haben einen bauchigen, gegenüber den Zilien abgeknickten Zellleib. Die äußeren Haarzellen stehen peripher von den inneren in drei (Basalwindung) bis fünf Reihen (obere Schneckenwindung). Sie haben schlanke Zellkörper, die annähernd die Richtung der Zilien fortsetzen.

Zwischen beiden Zellgruppen verlaufen der **innere Tunnel** und der *Nuel´ Raum*. Der innere Tunnel wird von den *inneren* und *äußeren* **Pfeilerzellen** gebildet, die mit ihren Fortsätzen die annähernd gerade innere und die

diagonale äußere Wand des Tunnels formen und sich mit ihren Kopfteilen zur Decke des Tunnels verbinden.
Der *Nuel' Raum* liegt zwischen den äußeren Pfeilerzellen und den inneren Haarzellen, an die sich peripher der erheblich kleinere **äußere Tunnel** anschließt.

Die äußeren und inneren Haarzellen werden von den *Deiters-Stützzellen* oder **Phalangenzellen** getragen, zwischen denen die Nervenfasern verlaufen. Die Phalangenzellen bilden ihrerseits Fortsätze, die zwischen den Haarzellen an die Oberfläche gelangen und sich dort zu einer zusammenhängenden Membran verbinden, die die Zwischenräume zwischen den Haarzellen nach oben abdichtet.

Nach peripher schließen sich an die Phalangenzellen bzw. äußeren Haarzellen einfache hohe Epithelzellen an, deren Höhe innerhalb weniger Reihen stark abnimmt, so dass peripher des Corti-Organs eine Rinne, der *Sulcus spiralis externus* entsteht.
Das Gegenstück dazu bildet eine Rinne zwischen inneren Haarzellen und dem der überkragenden Lamina tectoria, der *Sulcus spiralis internus*.

8.15 Lage und innerer Aufbau der Ganglien des VIII. Hirnnervs

Der **N. vestibulocochlearis (VIII)** ist der sensorische Nerv des Hör- und Gleichgewichtsorgans. Seine Fasern kommen aus zwei Gangliengruppen, nämlich als **N. cochlearis** aus den Fasern des **Ganglion spirale** und als **N. vestibularis** aus dem oberen und unteren **Ganglion vestibulare**. Beide Gangliengruppen enthalten *bipolare Nervenzellen*, deren dendritische Fortsätze die Haarzellen des Corti-Organs bzw. die Sinneszellen der Cristae und Maculaorgane erreichen und deren Axone zum Hirnstamm ziehen.
In diesen Ganglien findet also noch keine Verschaltung von Nervenfasern und damit auch keine Informations*verarbeitung* statt.

8.15.1 Ganglion spirale

Das *Ganglion spirale* ist nicht ein einzelnes Ganglion, sondern eine Kette von nebeneinander liegenden Nervenzellgruppen. Sie liegen dem Verlauf der Schnecke entsprechend im Knochen der Schneckenspindel (*Modiolus*) eingebettet auf der Höhe des Abgangs der knöchernen Spirallamina. Ihre Dendriten sind synapsenartig mit den Basen der Haarzellen verbunden (s.o.) und erreichen diese durch die hohle knöcherne Spirallamina hindurch. Die Axone laufen wie ein spiralförmiger Trichter aufeinander zu und vereinigen sich zum **N. cochlearis**.

8.15.2 Ganglion vestibulare

Das Vorhofganglion besteht aus einem oberen (*Pars superior*) und unteren (*Pars inferior*) Anteil. Es liegt am Ende des knöchernen *inneren Gehörgangs*. Die Zugehörigkeit der Fasern zu den beiden Anteilen ist rein topographischer Natur: Im oberen Teil liegen die Zellkerne, deren Dendriten die Cristae ampullares von oberem und seitlichem Bogengang sowie die Macula utriculi und Teile der Macula sacculi erreichen. Vom unteren Anteil ziehen die übrigen Dendriten zur Macula sacculi und zur Ampulle des vorderen Bogengangs. Die Axone beider Ganglienteile vereinigen sich zum N. vestibularis, der durch den gemeinsamen Verlauf mit dem N. cochlearis im inneren Gehörgang zum N. vestibulocochlearis wird. Fasern beider Nerven werden jedoch nicht ausgetauscht oder verschaltet, tatsächlich besteht der N. vestibulocochlearis also aus zwei getrennten Nerven.

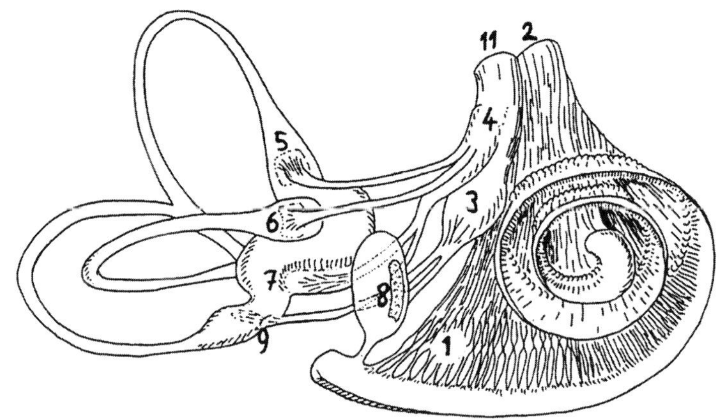

Abb. 8.15 Ganglien und Nervenbahnen des Hör- und Gleichgewichtsorgans

1 Ganglion spirale, **2** Nervus cochlearis **3** Ganglion vestibulare mit **4** Pars superior und deren Fasern von der **5** Crista ampullaris des oberen, **6** des seitlichen Bogenganges und der **7** Macula utriculi und **8** sacculi. **9** Pars inferior des Ggl. Vestibulare mit Fasern von der Crista ampullaris des **10** hinteren Bogenganges. **11** Nervus vestibularis. Nach Leonhardt 1984 (PN)

8.16 Zentrale Hör- und Gleichgewichtsbahnen

Auch im weiteren Verlauf bleiben Hör- und Gleichgewichtsbahnen getrennt. Beide stellen Verbindungen zu anderen Sinnessystemen her, Verbindungen untereinander sind nicht bekannt. Das Hören vermittelt komplexe Informationen der Außenwahrnehmung, deren volle Bedeutung überwiegend erst durch bewusste Wahrnehmung und Auswertung erfasst werden kann. Der Beschleunigungs- und Gleichgewichtssinn ist dagegen stärker auf den Körper selbst bezogen und vermittelt überwiegend Informationen, die unmittelbare koordinierte körperliche Reaktionen erfordern. Es wird daher nicht verwundern, den Schwerpunkt der neuronalen Verschaltungen bei der Hörbahn im Großhirn zu finden, bei der Gleichgewichtsbahn aber auf der Ebene des Stammhirns.

8.16.1 Hörbahn

8.16.1.1 Hörnervenkerne

Die zweiten Neuronen der Hörbahn liegen in zwei Kerngebieten des verlängerten Rückenmarks (*Medulla oblongata*), dem vorderen (*Nucleus cochlearis ventralis*) und dem hinteren Hörnervenkern (*Nucleus cochlearis dorsalis*).
Der N. cochlearis tritt im Kleinhirnbrückenwinkel unmittelbar am vorderen Kern in die Medulla ein. Ein Teil seiner Fasern wird hier auf das **zweite Neuron** umgeschaltet, die übrigen verlaufen bis zum hinteren Kern und erreichen erst dort das zweite Neuron.

Wie das Corti-Organ sind auch die Hörnervenkerne tonotopisch organisiert: Die Fasern der untersten Schneckenwindung verlaufen dorsal-medial (hohe Töne), die der kuppelnahen Windung ventral-lateral (tiefe Töne).

Die Fasern des **vorderen** Hörnervenkerns kreuzen in einer bogenförmig verlaufenden Kette von Kerngebieten als *Corpus trapezoideum* auf die Gegenseite. Einige Fasern aus dem **hinteren** Kern schließen sich dem Corpus trapezoideum an, die meisten verlaufen jedoch in einem Bogen direkt zur Gegenseite.

Ein großer Teil der Fasern wird im Verlauf *Corpus trapezoideum* in den *Trapezkernen* bereits auf das **dritte Neuron** umgeschaltet. Der mediale dieser drei Kerne wird von Fasern beider Seiten erreicht und bildet dadurch als Bestandteil eines vernetzten Fasersystems die neurophysiologisch unterste Ebene des Richtungshörens.

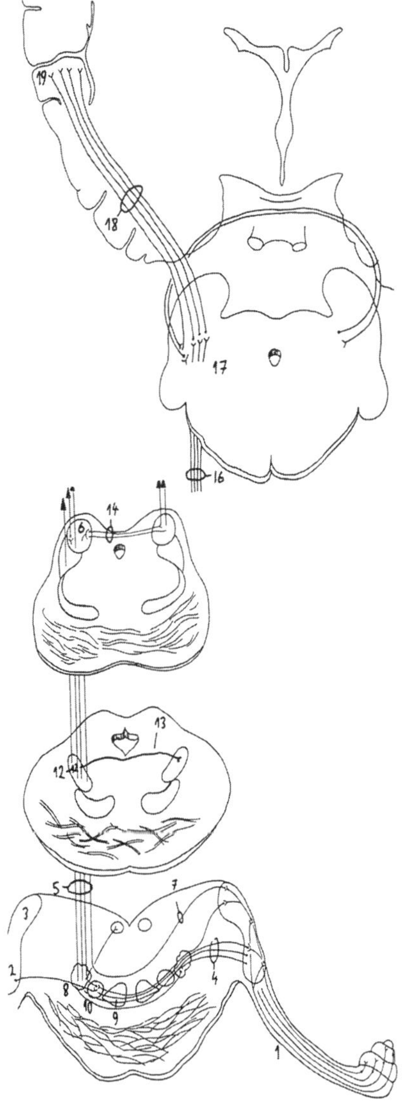

Abb. 8.16 Hörbahn

1 N. cochlearis, **2** Ncl. cochlearis ventralis, **3** Ncl. cochlearis dorsalis, **4** Corpus trapezoideum, **5** Lemniscus lateralis, **6** unterer Zweihügel der Vierhügelplatte, **7** Striae acusticae dorsales, **8** hinterer, **9** vorderer Kern des Corpus trapezoideum (Trapezkerne), **10** akzessorischer Kern, **11** mögliche Faserverbindungen vom hinteren Trapezkern zum Kern des N. abducens (für den äußeren geraden Augenmuskel), **12** hinterer Kern des Lemniscus lat., **13** Probst´ Kommissur, **14** Kommissur der unteren Zweihügel, **15** Corpus geniculatum mediale, **17** Commissura supraoptica inferior, **18** Hörstrahlung, **19** Hörrinde (**16** Stiel der unteren Zweihügel). (PN)

Fasern, die vom lateralen Trapezkern zum Kern des äußeren geraden Augenmuskels ziehen, wurden zunächst als Bestandteil der Verbindung zwischen akustischem und optischem System interpretiert. Inzwischen geht man jedoch davon aus, dass die betreffenden Fasern den Kern ohne Verschaltung passieren und zum gegenüberliegenden Hörnervenkern ziehen. Auch sie dienen damit möglicherweise dem Richtungshören.

8.16.1.2 Lemniscus medialis und Vierhügelplatte

Am Ende ihres Weges auf die Gegenseite erreichen die Nervenfasern eine aufwärts ziehende Bahn, den **Lemniscus medialis**.

Er zieht zum **unteren Hügelpaar** (**Colliculus inferior**) der Vierhügelplatte. Auf dem Weg dorthin stellt er noch eine weitere Querverbindung zur Gegenseite her.
Im **Colliculus inferior** findet sich ebenfalls eine tonotopische Anordnung der Nervenzellen. Von hier aus werden Impulse in vier Richtungen weitergeleitet:

- eine dritte **Kommissurenbahn** verläuft zum Colliculus inferior der Gegenseite,
- zu den **oberen Zweihügeln** verlaufen Fasern für akustikooptische Reflexe wie die unwillkürliche Blickwendung zu einer Geräuschquelle hin,
- zum **Kleinhirn** ziehen Fasern für die Bewegungskoordination, und schließlich verläuft
- die **Hörbahn** selbst weiter aufwärts zum Großhirn.

Vom Colliculus inferior aus erreicht die Hörbahn den medialen Kniehöcker (**Corpus geniculatum mediale**) im Mittelhirn. Hier wird nicht nur die Hörbahn auf das **vierte Neuron** umgeschaltet, sondern auch mit anderen Systemen, vor allem dem der *somatosensorischen Wahrnehmung*, vernetzt.

8.16.1.3 Hörstrahlung

Am mittleren Kniehöcker beginnt die **Hörstrahlung.** Sie verläuft durch den hinteren Anteil der *Inneren Kapsel* zur Hörrinde im Temporallappen. Dabei werden ihre - weiterhin tonotopisch angeordneten Fasern - gegeneinander verdreht: Die im Kniehöcker ventral gelegenen Fasern befinden sich am Ende der Hörbahn dorsal und umgekehrt.
Auch die Hörstrahlung bildet Kommissuren, die zur gegenüberliegenden Hörrinde aufsteigen. Die Hörrinde jeder Seite erhält so Impulse von beiden Corti-Organen, die bewusstes Richtungshören ermöglichen.

8.16.1.4 Hörrinde

Die **Hörrinde** befindet sich im oberen Anteil des Temporallappens. Dort verlaufen einige Windungen quer (im Gegensatz zum eher längs orientierten Verlauf der übrigen Temporalwindungen). Diese **Heschl-Querwindungen** bilden die primäre Hörrinde. Auch in ihr sind die Nervenzellen tonotopisch angeordnet. Die am weitesten rostral und medial gelegenen Zellen werden durch die höchsten Frequenzen erregt, die kaudal und lateral gelegenen durch tiefe.

In der Hörrinde lassen sich primäre Endigungen der Hörbahn von sekundären, also durch weitere Verschaltung erregten Gebieten unterscheiden. Die Heschl-Querwindungen (Area 41) dienen der rein akustischen Wahrnehmung, der Empfindung von Tönen. In benachbarten Gebieten der Temporalrinde werden diese Reize interpretiert und erhalten dadurch Informationswert: In den dorsal-kaudal der Heschl-Querwindungen gelegenen Areae 22 und 42, die auch die *Wernicke-Region* enthalten, werden Lautfolgen erkannt und als Wörter, aber auch als Melodien verstanden. Ein großer Teil der übrigen Temporalrindengebiete ist damit beschäftigt, diese Informationen weiterzuverarbeiten. So findet unterhalb der genannten Regionen im mittleren Temporallappenanteil (Area 21) die bewusste Koordination mit Körperbewegungen im Sinne von Horchbewegungen statt. Auch akustische Aufmerksamkeit wird hier „erzeugt". Das eigentliche Sinnverständnis ist noch ein Stück weiter dorsal-kaudal lokalisiert, im unteren Temporallappen (Area 20, Sinnverständnis für Geräusche und Musik) und im Übergang zum Okzipitallappen (Area 37, Namenverständnis).

8.16.2 Gleichgewichtsbahnen

Der **N. vestibularis** tritt ventral des N. cochlearis in den Hirnstamm ein. Sein Kerngebiet besteht aus vier Anteilen, die in der anatomischen Nomenklatur von einem *Nucleus medialis* ausgehend als *Nucleus superior, inferior* und *lateralis* bezeichnet werden. Bis auf den unteren sind sie alle auch - inzwischen inoffiziell - mit den Namen ihrer Entdecker versehen, wovon allenfalls die Bezeichnung *Deiters-Kern* für den Nucleus lateralis Erwähnung verdient.

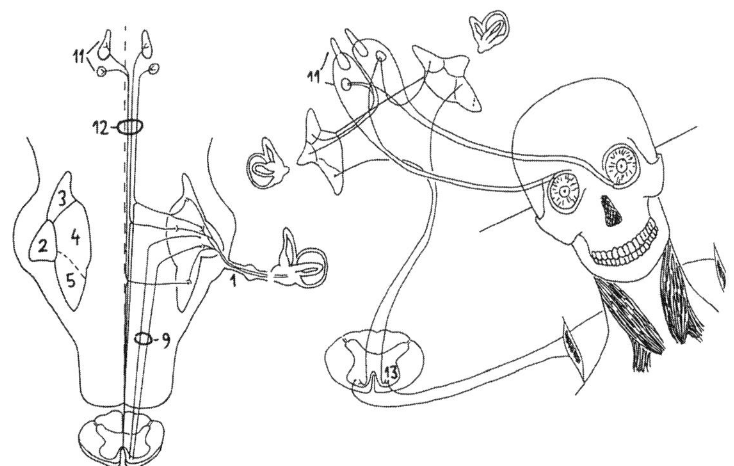

Abb. 8.17 Kerngebiete und Bahnen des Gleichgewichtsorgans, Zusammenarbeit mit Augen- und Haltemuskulatur.

1 N. vestibularis, **2** Ncl. lateralis (Deiters), **3** Ncl. superior (Bechterew), **4** Ncl. medialis (Schwalbe), **5** Ncl. inferior. **9** Tractus vestibulospinalis, **11** Kerngebiete der Hirnnerven für die Augenmuskeln, **12** mediales Längsbündel, **13** motorische Vorderhornzelle. Nach Leonhardt 1984 (PN)

In diesen Kernen findet sich ähnlich denen des N. cochlearis eine topische Anordnung: Die **zweiten Neuronen** der auf lineare Beschleunigung reagierenden Makulaorgane finden sich im *Nucleus inferior* und z.T. im lateralen Anteil des *Nucleus medialis*, zusammengefasst: in den unteren Kernen. Die durch Drehbewegungen erregten Fasern der *Cristae ampullares* werden dagegen im oberen Anteil des *Nucleus medialis* und im *Nucleus superior* umgeschaltet.

Große Teile des Vestibulariskerngebietes sind an dieser Projektion des Gleichgewichtsorgans nicht beteiligt. Sie stellen die vielfältigen Beziehungen des Gleichgewichtsorgans zu allen übrigen mit der Orientierung im Raum befassten Organ- und Nerven-(Teil-) Systemen her, die in vergleichbarer Weise in der Hörbahn erst auf Mittelhirnebene geknüpft werden. Das Vestibulariskerngebiet jeder Seite erreichen

- **Kommissurenbahnen** vom gegenüberliegenden Vestibulariskerngebiet, über die Zellen des betreffenden Kerns durch das gegenüberliegendende Labyrinth erregt werden,
- Fasern aus dem **Kleinhirn** und
- **propriozeptive Fasern** aus dem Rückenmark, die Informationen über die Gelenkstellung und damit die Körperhaltung vermitteln.

Umgekehrt entsenden die Vestibulariskerne folgende Nervenfasern:

- In das **Rückenmark** zieht der *Tractus vestibulospinalis*, der bis ins Sakralmark reicht. Seine Fasern aktivieren Motoneurone der Streckermuskulatur.
- Die **Formatio reticularis** erhält eine Vielzahl Zuflüsse aus allen Vestibulariskernen.

Bei der Formatio reticularis handelt es sich um ein Netzwerk von Nervenzellen, das vom verlängerten Rückenmark bis ins Mittelhirn reicht. Sie integriert und beeinflusst eine Vielzahl „primitiver" Funktionen. Dazu erhält sie Afferenzen von allen Sinnesorganen und von Kleinhirn, Großhirnrinde und verschiedenen Kerngebieten des Zwischenhirns und sendet sowohl auf- als auch absteigende Efferenzen aus. Ihre Wirkung besteht - je nach Art und Intensität der Erregung - in völlig verschiedenen, zum Teil gegensätzlichen, umfassenderen Aktivierungen oder Hemmungen. So bildet sie unter anderem das Atem- und Kreislaufzentrum, das Atem- und Herzfrequenz sowie Blutdruck anheben, aber auch senken kann; sie regelt ferner den Grundtonus der Skelettmuskulatur und kann einen durch das so genannte **Aufsteigende Retikuläre Aktivierende System** *schlagartig in einen hellwachen Zustand versetzen.*

Bei Neugeborenen bilden sie einen komplexen Schutzreflex, den Moro-Reflex: Hält man das Kind in beiden Händen fest und senkt die Hand, die den Kopf hält, schnell um wenige Zentimeter, breitet das Neugeborene die Arme aus und schließt sie wieder. Im Lauf der ersten Monate wird dieses primitive Bewegungsmuster durch die Kontrolle höherer Zentren verdrängt.

- Fasern zum **Kleinhirn** dienen ebenso wie die aufsteigenden *vom* Kleinhirn der Bewegungskoordination, vor allem der Feinkoordination und dem Gleichgewichthalten bei komplizierten Bewegungsabläufen.
- Schließlich bestehen Verbindungen zu den **Augenmuskelkernen**, wobei vermutet wird, dass Zellen für jeweils einen Augenmuskel mit Zellen aus jeweils einem Bogengang verschaltet werden. Das Ergebnis ist eine sehr präzise Koordination von Augenbewegungen und Stellung des Kopfes, an der auch die im Rückenmark zu Motoneuronen der Halsmuskulatur absteigenden Fasern aus den Vestibulariskernen beteiligt sind.

Durch diese Koordination rollen die Augenmuskeln die Augäpfel in Abhängigkeit von der Kopfneigung so, dass wir (innerhalb eines gewissen Bereichs) in jeder Lage dasselbe, aufrecht stehende Bild wahrnehmen.

A* Anhang: Ergänzungen zum Thema Kopf außerhalb des Lernzielkatalogs

A.1* Grundkenntnisse des Hirnschädels

Der **Schädel**, lat. *Cranium*, ist die knöcherne Grundlage des Kopfes. Er besteht aus verschiedenen platten Knochen, die zum Teil *chondral*, also wie die langen Röhrenknochen auf knorpeliger Grundlage, zum Teil als Deckknochen *desmal*, auf bindegewebiger Grundlage, entstehen. Sie sind untereinander durch Knochennähte, *Suturen*, verbunden, die im Laufe des Lebens zunehmend verknöchern.

Der Schädel wird in den Hirnschädel, das **Neurokranium,** und den Gesichtsschädel, das **Splanchno-** oder **Viscerokranium**, unterteilt. Die Grenze zwischen beiden wird durch die **Schädelbasis** gezogen, die vom Dach der Augenhöhle bis zur Höhe der äußeren Gehörgänge verläuft und den Hirnschädel nach unten abschließt. Kanäle und Löcher erlauben Gefäßen und Nerven den Durchtritt durch die Schädelbasis.

Die Wölbung des Schädeldaches wird von vier Knochen, zwei unpaaren und einem paarigen, geformt:

- Das **Stirnbein**, *Os frontale*, bildet unter anderem die Dächer der Augenhöhlen. Es ist paarig angelegt, die Längsnaht zwischen beiden Hälften verknöchert jedoch früh und vollständig, so dass es noch im Kindesalter zu einem einzigen unpaaren Knochen wird.
- Das paarige **Scheitelbein**, *Os parietale*, schließt sich dorsal an und bildet den seitlichen Teil des Schädeldaches.

- Noch weiter dorsal folgt das unpaare **Hinterhauptsbein**, *Os occipitale*, dessen oberer Anteil, die *Hinterhauptsschuppe*, von hinten unten kommend wie ein Dreieck zwischen die dorsalen Anteile der Scheitelbeine geschoben scheint. Es bildet den Boden der hinteren Schädelgrube und umschließt das **Foramen magnum** (lat: foramen - Loch, magnus, -a, -um - groß), durch das das Rückenmark die Schädelhöhle verlässt. Der vor dem Foramen magnum gelegene Teil steigt nach vorne an und zählt bereits zur Schädelbasis. Seitlich grenzen an das Foramen magnum zwei nach unten gerichtete Gelenkhöcker an. Sie bilden Gelenke mit dem obersten Halswirbel, dem *Atlas*, und tragen den Schädel.

Zwischen Stirnbein und Scheitelbeinen verläuft quer eine Knochennaht, die **Kranznaht** oder *Sutura coronalis*. Die beiden Scheitelbeine werden durch eine längs verlaufende Naht, die **Pfeilnaht** oder *Sutura sagittalis*, miteinander verbunden.

Nach dorsal teilt sich die Pfeilnaht um das Hinterhauptsbein in die **Lambdanaht**, *Sutura lambdoidea*, die Hinterhauptsbein und Scheitelbeine verbindet.

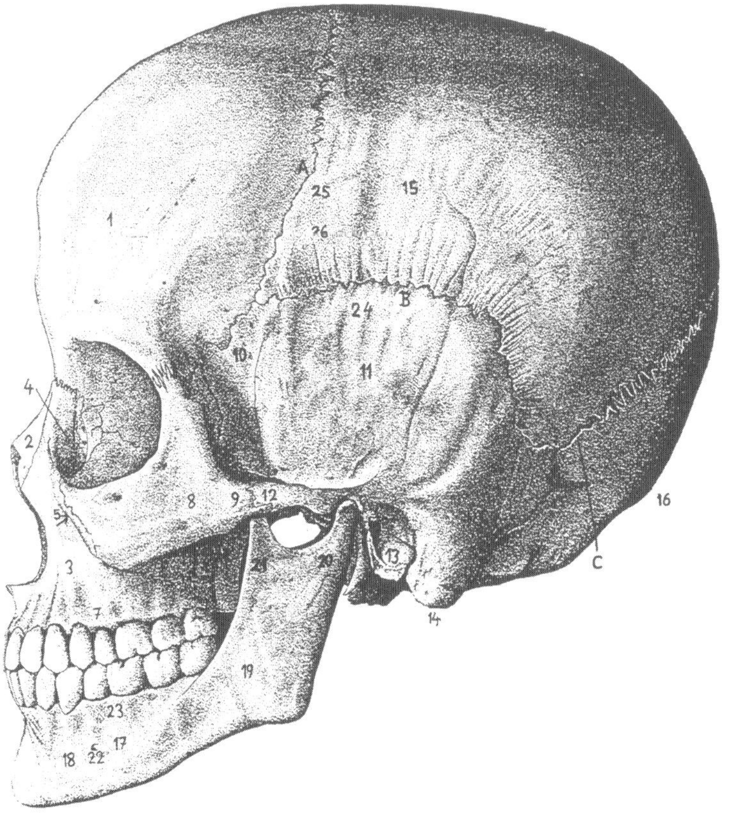

Abb. A.1 Schädel von der Seite

1 Stirnbein (os frontale); **2** Nasenbein (Os nasale); **3** Maxilla mit **4** Eingang des Tränen-Nasen-Ganges (Fossa sacci lacrimalis), **5** Foramen infraorbitale für Äste des N. maxillaris (N. trigeminus III), **6** vorderem Nasensporn (Spina nasalis anterior) und **7** Proc. alveolaris; **8** Jochbein (Os zygomaticum) mit **9** Proc. temporalis, der mit dem Proc. zygomaticus des Os temporale den Jochbogen bildet; **10** großer Keilbeinflügel (Ala maior ossis sphenoidalis); **11** Schläfenbein (Os temporale) mit **12** Proc. zygomaticus, **13** äußerem Gehörgang (Meatus acusticus externus) und **14** Warzenfortsatz (Proc. mastoideus); **15** Schläfenbein (Os parietale); **16** Hinterhauptsbein (Os occipitale); **17** Unterkieferknochen (Mandibula) mit **18** Corpus und **19** Ramus mandibulae (Ast), **20** Proc. glenoidalis, **21** Proc. coronarius, **22** Foramen mentale und **23** Proc. Alveolaris. **24** Planum temporale (Schläfenfläche) als Ursprungsfläche des M. temporalis, begrenzt durch **25** Linea temporalis superior und **26** inferior. **Wichtige Schädelnähte**: **A** Sutura coronalis, **B** Sutura squamosa, **C** Sutura lambdoidea. Die übrigen Nähte werden nach den beteiligten Knochen benannt. (MD)

Große und kleine Fontanelle: *Die Deckknochen des Schädeldaches wachsen in der Fetalzeit aus runden Knochenkernen strahlenförmig aufeinander zu. Wo sie aneinander stoßen, entsteht eine - zunächst bindegewebige - Knochennaht. Beschreibt man die gemeinsamen Nähte von Stirn- und Scheitelbeinen als Kanten eines Vierecks, wird klar, dass von dem Knochenkern aus die Strecke zu einem Punkt in der Mitte der Kanten kürzer ist als die zu ihrem (späteren) Kreuzungspunkt. Die Kreuzung von Pfeil- und Kranznaht wird deshalb erst später vom Knochen erreicht und verschlossen. Dasselbe gilt für die Kreuzung von Pfeil- und Lambdanaht (und für einige weitere Nahtkreuzungen an der Seite des Schädels).*
An diesen Stellen ist der Schädel bei der Geburt noch offen, die Schädelhöhle lediglich durch Bindegewebe und Haut verschlossen. Sie werden **Fontanellen** *genannt.*
Da das Stirnbein paarig angelegt ist, ist die von Pfeilnaht und Kranznaht gebildete **große Fontanelle** *viereckig. Pfeilnaht und Lambdanaht bilden die dreieckige* **kleine Fontanelle**. *Die kleine Fontanelle schließt sich im dritten Lebensmonat, die große im dritten Lebensjahr.*

Die seitliche Wand der Schädelhöhle wird zum größten Teil vom paarigen **Schläfenbein**, *Os temporale*, und außerdem vom unpaaren **Keilbein**, *Os sphenoidale*, gebildet.

Das **Schläfenbein** bildet verschiedene Anteile aus.

- Die **Schläfenschuppe** (*Pars squamosa*) bildet einen Teil der Schädelkalotte. Zu ihr gehören die Pfanne des Kiefergelenks und der Jochfortsatz.
- Das **Felsenbein** (*Pars petrosa*) beteiligt sich an der Schädelbasis. Es beherbergt außerdem den größten Teil des Hör- und Gleichgewichtsorgans: das knöcherne Labyrinth des Innenohres mit dem inneren Gehörgang, die Paukenhöhle, den knöchernen Teil der Ohrtrompete und den Warzenfortsatz, *Processus mastoideus*, der bereits als Ansatzpunkt des Kopfwenders (*M. sternocleidomastoideus*) in Erscheinung getreten ist. Seine Oberseite im Schädelinnern hat Ähnlichkeit mit einer Pyramide, weshalb dieser Teil Felsenbeinpyramide genannt wird.
- Der **Gehörgangsknochen** (*Pars tympanica*) ist - neben den selbständigen Gehörknöchelchen - der einzige Skelettanteil des Hör- und Gleichgewichtsorganes, der nicht zum Felsenbein zählt. Er bildet den knöchernen Teil des äußeren Gehörgangs und enthält das Trommelfell.

Das **Keilbein** ist der zentrale Knochen der *Schädelbasis*, an der außer ihm und den Felsenbeinanteilen der beiden Schläfenbeine noch der vor dem Foramen magnum gelegene Teil des Hinterhauptsbeines beteiligt ist.
Das Keilbein ist deshalb etwas kompliziert geformt. Es hat zwei seitliche Fortsätze, die **großen** und die **kleinen Keilbeinflügel**. Die großen Flügel breiten sich vom Keilbeinkörper weg nach oben gewölbt aus und bilden so den vorn an das Schläfenbein anschließenden Teil der Schädelwand. Die kleinen Flügel setzen das Dach der Augenhöhlen nach innen fort und formen dabei einen Spalt, durch den Gefäße und Nerven die Augenhöhle erreichen.

Der Keilbeinkörper steigt auf der Innenseite des Schädels von hinten nach vorne an. Er setzt damit die Steigung des *Hinterhauptsbeines* an der Schädelbasis fort. Diese Steigung vom Hinterhauptsloch nach vorne bis zur vorderen Schädelgrube wird *Clivus* (lat.: Abhang, Neigung) genannt. An seiner höchsten Stelle bildet der Keilbeinkörper den Türkensattel, die *Sella turcica* oder kurz *Sella*, in der sich eine Grube für die Hirnanhangsdrüse, *Hypophyse*, befindet.

Der Boden der Schädelhöhle wird in drei Teile gegliedert: Über den Augenhöhlen liegt die **vordere**, zwischen kleinen Keilbeinflügeln und Felsenbeinen die **mittlere** und dahinter die **untere Schädelgrube** mit dem Foramen magnum in der Mitte.

A.2* Grundkenntnisse des Gesichtsschädels

Der größte Knochen des Gesichtsschädels ist der paarige **Oberkieferknochen**, (*Maxilla*), der ausführlich unter 7.2 dargestellt wurde.
Die Maxilla umschließt den größten Teil der Nasenhöhle. Deren Boden ist das Dach der Mundhöhle, der knöcherne oder harte *Gaumen*. Sie enthält die größte der Nasennebenhöhlen, die **Kieferhöhle** (*Sinus maxillaris*).

Nach vorne wird die Öffnung der Nasenhöhle in der oberen Hälfte durch das wie ein Erker[47] dachartig vorspringende **Nasenbein** abgedeckt, das nur einen Teil der sichtbaren Nase bildet, den Nasenrücken. Der übrige (größere) Anteil des Nasenskeletts besteht aus Knorpel.

Die **Augenhöhle** wird nach medial gegen die Nasenhöhle durch zwei weitere Knochen begrenzt, das **Tränenbein** (*Os lacrimale*) und das **Siebbein**, *Os ethmoidale*. Das Siebbein hat seinen Namen daher, dass es als obere Begrenzung der Nasenhöhle zur vorderen Schädelgrube hin die *Siebplatte* bildet, durch deren Löcher die Äste des Riechnervs ziehen. Es enthält außerdem weitere Nasennebenhöhlen, die bläschenartigen *Siebbeinzellen*.
Fehlt der Augenhöhle noch eine laterale Begrenzung: Sie entsteht durch das **Jochbein**, das mit dem Schläfenbein den *Jochbogen* formt. Das Jochbein schließt seitlich an die Maxilla an und erreicht oben außen das Stirnbein.

Zum Gesichtsschädel zählt schließlich noch der **Unterkieferknochen**, *Mandibula*, der ebenfalls unter 7.2 besprochen wurde.

---

47 Fanatische Sprachpuristen versuchten im 19. Jahrhundert, *sämtliche* Fremdwörter aus der „reinen“ deutschen Sprache zu verbannen und landeten folgerichtig beim „Gesichtserker“ als Ersatz für die lateinischstämmige „Nase“.

A.3* Augenhöhle

Die Augen liegen beim Menschen besonders gut geschützt in den Augenhöhlen. Im Gegensatz zu vielen anderen Säugetieren ist der kugelförmige Augapfel in seiner ganzen Tiefe von Knochen umgeben und durch die vorstehenden Anteile von Stirnbein und Jochbein zusätzlich geschützt.

Die Form der Augenhöhlen lässt sich mit einer Pyramide vergleichen, deren Basis die Augenhöhlenöffnung ist und deren Spitze in das Schädelinnere zeigt. Die Achsen dieser beiden Pyramiden sind allerdings nicht parallel, sondern laufen von hinten nach vorne seitlich auseinander.
Die Pyramidenspitze der Augenhöhle bildet ein Kanal, durch den der Sehnerv eintritt, um am hinteren Augenpol in den Augapfel zu gelangen. Um diesen Kanal herum befinden sich weitere Durchlässe, durch die die Gefäße und weitere Nerven von hinten an den Augapfel und die Augenmuskeln herantreten. Dadurch geben sie dem Augapfel größtmögliche Bewegungsfreiheit.

Die äußeren Augenmuskeln bewegen den Augapfel in der Augenhöhle und ermöglichen damit, den Blick unabhängig von Kopfbewegungen einzustellen. Es handelt sich dabei um sechs Muskeln, vier gerade und zwei schräge Augenmuskeln.
Von den äußeren sind die **inneren** *Augenmuskeln zu unterscheiden. Sie liegen innerhalb des Augapfels und sind für die Pupillenweite und die Scharfeinstellung des Bildes an der Augenlinse zuständig.*
Mit den äußeren Augenmuskeln verläuft in der Augenhöhle auch noch der obere Lidhebermuskel.

Der Raum zwischen den Augenmuskeln und hinter dem Augapfel ist von Fettgewebe ausgefüllt.
Am lateralen Oberrand der Augenhöhle befindet sich die Tränendrüse.
Wird der Fettkörper der Augenhöhle bei extremer Auszehrung abgebaut, sinken die Augen tiefer in die Augenhöhlen zurück. Umgekehrt wird eine Vermehrung dieses Fettkörpers dafür verantwortlich gemacht, dass bei der Basedow´ Erkrankung, einer Schilddrüsenerkrankung, der Augapfel hervortritt. Die Lage des Augapfels in der Augenhöhle wird jedoch auch von den äußeren Augenmuskeln bestimmt, die bei gleichzeitiger Anspannung der geraden Augenmuskeln den Augapfel nach innen ziehen.

Die **geraden Augenmuskeln** erreichen trichterförmig von hinten kommend den Augapfel an seinem Äquator. Es handelt sich um einen *inneren* und einen *äußeren geraden Muskel*, die den Blick seitlich nach innen oder nach außen drehen, und einen *oberen* und *unteren geraden Muskel*, die entsprechend Bewegungen nach oben und unten ausführen.
Die **schrägen Augenmuskeln** erreichen den Äquator von *vorne*. Der untere schräge Muskel entspringt am medialen Vorderrand der Orbita,

zieht also den hinteren Augenpol nach innen unten und damit den *Blick bzw. die Pupille* genau entgegengesetzt nach außen oben.

Der *obere schräge Muskel* nimmt einen etwas komplizierteren Weg. Zunächst kommt er zusammen mit den geraden Augenmuskeln von hinten und zieht zum medialen Oberrand der Augenhöhle. Er erreicht dort eine Umlenkrolle aus Bindegewebsfasern, von der aus er nun von innen oben den Äquator des Augapfels erreicht. Er zieht daher den Blick nach außen unten.

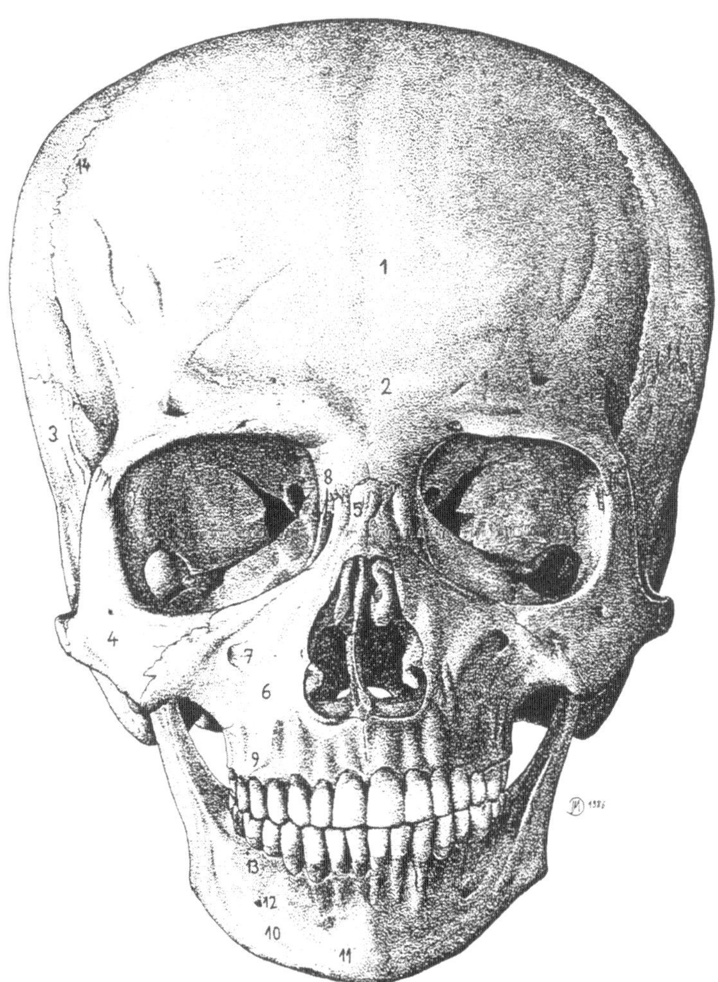

Abb. A.2 Schädel von vorn

1 Stirnbein (Os frontale) mit **2** Glabella; **3** Schläfenbein (Os parietale); **4** Jochbein (Os zygomaticum); **5** Nasenbein (Os nasale); **6** Oberkieferknochen (Maxilla) mit **7** Foramen infraorbitale für den Austritt der Hautäste des N. maxillaris (N. trigeminus II), **8** Eingang des Tränen-Nasen-Ganges und **9** Processus alveolaris; **10** Unterkieferknochen (Mandibula) mit **11** Kinnvorsprung (Protuberantia mentalis), **12** Foramen mentale für Hautäste des N. mandibularis (N. Trigeminus III) und **13** Proc. alveolaris. **14** Kranznaht (Sutura coronalis). (MD)

Die Mehrzahl der Augenmuskeln wird vom **N. oculomotorius (III)** innerviert, mit zwei Ausnahmen, für die es eigene Hirnnerven gibt: Der *obere schräge Muskel* wird vom **N. trochlearis (IV)** versorgt (lat.: trochlea - Umlenkrolle), der *äußere gerade Muskel* vom **N. abducens (VI)** (lat.: abducere - wegführen, entsprechend der Funktion des Muskels).

Schädigungen und Ausfälle dieser Nerven ergeben jeweils eine charakteristische Abweichung des betroffenen Augapfels gegenüber dem gesunden Auge bei bestimmten Bewegungen, anhand derer sich die Diagnose stellen lässt.
Die dafür nötige Kenntnis der Anteile jedes einzelnen Muskels an den Bewegungen wird hier aber nicht erwartet. Lediglich eine Vorstellung davon, wie diese Muskeln im Zusammenspiel den Augapfel bewegen, sollte man sich aneignen. Dazu sind noch zwei Tatsachen wichtig:

- Die Sehachse beim Geradeaussehen stimmt nicht mit der Achse der Augenhöhle überein, die um etwa 20° nach lateral abweicht. Oberer und unterer gerader Augenmuskel machen deshalb entgegen ihrem Namen keine exakt gerade Auf- oder Abwärtsbewegung, sondern ziehen außerdem deutlich nach medial. Die schräg-laterale Wirkung der schrägen Augenmuskeln bildet daher das Gegengewicht zu oberem und unterem geradem Muskel.
- Die Augen können nicht nur die Pupillenachse durch Drehbewegungen verstellen, sondern auch Rollbewegungen ausführen, bei denen sich das Auge um die Pupillenachse dreht. Diese Bewegungen spielen eine Rolle, wenn man den Kopf schief legt: Bis zu einem gewissen Grad gleichen die Augen diese Neigung aus, um auf der Netzhaut weiter das gewohnte gerade Bild zu erhalten.

Literatur

Der Inhalt dieses Buches fußt auf vielen verschiedenen Quellen. Wo diese wörtlich zitiert sind oder Passagen inhaltlich zusammenhängend übernommen wurden, werden die Quellen im Text angegeben. Die folgende Liste enthält – überwiegend – medizinische Fachbücher, die sich Interessierten für das vertiefende Selbststudium anbieten. Selbstverständlich ist diese Auswahl höchst subjektiv und bedeutet weder, dass die genannten Bücher zum Verständnis der Materie für die sprach-, stimm- und atemtherapeutischen Berufe notwendig sind (dann wäre das vorliegende Buch überflüssig), noch dass ein hier nicht genanntes Buch für ein eingehenderes Studium weniger geeignet wäre.

Bähr, Frotscher: Duus' Neurologisch-topische Diagnostik, Georg Thieme, (8. Aufl.) Stuttgart 2003.

Im Zeitalter der Computer- und Magnetresonanztomografie fälschlicherweise selbst von einigen Medizinern für überflüssig gehalten, schlägt dieses Buch die Brücke zwischen Anatomie und Klinik. Wer mit Schlaganfallpatienten zu tun hat, kann hieraus durchaus Nutzen ziehen.

Kahle, Frotscher: Taschenatlas Anatomie in 3 Bänden,

Band 1: Bewegungsapparat; Band 2: Innere Organe; Band 3: Nervensystem und Sinnesorgane.

Georg Thieme und Deutscher Taschenbuch Verlag, (9. Aufl.) Stuttgart, New York und München 2005.

Für wirklich an Anatomie Interessierte zum schnellen Nachschlagen. Das hier behandelte anatomische Spektrum erfordert leider mindestens die Bände 2 und 3, eigentlich auch 1.

Sadler: Medizinische Embryologie, Georg Thieme, (10. Aufl.) Stuttgart, New York 2003.

Selbst Medizinern gilt die Embryologie als Spezialfach. Wem aber die sehr kurze Darstellung dieses faszinierenden Gebiets hier nicht ausreicht, findet in diesem Buch eine straffe, klare und vollständige Informationsquelle.

Lippert: Lehrbuch der Anatomie nach dem Gegenstandskatalog, (7. Aufl.) Urban und Fischer / Elsevier, München, Jena / Amsterdam 2006.

Ein Anatomiebuch, das sich in den ersten Auflagen durch die vollständige Abwesenheit von Abbildungen auszeichnete und nun eine umfassende Darstellung des Fachs für Einsteiger und Fortgeschrittene ist.

Niessen: Pädiatrie, Georg Thieme, (6. Aufl.) Stuttgart 2001.

Vor allem im Hinblick auf die kindliche Entwicklung und ihre Störungen ein interessantes Buch für klinische Logopäden, die mit Kindern arbeiten.

Rohen, Yokochi, Lütjen-Drecoll: Anatomie des Menschen - Photographischer Atlas der systematischen und topographischen Anatomie,

Band 1: Kopf, Hals, Rumpf

Band 2: Extremitäten, Brust-, Bauch- und Retrositus.

F.K. Schattauer, (5. Aufl.) Stuttgart , New York 2002.

Ein Liebhaberstück für diejenigen, die einen Eindruck davon haben wollen, „wie es wirklich aussieht". Statt idealisierender Zeichnungen Fotografien von anatomischen Präparaten, die allerdings aufgrund des hohen Aufwands der Darstellung auch in dieser Auflage nicht jede Struktur aus dem Anatomischen Wörterbuch wiedergeben.

Schmidt, Richter: Entwicklungswunder Mensch, Urania, (4. Aufl.) Leipzig, Jena, Berlin 1989.
Vergriffenes DDR-Buch für ein Laienpublikum mit einfühlsamer Beschreibung und sehr schöner Schwarzweißfotografie, antiquarisch erhältlich.

Silbernagl, Despopoulos: Taschenatlas der Physiologie, Georg Thieme, (6. Aufl.) Stuttgart, New York 2003.
Kurz, knapp, präzise, vollständig, aber für die meisten Leser sicher zu medizinisch.

Vogel, Angermann: dtv-Atlas zur Biologie - Tafeln und Texte, Deutscher Taschenbuch Verlag, (10. Aufl.) München 1998.
Standardwerk für den schnellen Überblick in der gymnasialen Oberstufe, aufgrund des Erscheinungsjahrs nicht mehr brandaktuell.

Die Mehrzahl der eigenen Illustrationen des Autors wurde erstmals veröffentlicht in:
Thorns, Ulrich: Kursus der Makroskopischen Anatomie, Schlütersche (1. Aufl.) Hannover 1986 (vergriffen).

Index

A

E

F

G

N

O

P

Q

R

S

T

U

V